国家科学技术学术著作出版基金资助出版

Neuromorphological Atlas

神经形态学图谱

李云庆 著

科学出版社

北京

内 容 简 介

神经系统的结构和功能复杂，对该系统的学习和研究人员造成诸多困扰。本书通过简明的文字和 330 幅实验结果的图片介绍神经形态学方法并说明神经系统的结构，以阐明其功能。本书包括显示神经组织内神经元和神经胶质细胞基本形态特点的传统染色技术，揭示神经纤维联系通（环）路的神经纤维束路示踪技术，定位神经活动相关神经活性物质和受体分布等化学神经解剖学内容的免疫组织化学技术、原位杂交组织化学技术和展现神经组织超微结构的电镜技术及其观察结果，形象直观，便于理解、查找和记忆。

本书可为神经形态学的学习和研究提供参考，可供高等医药院校和生命科学院校的本科生、研究生，以及神经科学研究人员使用。

图书在版编目（CIP）数据

神经形态学图谱 / 李云庆著. —北京：科学出版社，2023.3
ISBN 978-7-03-074635-1

Ⅰ.①神…　Ⅱ.①李…　Ⅲ.①神经系统－图谱　Ⅳ.① R322.80-64

中国国家版本馆 CIP 数据核字（2023）第 013216 号

责任编辑：罗　静　刘新新 / 责任校对：郑金红
责任印制：肖　兴 / 封面设计：无极书装

科 学 出 版 社 出版
北京东黄城根北街 16 号
邮政编码：100717
http://www.sciencep.com

北京捷迅佳彩印刷有限公司 印刷
科学出版社发行　各地新华书店经销

*

2023 年 3 月第 一 版　开本：880×1230 1/16
2024 年 1 月第二次印刷　印张：25 1/2
字数：864 000
定价：388.00 元
（如有印装质量问题，我社负责调换）

作 者 简 介

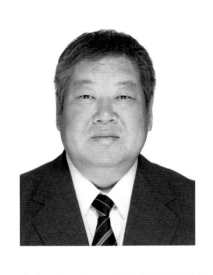

李云庆，1984 年毕业于第四军医大学（现空军军医大学），1990 年和 1993 年分别获第四军医大学和日本京都大学医学部博士学位。曾任第四军医大学人体解剖学教研室讲师、副教授、教授、博士生导师和主任，国际解剖学工作者协会联盟（IFAA）副主席，中国解剖学会理事长兼神经解剖学分会主任委员，中国神经科学学会常务理事兼神经解剖学分会主任委员，国务院学位委员会第五、六、八届学科评议组成员和军队重点实验室主任。现任空军军医大学梁銶琚脑研究中心主任和教授，中国解剖学会理事长，《神经解剖学杂志》主编，国际解剖学工作者协会联盟（IFAA）、国际形态科学大会（ISMS）和亚太地区解剖学会（APICA）执委，以及 SCI 期刊 *Frontiers in Neuroanatomy* 副主编和国内外 12 种学术期刊编委。

长期坚持工作在人体解剖学教学第一线。曾获第三届国家音像制品奖、全国教育教学信息化一等奖、省级教学成果奖特等奖和一等奖各 1 项；所领导的教学团队被评为“国家级教学团队”，负责的课程被评为“国家级精品课程”“国家级精品资源共享课”“国家级精品视频公开课”“国家一流课程”。还获得过全军教书育人优秀教员、军队院校育才奖金奖、全国优秀博士学位论文指导教师、陕西省教学名师等荣誉。已培养博士后、博士研究生和硕士研究生逾百名，毕业生曾获“全国优秀博士学位论文”“全军优秀博士学位论文”“陕西省优秀博士学位论文”。

主要从事解剖学研究，在神经环路、细胞、分子和行为等水平对痛与镇痛、痒与止痒的神经机制进行探索。承担过国家级科研项目 20 余项。以第一作者或通讯作者发表 SCI 论文 236 篇，这些论文被他引逾 5000 次。主编（译）专著、教材 24 部。以第一获奖者获国家科学技术进步奖一等奖和军队后勤科技突出贡献奖各 1 项，省部级科学技术进步奖一等奖 2 项、二等奖 3 项。1996 年获国家杰出青年科学基金资助并被评为“全国中青年医学科技之星”，1997 年获国务院政府特殊津贴，1998 年入选“国家百千万人才工程”，1999 年获中国科协“求是杰出青年奖”，2002 年被聘为“长江学者奖励计划”特聘教授，2010 年获“十一五”军队医学科技重大成果奖、被评为全国优秀科技工作者、荣立一等功，2013 年被评为“三秦学者”，2014 年成为首批军队科技领军人才，2015 年获军队杰出专业技术人才奖，2017 年获何梁何利基金科学与技术进步奖和国际形态科学大会颁发的“杰出解剖学家奖”。

序

近半个世纪以来，以阐明神经系统的工作原理和机制为目标的神经科学研究进展神速，已成为生命科学中一个突出的分支。在其发展历程中，神经形态学的研究功不可没。

对神经系统的现代研究发端于对其形态的精细描述，西班牙伟大的科学家圣地亚哥·拉蒙-卡哈（Santiago Ramón y Cajal）是神经形态学研究领域的杰出代表，他亲手绘制的不少精致图片，至今仍广为引用。近年来，神经形态学研究和对神经系统功能研究的紧密结合，不断加深我们对神经系统活动本质的认识，促进了神经科学的迅猛发展。可以说，没有一项重大的神经科学成果不包含神经形态学研究的贡献。

神经形态学这门学科的特点决定了图片的重要性。按图索骥，使相关的科学内涵变得更加直观，因而易懂易记。而对于研究生和年轻科研人员来说，了解各种先进的形态学技术的基本原理和优缺点，通过图片认识这些技术可能获得的理想结果，从而辨识结构，解疑释惑，显得尤其重要。遗憾的是，国内迄今尚无系统介绍神经形态学的技术，以及专门展示其结果的图谱。该书的出版适时地弥补了这一缺憾。

我与该书作者李云庆教授相识近30年，过从甚密，可谓知根知底。云庆教授所在的空军军医大学历来重视神经解剖学的教学和科研工作，形成了特色鲜明的课程教学体系，积累了丰富的经验，研究工作在国际上也有很高的知名度。云庆教授长期工作在神经解剖学教学和科研第一线，学养深厚，并在国内外相关学术组织担任领导职务，他是编写这本图谱的不二人选。从他酝酿这本图谱开始，之后在科学出版社立项，继而获得国家科学技术学术著作出版基金资助，前后历时8年，艰辛备尝，终于迎来了出版的喜悦。

承云庆教授不弃，使我有机会在该图谱付梓之前观览书稿。精美的图片令人赏心悦目，而在这些图片背后所蕴含的执着的精神更令人钦佩。该图谱的内容包括传统神经形态学染色技术、神经纤维束路示踪技术、化学神经解剖学技术和电子显微镜技术四个部分，在每一部分先用文字系统介绍从传统到现代神经形态学技术的基本原理、基本步骤及使用优缺点，之后借助330幅图片，展示了各种技术的染色和观测结果，两者相互映衬，相互辅佐。该图谱既是作者近40年从事神经形态学研究工作的结晶，又是国内外神经形态学领域知名单位和工作者的精华之集大成。该图谱的出版将为学生们学习和了解神经系统的形态结构、学习神经科学的相关知识提供帮助，而对于临床医务工作者或神经科学研究人员来说更是一本案头必备的工具书。

作为一名神经科学工作者，我对图谱的出版深感宽慰，乃欣然作序。

杨雄里

中国科学院院士
复旦大学脑科学研究院教授
2022年9月

前　　言

神经系统（nervous system）是动物体内起主导性控制作用、结构和功能最复杂，以及未解谜团最多的系统。因此，长期以来，对神经系统结构和功能的探索始终处于生命科学的前沿地位。神经形态学（neuromorphology）包括神经解剖学（neuroanatomy）和神经组织学（neurohistology）两个分支，它的核心任务是研究和阐明神经系统的结构，为揭示该系统的功能、预防和治疗相关疾病、开发人工智能等提供理论基础。我认为神经形态学的发展经历过三次革命：一是 19 世纪中期发明的传统神经形态学染色技术（如高尔基染色法、卡哈染色法、尼氏染色法和维格特染色法等）为阐明神经系统的细胞构筑和神经纤维联系等基本结构作出了开创性贡献；二是 20 世纪中期诞生的现代神经形态学研究技术（如化学发光技术、电子显微镜技术、神经纤维束路示踪技术、免疫组织化学技术和原位杂交组织化学技术等）为揭示神经纤维更精确的联系和神经活性物质及其受体奠定了坚实基础；三是 21 世纪 20 年代初期开创的精准神经活动调控技术（如基因重组活病毒示踪技术、光遗传学技术和化学遗传学技术等）为在体调控和研究各种类型神经元及其神经纤维联系提供了有力工具，初步实现了揭开神经系统工作原理奥秘的理想。从整个发展历程来看，我们对神经系统结构和功能的了解既与前辈们勇于探索、辛勤工作和细心总结密不可分，又与当代人慧眼识金、学科交叉和融会贯通有密切关系。工欲善其事必先利其器，神经形态学研究技术的发明和进步对我们研究和揭示神经系统的结构及功能提供了工具和可能。

神经形态学研究发展历程长、方法众多，虽然每种技术都有其固定的操作步骤，但每个研究者所使用的技术有限，且每次的实验结果都可能存在差异，这些差异主要反映在染色或呈色反应后得到的图片上。在我近 40 年的从教生涯中，经常遇到学生不认识或看不懂图片上的结构，不了解每种方法的原理及其优缺点，不会综合应用各种方法，不知道什么是高质量图片和如何处理图片，甚至有些学生分不清阳性和阴性结果，把假阳性或非特异性染色结果当成阳性结果的现象，着实令我惊诧，也感到我作为形态学专业教师的失职。从帮助学生和研究者（尤其是青年研究人员）学习神经形态学知识、深入了解技术以便应用和熟悉常见技术的目的出发，我编撰了本图谱。

顾名思义，神经形态学的特点就是用文字和图片叙述神经系统的结构。图片展示能克服单纯文字叙述时的晦涩、抽象、难记等缺陷，使相关内容更为直观、更易理解、更能记牢。因此，图谱在学习和研究神经系统结构和功能的过程中发挥着不可或缺的作用。从大学时代开始，我就喜欢学习形态学的内容，特别是对图片情有独钟，与形态学有关的课程都取得了良好成绩。也因此，大学毕业的当年就报考并通过了人体解剖学专业研究生的考试，主攻神经解剖学。从攻读硕士研究生开始，我就注重研究结果图片的收集，一心想做点什么。从 20 世纪 80 年代初以来，我经历了神经系统结构和功能研究突飞猛进的暴发时期，手头收集到的图片也日渐增多。经过 30 余年的准备，机会终于来了！ 2014 年，经过杨雄里院士、顾晓松院士和张旭院士的推荐，本图谱荣幸地获得了国家科学技术学术著作出版基金的资助，为本图谱的编撰铺平了道路。从那时开始，在科学出版社和国内外同行的帮助下，历时 8 年多终于完成了编写工作。本图谱的编写有以下几个特点。

（1）理论说明与实践结果相结合。本图谱共 8 章，奇数的第 1、3、5、7 章为理论说明，主要介绍各种技术的基本原理和基本步骤，分析各种技术的优缺点；偶数的第 2、4、6、8 章为奇数章所涉及各类技术的染色和观察结果，用实际图片对每种技术的染色结果予以补充说明。这种排列方式将为读者学习和了解各种神经形态学技术提供方便。

（2）体现了神经形态学技术的系统性和全面性。本图谱的内容分为传统神经形态学染色技术、神经纤维束路示踪技术、化学神经解剖学技术和电子显微镜技术等四个部分，比较系统和全面，其中涉及的既有古老的技术，又有最新的技术，还为每种技术的染色结果提供了代表性图片，有助于读者根据情况选择性地使用各种技术。

（3）按照学习规律安排图谱的展示内容。根据学习神经系统基础知识的要求，在图片展示的安排上，按照先简单、后复杂，先发育、后成年，先外周、后中枢，先单一、后综合的顺序排列图片。在图片选择上，尽量展示更多的技术，以及用一种技术尽量展现神经系统内更多的代表性部位，便于读者对神经形态学技术和神经系统的结构有深刻了解和认识。

（4）图片来源广泛，供图者众多。不计理论说明部分，本图谱在偶数章中展示各种染色技术的图片数量为 330 幅。来自日本和美国的学者及国内 26 个单位的 62 人（共计 348 人次）为本图谱提供了图片。这些供图者都是使用这些神经形态学技术的知名单位和大家（详见致谢部分），所以本图谱的图片充分体现了代表性、权威性和可信性。

（5）极力提倡各类神经形态学技术方法的综合应用。在尽可能系统地介绍单一方法的同时，注重同一种类不同技术及不同种类技术的综合应用，其中包括各种技术在同一个部位（如脊髓）的应用，以及不同技术（如神经纤维束路示踪与免疫组织化学反应结合、免疫荧光组织化学多重标记染色、免疫组织化学与原位杂交组织化学反应结合、基因重组活病毒示踪和光遗传学技术）从多个方面阐明神经系统的结构和功能时的综合应用。

（6）图片标注细致，说明和解释充分，便于读者学习理论并辨识图片。虽然本图谱不是系统地学习神经解剖学和神经组织学相关理论知识的专著，但极力争取在"看图学知识"的同时，帮助读者学习神经系统的结构知识。另外，在图片的标注、裁剪、排列、组合等方面，也有值得读者借鉴之处。

（7）在每张图片的图题或图注中都提供了图中缩写词的中文全称并在书末提供图中缩写词的中、英文全称对照和主要的参考文献，便于读者学习和使用。

在本书即将付梓之际，感触良多。首先，我想感谢所有为本图谱作出贡献的同行（详见致谢部分）；其次，我想强调编撰本图谱的目的是力求把神经形态学的各种技术用简短的文字和精美的图片结合起来展示给读者，旨在满足读者的学习需求，为解决实际问题提供帮助，为我国的神经形态学教学、神经系统疾病的诊断和治疗、神经科学研究事业的发展起到推动作用。

因作者的水平有限，且神经科学的内容广泛、学科深奥、发展迅速等，本图谱难免存在诸多缺点和问题，恳切期望各位读者不吝赐教，提出批评和建议，以备再版时修订。

李云庆

空军军医大学梁铼琚脑研究中心

2022 年 9 月于西安

致　谢

尽管本图谱标注的是我独著，但我十分清醒地认识到它的出版绝非仅仅是我个人的功劳。对我个人来讲，能够完成图谱的编撰是我的荣耀，实现了我近40年来的心愿，弥补了我国在神经形态学领域的一个缺憾，是一件令我非常兴奋和欣慰的事情。同时，我也更加清醒地认识到能够顺利完成本图谱的编写是所有参与者激励、支持和帮助下取得的结果。

在我打算编写本图谱的时候，首先请教了我的日籍老师、现均已退休的原日本京都大学医学部的水野昇教授和神户大学医学部的沟口史郎教授及我在国内的辅导老师杨雄里院士和我的研究生导师施际武教授，获得了他们的首肯，沟口史郎教授还慷慨地把他终生收集的神经组织学图片邮寄给我，允许我在图谱中使用。在我与吕国蔚教授合著《神经生物学实验原理与技术》时，有幸结识了科学出版社的罗静编辑，她认真负责的工作态度和精益求精的编辑水平给我留下了深刻印象。经过杨雄里院士、顾晓松院士和张旭院士的推荐及罗静编辑的指导，本图谱荣幸地获得了国家科学技术学术著作出版基金的资助。我知道编撰本图谱仅靠我们单位和我个人的一己之力是不可能完成的。在随后几年的岁月里，我就像是一个"图片乞丐"，只要看到同行有精美图片，都向他们"讨要"。功夫不负有心人，最终我得到了日本的沟口史郎教授和美国马里兰大学的杨鲲博士，以及国内24个单位的62人（共计348人次）提供的330幅图片。这些图片都是供图者"压箱底"的宝贝，他们不厌其烦、翻箱倒柜地找出来并惠诺可以在图谱中使用。还有一些专家教授，如中山大学中山医学院的曾园山教授，为了给我提供急需的图片，从灌注动物开始，专门进行了多次染色，直到获得满意结果。在征集图片的过程中，还有很多令人动容的事情，篇幅所限，不再一一列举。在图片的标注、说明和校对过程中，我不仅得到了每位供图者在校对时的帮助，还获得了本教研室李辉主任、李金莲教授及陈晶、鲁亚成、李飞、李岩等老师们的帮助。在编撰过程中，由于我平时较忙，就经常利用节假日和晚上休息时间与罗静编辑联系和商议，不断完善编写思路、编排顺序和具体内容，她为图谱的早日出版提供了全力支持。李婷婷女士为图谱编写资料的收集和整理及文字输入和打印等工作提供了无私帮助。我在此对在图谱的酝酿策划、图片收集、编撰校对等过程中的参与人员一并表示最诚挚的谢意，衷心感谢全体参与人员的理解、投入、奉献、支持和帮助。

以下是供图者的姓名、单位和所供图片在图谱中的图号（按提供首张图片在图谱中出现的顺序排列；未列出图号的图片均为著者提供）：

李金莲（西北大学医学院）：图 2-1-1、图 2-1-2、图 2-1-7、图 2-1-8、图 6-3-11、图 6-6-3、图 8-1-1、图 8-1-2、图 8-1-3、图 8-1-5、图 8-1-6、图 8-2-3、图 8-3-10、图 8-3-11、图 8-3-14、图 8-3-15、图 8-4-3、图 8-4-4

周劲松（西安交通大学医学部）：图 2-1-3、图 2-1-6、图 2-1-23、图 2-1-30、图 2-1-32、图 2-2-10、图 2-2-47

杨壮来（江汉大学卫生技术学院）：图 2-1-4、图 2-1-5

张　潜、杨胜波（遵义医科大学）：图 2-1-9

沟口史郎（日本神户大学医学部）：图 2-1-10、图 2-1-11、图 2-1-12、图 2-1-13、图 2-1-15、图 2-1-18、图 2-1-19、图 2-1-20、图 2-1-24、图 2-1-25、图 2-1-26、图 2-1-27、

图 2-1-28、图 2-1-31、图 2-2-1、图 2-2-2、图 2-2-3、图 2-2-4、图 2-2-5、
图 2-2-8、图 2-2-9、图 2-2-11、图 2-2-12、图 2-2-13、图 2-2-17、图 2-2-19、
图 2-2-21、图 2-2-28、图 2-2-32、图 2-2-34、图 2-2-43、图 2-2-44、图 2-2-45、
图 2-2-46、图 2-2-48、图 2-2-49、图 2-2-50、图 2-2-58、图 2-2-59、图 2-2-60、
图 2-2-61、图 2-2-62、图 2-2-63、图 2-2-64、图 2-2-65

翟晓月（中国医科大学）：图 2-1-14、图 2-2-7、图 2-2-16、图 2-2-18、图 2-2-20

张玉秋（复旦大学脑科学研究院）：图 2-1-16

曾园山（中山大学中山医学院）：图 2-1-17

张远强（空军军医大学）：图 2-1-21

赵留杰（郑州大学医学院）：图 2-1-22、图 6-2-5

赵　荧、张宏权（北京大学医学部）：图 2-1-29

陈　晶（空军军医大学）：图 2-2-6、图 2-2-24、图 2-2-25、图 2-2-26、图 2-2-33、
图 2-2-35、图 2-2-51、图 2-2-53、图 6-1-1、图 6-1-2、图 6-1-5、图 6-3-9、
图 6-4-4、图 6-4-5、图 6-5-4、图 6-5-5、图 6-5-6、图 6-5-7

赵明薇（江苏大学医学院）：图 2-2-15、图 2-2-55、图 2-2-56

杨　鲲（美国马里兰大学医学院）：图 2-2-15、图 2-2-55、图 2-2-56

董玉琳（空军军医大学）：图 2-2-22、图 4-5-4、图 6-4-3、图 8-1-17、图 8-1-19、图 8-3-9、
图 8-3-12、图 8-3-16、图 8-3-17、图 8-3-18、图 8-5-1、图 8-5-2、图 8-5-5、
图 8-5-6、图 8-5-8、图 8-5-9、图 8-5-10

张　婷（空军军医大学）：图 2-2-29、图 2-2-30、图 2-2-31、图 2-2-36、图 2-2-37、
图 2-2-38、图 2-2-39、图 2-2-40

张富兴（空军军医大学）：图 2-2-41、图 2-2-42

陈新林（西安交通大学医学部）：图 2-2-54

鲁亚成（空军军医大学）：图 4-1-1、图 4-1-2、图 4-1-3、图 4-1-4、图 4-1-5、图 4-1-6、
图 4-1-7、图 4-1-8、图 4-1-9、图 4-1-10、图 4-1-11、图 4-1-12、图 4-1-13、
图 4-1-14、图 4-1-15、图 4-1-16、图 4-1-17、图 4-1-18、图 4-1-19、图 4-1-20、
图 4-1-21、图 4-1-22、图 6-1-8、图 6-1-10、图 6-2-2、图 8-3-8

革　军（中国人民解放军第九八六医院）：图 4-1-23、图 4-1-24、图 4-1-25、图 4-1-28、
图 4-1-29、图 4-2-7、图 4-4-1、图 4-4-8

贺成博（遵义医科大学）：图 4-1-26、图 4-3-5、图 4-3-12、图 6-2-6

邱欣彤（空军军医大学）：图 4-1-27、图 4-2-3、图 4-2-5、图 4-2-6、图 4-2-8、图 4-3-4、
图 4-3-10、图 4-3-11、图 4-4-2、图 4-4-3、图 4-4-4、图 4-4-5、图 4-4-7、
图 4-4-9、图 4-4-10、图 4-4-11、图 4-4-12、图 4-4-13、图 4-4-14、图 4-5-1、
图 4-5-2、图 4-5-3、图 4-5-6、图 4-5-7、图 4-5-8、图 6-6-5

梁少华（滨州医学院）：图 4-2-4、图 4-3-9

阳　洁（西北工业大学医学研究院）：图 4-3-1、图 4-3-2、图 4-3-3、图 4-3-8

冯宇鹏（西北大学医学院）：图 4-3-7

尹俊滨（中国人民解放军联勤保障部队第九六〇医院）：图 4-4-6

朱　超（空军军医大学）：图 4-5-9

陈　涛（空军军医大学）：图 4-5-10、图 4-5-12、图 4-5-13

王　舰（中国人民解放军西部战区总医院）：图 4-5-11、图 6-3-15、图 6-6-4、图 6-6-7、
图 6-6-8

冯　斑（空军军医大学）：图 4-5-11

武胜昔（空军军医大学）：图 6-1-3、图 6-6-9、图 8-3-20

刘建新（西安交通大学医学部）：图 6-1-4

许杰华（西安交通大学医学部）：图 6-1-11、图 6-3-16、图 6-3-17

李昌林（广东省智能科学与技术研究院）：图 6-2-1、图 6-2-4

万法萍（徐州医科大学）：图 6-2-9、图 6-3-14

汪　伟（空军军医大学）：图 6-2-10

李　岩（空军军医大学）：图 6-2-11、图 6-2-12、图 6-2-14、图 6-2-15、图 6-2-17、

图 6-3-21、图 6-3-22

靳　远（遵义医科大学）：图 6-2-13、图 8-3-22、图 6-5-3

李艳荣（锦州医科大学）：图 6-2-16、图 8-3-21、图 6-3-22

黄　静（空军军医大学）：图 6-3-1、图 6-3-2、图 6-4-2、图 6-4-6、图 6-5-1、图 6-5-2、图 6-5-8、图 6-6-10

薛　天、易文洋（中国科学技术大学生命科学学院）：图 6-3-3、图 6-3-4、图 6-3-5、图 6-3-6、图 6-3-7、图 6-3-8

李梦颖（空军军医大学）：图 6-3-12、图 6-3-19、图 6-3-20

寇珍珍（空军军医大学）：图 6-3-18

李佳妮（空军军医大学）：图 6-4-7

饶志仁（空军军医大学）：图 6-6-1、图 6-6-2

王树彪（空军军医大学）：图 6-6-5

廖永晖（空军军医大学）：图 6-6-6

张明明（空军军医大学）：图 6-6-9

赵湘辉（空军军医大学）：图 8-1-4

周德山（首都医科大学）：图 8-1-21、图 8-1-22、图 8-5-16、图 8-5-17、图 8-5-18

李　英（清华大学生命科学学院）：图 8-5-11、图 8-5-12

王新泉（清华大学生命科学学院）：图 8-5-11

陈　运、姚　骏（清华大学生命科学学院）：图 8-5-13

陶长路、毕国强（中国科学技术大学生命科学学院）：图 8-5-14

蔡志平（包头医学院）：图 8-5-15

李云庆

2022 年 9 月

目　　录

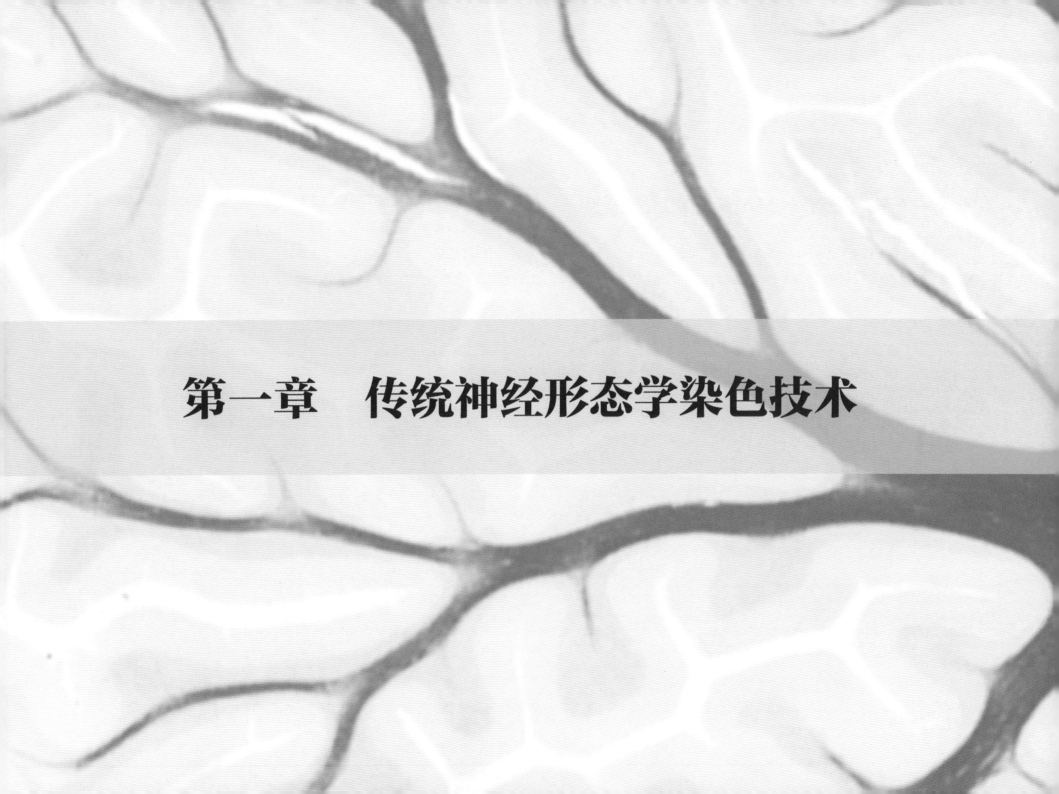

第一章 传统神经形态学染色技术

欲对生物组织进行观察和研究，需要一系列的专门技术，其中包括将体积小而厚度薄的生物组织直接染色或将体积大而厚度厚的组织先切片、再染色的组织学染色技术。

第一节　形态学染色技术的基本原理

神经系统（nervous system）由神经组织（nerve tissue）构成。经过前期灌注、固定、包埋、切片等处理过程的神经组织切片，在显微镜明视野下观察通常是乳白色或淡黄色（图 1-1A），在荧光显微镜下观察通常是暗黑色，无法区分拟观察和研究的结构，如神经元、神经胶质细胞、血管等，所以需要进行**染色**（staining）。染色的目的就是将拟观察的目标物，如神经元、神经胶质细胞、血管等，通过多种手段用特殊的颜色变化比较特异性地标示出来，才能用肉眼或各种显微镜进行观察（图 1-1B）。这个过程叫作**可视化**（visualization），也是神经形态学染色技术的基本原理。

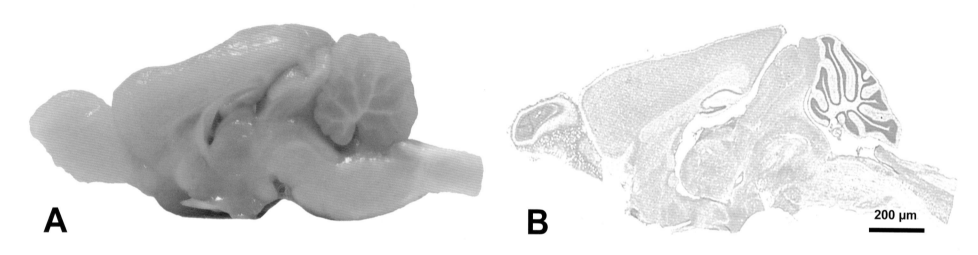

图 1-1　神经形态学染色技术的基本原理——可视化
A：小鼠脑正中矢状切面（内侧观，未染色）；B：小鼠脑正中矢状切片（尼氏染色法）

第二节　传统形态学染色技术的常用方法

神经组织是人体组织的重要部分之一。由于神经组织的结构和功能比较复杂，用常规方法常常染不出或看不到想要观察的结构，因此，神经组织学染色技术往往有别于人体其他组织的染色技术，必须靠特殊的处理和染色方法，才能将神经组织的各种成分充分地显示出来。神经组织内可显示的成分较多，如尼氏体（Nissl body）、髓鞘、变性髓鞘、神经纤维、神经末梢、神经胶质细胞等，这些都要靠特殊的染色方法，才能显示出来。

19 世纪中叶，神经解剖学已逐渐趋向形成一门独立的学科。当时正处于化学工业兴起的时代，早期的解剖学家把化学染料引入神经组织的染色，以显示神经组织的不同成分，为人们认识脑的复杂结构找到了探索的途径。当时，出现了多位杰出的神经形态学专家，他们创建了许多新的神经组织染色方法。这些方法不仅为全面认识脑的构造提供了可靠的手段，而且为现代神经解剖学的形成奠定了坚实的基础。他们留下的宝贵遗产，在今天仍有很高的价值。本章主要展示传统神经形态学染色技术的染色结果。为了便于大家更好地了解传统神经形态学染色技术，首先概要介绍这些染色技术的基本原理、主要用途及其优缺点等。

一、高尔基染色法

卡米洛·高尔基（Camillo Golgi，1843—1926），意大利人，1873 年发表了题为《脑灰质结构》的短文，文中介绍了他经过长时间探索而发现的一种用金属浸染神经组织的染色方法，即**高尔基染色法**（**Golgi staining method**）（图 1-2A）。此法将神经组织在重铬酸钾溶液中固定，并以硝酸银沉着于神经组织而使之显示黑色，简称"黑色反应"。但该染

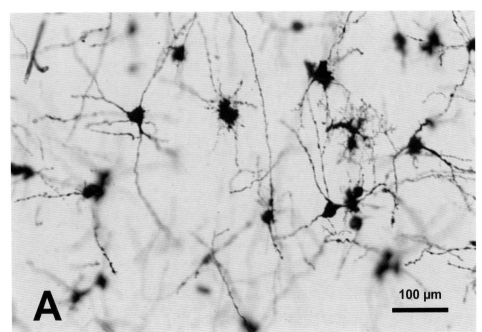
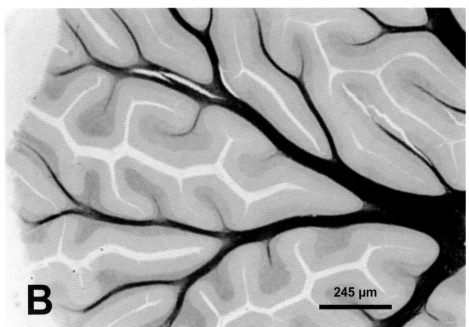

100 μm

245 μm

图 1-2　高尔基染色法和维格特染色法

A：大鼠海马 CA1 区的锥体细胞（高尔基染色法）；B：大鼠小脑的白质（维格特染色法）

色的详细机理及其反应产物的构成、为什么只有极少数的神经元被镀染、哪些类型的神经元可被染出等问题，至今尚未被完全阐明。高尔基染色法能充分显示神经元胞体及其突起，便于清楚地观察神经组织的成分，故该染色法是神经解剖学研究的重要手段之一，也成为开启现代神经生物学大门的一把钥匙。高尔基对细胞学领域的贡献颇丰，**高尔基器（Golgi apparatus）**，高尔基Ⅰ、Ⅱ型神经元等都是他发现并以他的名字命名的。

高尔基染色法的特点是在一张切片中把只有百分之几的神经元镀染出来，借此可以观察到完整的神经元轮廓及突起的走行方向。在显示核团的**内在组合（intrinsic organization）**或研究轴突和侧支的走行方向等方面，曾经是优越的方法。即使在各种标记法盛行的今天，该法仍未失去其在神经元形态和联系研究中的重要地位。该法的缺点是染色结果不稳定、随机性强、染色技术不易掌握等。现在常用的单细胞内注入**辣根过氧化物酶（horseradish peroxidase，HRP）**、**生物胞素（biocytin）**或荧光素[如**萤虫黄（lucifer yellow）**]、**基因重组活病毒（gene recombination live virus）**标记等方法都能比较完整地显示整个神经元形态，有人将其称为新高尔基染色法。

在1870～1900年，高尔基以坚韧不拔的精神，为神经解剖学的发展作出了不可磨灭的贡献。1906年，他和卡哈（Cajal）共同获得了诺贝尔生理学或医学奖。

二、卡哈染色法

圣地亚哥·拉蒙-卡哈（Santiago Ramón y Cajal，1852—1934），西班牙人，被誉为神经科学之父，他既是神经组织学家，又是优秀的摄影家，擅长绘画。1887年，卡哈初次见到高尔基染色法和**维格特-珀尔染色法**

（Weigert-Pal staining method）染出的结果时，即深受感染，从此开始了他的神经解剖学研究生涯。首先，卡哈改进了高尔基染色法，他将神经组织在固定液中浸泡了更长的时间，并用重铬酸钾或锇酸进行处理，再将组织投入到低浓度硝酸银中，生成棕色的铬银沉淀，使染色结果更加稳定。其次，他将染色后的组织用火棉胶或石蜡进行快速包埋，切成厚片，使之随即就可在显微镜下直接观察。卡哈改良的高尔基染色法已经成为镀银染色的经典技术之一，至今仍在使用。

卡哈将照相技术引入神经组织的染色中，在高尔基染色法的基础上，他于1903年创立了以他自己名字命名的还原硝酸银染色法，即**卡哈染色法（Cajal staining method）**。此法是由**斯皮尔迈尔染色法（Spielmeyer staining method）**与**毕晓夫斯基染色法（Bielschowsky staining method）**演化而来，可以镀染神经元内的"神经原纤维"（neurofibril），从而达到通过显示树突棘及轴突末梢与其他胞体之间联系状态观察神经组织细微结构的目的。与高尔基染色法不同，卡哈染色法首先借助神经细胞的嗜银性，用硝酸银浸透整个组织，然后通过焦性没食子酸、对苯二酚或甲醛将细胞内的银离子还原为金属银颗粒，即可在显微镜下观察到深染的神经细胞，故该法又叫作"还原银法"，是一种至今仍在使用的经典方法。经过卡哈染色法染色后，尽管低倍镜下看整个细胞像充满了棕黑色物质，但在高倍镜下显示的却是精细的神经原纤维结构。此外，卡哈染色法还可以显示切片上所有细胞。借助这套方法，卡哈及其同事仔细研究了成体及胚胎时期神经组织的细胞构筑，提出了"神经元学说"、神经细胞的"动态极化定律"等理论；他们的成果构成了现代神经生物学的基础。今天，权威教科书上的大部分神经组织形态学知识就是在那个时候积累起来的。与高尔基染色法只能随机地染出神经组织中的部分神经元不同，卡哈染色法可以比较清楚地观察到染色神经组织中几乎所有的神经元，尤其是对体积较大和突起粗长神经元的染色效果较佳。这对于比较不同实验组别的不同动物的染色结果来说，卡哈染色法无疑具有自身的长处。

卡哈为神经解剖学留下了丰富的遗产。自从卡哈染色法使用之后，人们才开始以细胞形态来划分神经元的种类，比如，将大脑新皮质的神经元依据其形态划分为**锥体细胞（pyramidal cell）**、**颗粒细胞（granular cell）**和**梭形细胞（fusiform cell）**三大类，他的巨著《人和脊椎动物神经系统组织学》和《神经系统的变性和再生》，已成为神经科学领域的经典著作。

三、尼氏染色法

弗朗茨·尼氏（Franz Nissl，1860—1919），德国病理组织学家，1892 年创立了**尼氏染色法（Nissl staining method）**。该法常用的碱性染料有**甲酚紫（cresol violet**，也称焦油紫或克紫）、**硫堇（thionine）**、**甲苯胺蓝（toluidine blue）**等，它们既可结合核糖核酸（RNA）或脱氧核糖核酸（DNA）或粗面型内质网上的核糖体，也可以染色细胞核（图 1-1B）。尼氏染色法主要用于石蜡或冰冻切片染色，染色后使细胞体呈现蓝紫色的斑块状结构，常用于脑或脊髓等部位神经组织基本结构的观察，并以发现尼氏体和尼氏体变性等而闻名，即如果神经元内的尼氏体大而数量多，说明神经元合成蛋白质的功能较强；相反，在神经元受到损伤时，尼氏体的数量会减少甚至消失。尼氏染色法可以染出神经组织中的所有细胞（包括神经元和神经胶质细胞）的细胞体和粗大突起的近侧端，给中枢神经系统的研究开辟了**细胞构筑学（cytoarchitectonics）**途径。坎贝尔（Campbell）、布罗德曼（Brodmann）、沃格特（Vogt）夫妇等对大脑皮质的分区，以及雷克塞德（Rexed）对脊髓灰质的分层都是以尼氏染色法研究细胞构筑为基础的。

半个多世纪以来，一直沿用的通过观察**染质溶解**（chromatolysis）现象判断神经损伤状况是尼氏染色法的一大贡献。这个现象是尼氏于1892 年发现的。他切断家兔面神经，几天后发现面神经核神经元的胞体膨大，尼氏体溶解，细胞核也稍膨大且向轴丘对侧的细胞体边缘部移动，神经元中央部呈牛奶样。他把这样的变化叫作原发反应。但染质溶解方法也有其不足之处，如对于侧支较多的神经元，只离断其轴突主干往往胞体变化不明显；在镜下辨认变性神经元需有丰富的经验，特别是小型神经元更难辨认；在神经元已消失的部位虽可根据局部的神经胶质细胞变化加以判断，但不和健侧对比则无法断定消失神经元的数量或形态等。

四、维格特染色法和马琪染色法

卡尔·维格特（Karl Weigert，1843—1904），德国病理学家，1884年建立了髓鞘染色的弹力纤维染色法，即**维格特染色法（Weigert staining method）**（图 1-2B）。该法用金属化合物先将神经组织（特别是髓鞘）进行媒染，再以苏木精染色进行显示，是展示神经纤维髓鞘的优良方法。虽然维格特染色法染液的配制过程比较繁杂，但它能够显示出很纤细的弹力纤维，是常规的弹力纤维染色法之一。维格特染色法之后，又出现了不少此法的变法，其中珀尔（Pal）改进的**维格特 - 珀尔染色法（Weigert-Pal staining method）**的应用更为普遍。

维托里奥·马琪（Vittorio Marchi，1851—1908），意大利人，1890 年发表了用铬酸专门显示神经纤维髓鞘的**马琪染色法（Marchi staining method）**。铬酸染色法（osmic acid staining method）是神经科学研究的一种常用而普遍的方法，这是由于髓鞘的主要成分是脂质，铬酸可以固定脂质且产生黑色的氧化反应产物，所以该法在过去很长一段时间都用于有髓神经纤维（尤其是变性有髓神经纤维）的染色，曾广泛用于变性有髓纤维束的追踪。由于马琪染色法的这些染色和标记特点，它在神经解剖学早期研究中对束路学研究的贡献颇大。

五、毕晓夫斯基染色法、格雷斯染色法、瑙塔染色法和芬克－海默染色法

马琪染色法问世后的几十年中，人们用此法进行了大量的神经束路追踪研究工作，极大地丰富了**神经纤维束路（nerve fiber tract）**的研究成果。但是马琪染色法只适用于有髓纤维，对无髓纤维及细小的有髓纤维或薄髓纤维则不适用，且易出现假象。由于这种方法不能明确神经元发出轴突终末的终止位置，因而在相当长的时间里，人们希望改善镀银法使之能够追踪无髓纤维或神经纤维的终末。

银浸染法（silver impregnation method）是显示网状纤维最常用的方法，也常用于显示神经末梢。该项技术早在 1904 年就由毕晓夫斯基（Bielschowsky）用于神经原纤维的研究，后经多次改进，发展成了多种**氨银液浸染法（ammonia silver immersion method）**，也称**毕晓夫斯基染色法（Bielschowsky staining method）**，主要用于显示神经元、神经原纤维、轴突、神经纤维终末。其最大特点是在显微镜下可控制其反应程度，效果较好。另外，神经末梢是周围神经纤维的终末部分，包括感觉神经末梢和运动神经末梢，分布广泛并且形成多种多样的末梢装置，如触觉小体、环层小体、游离神经末梢、肌梭、运动终板等，毕晓夫斯基染色法也适用于显示这些结构。

1946 年，格雷斯（Gress）在毕晓夫斯基染色法的基础上做了改进，建立了**格雷斯染色法（Grees staining method）**，取得了神经纤维呈深棕色至黑色、背景呈淡棕色的稳定染色结果，特别是该法可以比较可靠地染出变性的神经纤维终末。但此法仍可将正常神经纤维和变性神经纤维同时染出，导致在观察变性神经纤维终末时常常发生误判。

1954 年，瑙塔（Nauta）及其同事发明了用高锰酸钾进行预处理以便降低组织还原力、抑制正常纤维嗜银性，却能显示出溃变神经纤维的改进镀银法，即**瑙塔染色法（Nauta staining method）**。使用瑙塔染色法可以追踪到**终末前（pre-terminal）**变性，从而可以选择性显示变性神经纤维靠近终末部分的变性图像。一直到 20 世纪 70 年代初期以前，此法作为顺行追踪手段，对神经纤维联系研究的发展起了很大作用。但瑙塔染色法在稳定性方面仍有缺欠。

瑙塔染色法的改良法甚多，其中应用最广泛的是**芬克 - 海默染色法（Fink-Heimer staining method）**。该法使用硝酸铀进行染色，可以追踪出更靠近终末的部位或终末的变性图像。芬克 - 海默染色法能较好地分辨溃变神经纤维和溃变终末，广泛地用于神经束路的追踪，是一种较为理想的溃变染色技术。但该法常因正常组织中有许多金属银颗粒不能全部去除而造成切片背景不清，又因有时不易区分溃变神经末梢周围的细胞构筑关系而致难以评价溃变神经纤维终末的支配范围。有人曾尝试将芬克-海默染色法染色后的切片做漂白处理，而后做焦油紫复染，结果表明经漂白处理的切片正常组织完全漂白而使背景清晰，而黑色的溃变神经纤维不受影响，完全保留。经复染的切片，复染的神经细胞显示较佳，能很好地反映出溃变神经纤维终末的分布范围。

六、苏木精－伊红染色法

苏木精 - 伊红染色法（hematoxylin-eosin staining method），简称

HE 染色法（**HE staining method**），是石蜡切片技术在组织学、胚胎学、病理学等领域最基本、最常用的染色法，但由于该法的染色时程长、程序复杂、神经组织中着色的成分多等原因，HE 染色法在神经系统的染色中却很少应用。故在此仅予以简单介绍。

易于被碱性或酸性染料着色的性质分别称为**嗜碱性**（**basophilia**）和**嗜酸性**（**acidophilia**），而对两种染料亲和力都比较弱的现象称为**中性**（**neutrophilia**）。组织内构成蛋白质的氨基酸的种类很多，它们有不同的等电点。在普通染色法中，染色液的酸碱度约为 pH 6.0；细胞内的酸性物质（如细胞核的染色质、腺细胞和神经细胞内的粗面内质网及透明软骨基质等）均易被碱性染料染色，这些物质称为嗜碱性物质；细胞质中的其他蛋白质（如红细胞中的血红蛋白、嗜酸粒细胞的颗粒及胶原纤维和肌纤维等）均易被酸性染料染色，这些物质称为嗜酸性物质。

苏木精染液为碱性，主要使细胞核内的染色质与胞质内的核酸着紫蓝色；伊红为酸性染料，主要使细胞质和细胞外基质中的成分着红色。HE 染色法的染色结果是神经元的细胞核呈蓝色，细胞质呈红色。HE 染色法的染色过程中除化学反应外，还有物理作用的吸附、吸收效果，故其染色结果能提供良好的核浆对比染色效果，在光学显微镜下呈现出绚丽的神经细胞图像。但神经组织 HE 染色切片上的细胞构筑却难以看清，脑组织尤其如此。虽然在光学显微镜下能明显观察到神经组织的蓝色细胞核及其内呈斑块状或颗粒状的核周染色质，但核周围着色的物质逐渐减淡并融合到周围组织中，而不是像在其他大多数组织中那样局限在"细胞"的范围内。所以，HE 染色法不能有效显示神经组织的细胞结构，给神经组织的研究和观察带来了困难，这是 HE 染色法在神经系统研究中很少应用的真正原因。

到 20 世纪初，上述的经典方法已经定型，在光学显微镜下全面研究脑内结构的工作得到空前发展，神经解剖学已发展成为一门实验科学，传统神经形态学染色技术在其中发挥了不可磨灭的重要作用。20 世纪 50 年代开始，随着神经束路追踪、免疫组织化学、分子生物学等技术的兴起，神经解剖学进入一个新的历史发展时期，传统的技术方法不断改良，电子显微镜及其他新技术的广泛使用，大大扩充了神经解剖学研究的范围。进入 21 世纪以来，随着基因重组活病毒追踪、光遗传、影像等技术的引入，使得研究和观察单个神经元全貌的形态结构、传出和传入联系、神经元的精准分类、局部纤维联系环路和功能等成为可能，大大地推动了神经解剖学的发展，使得神经解剖学又迎来了新的春天。

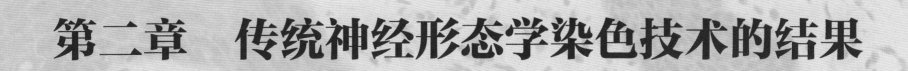

第二章　传统神经形态学染色技术的结果

第一节　周围神经系统的染色

一、感受器和效应器

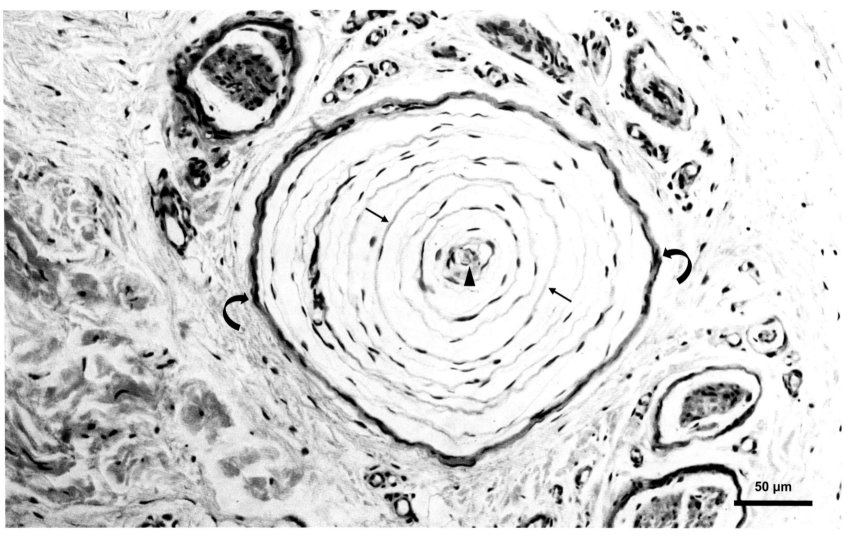

图 2-1-1　环层小体

环层小体［lamellar corpuscle，LamC；亦称帕奇尼小体（Pacinian corpuscle）］分布于皮下组织。小体的外层有致密结缔组织形成的外囊（黑弯箭头），小体中央有一条呈均质的圆柱体状神经纤维（黑三角），神经纤维的周围是由数十层呈同心圆排列的扁平细胞包绕形成的被囊（黑直箭头）。人，皮肤，苏木精 - 伊红染色法

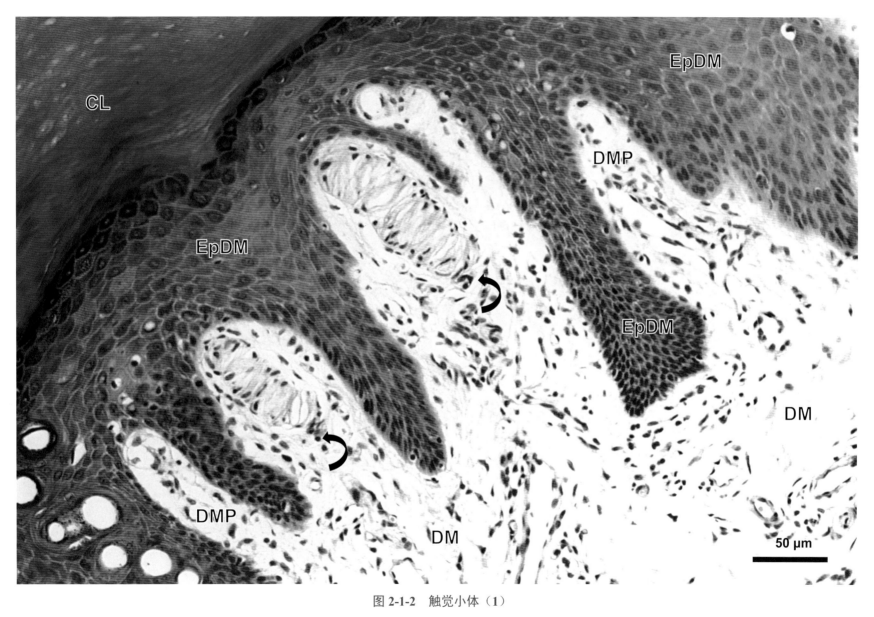

图 2-1-2　触觉小体（1）

触觉小体［tactile corpuscle，TacC；亦称迈斯纳小体（Meissner capsule）；黑弯箭头］分布于皮肤真皮（dermis，DM）的真皮乳头（dermal papilla，DMP）内，呈椭圆形，长轴与皮肤表面垂直，小体内有许多横列的扁平细胞。CL：角质层；EpDM：表皮。人，皮肤，苏木精 - 伊红染色法

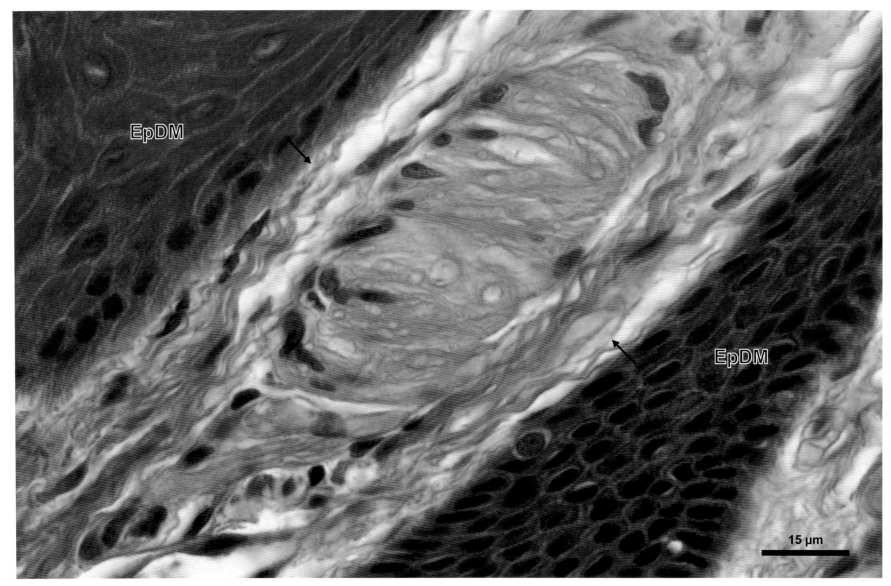

图 2-1-3　触觉小体（2）

触觉小体（TacC；黑直箭头）分布于皮肤真皮乳头内，呈椭圆形，长轴与皮肤表面垂直，小体内有许多横列的扁平细胞。EpDM：表皮。人，皮肤，苏木精 - 伊红染色法

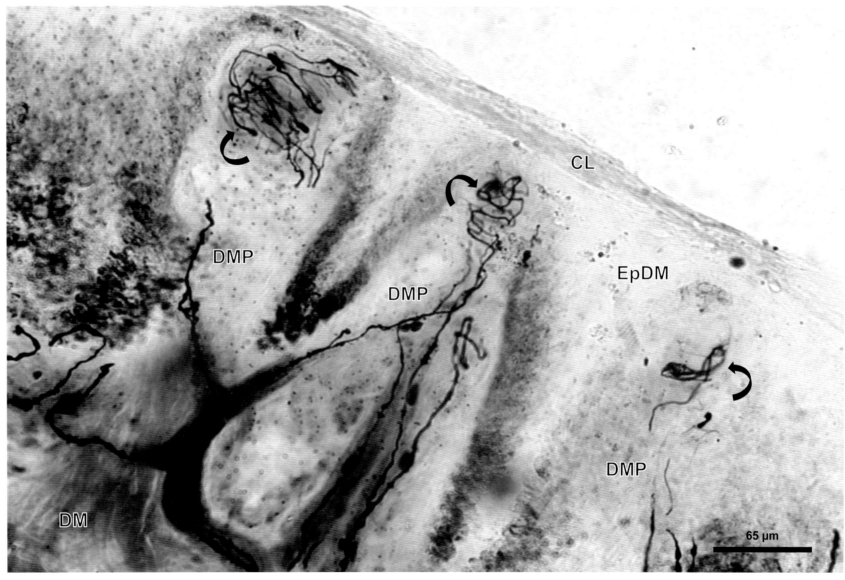

图 2-1-4 触觉小体（3）

触觉小体（TacC；黑弯箭头）分布于皮肤真皮（DM）的真皮乳头（DMP）内，呈椭圆形，长轴与皮肤表面垂直，小体内有许多与皮肤表面几乎平行并呈螺旋形层状排列的神经纤维。CL：角质层；EpDM：表皮。人，上唇皮肤，改良毕晓夫斯基染色法

13

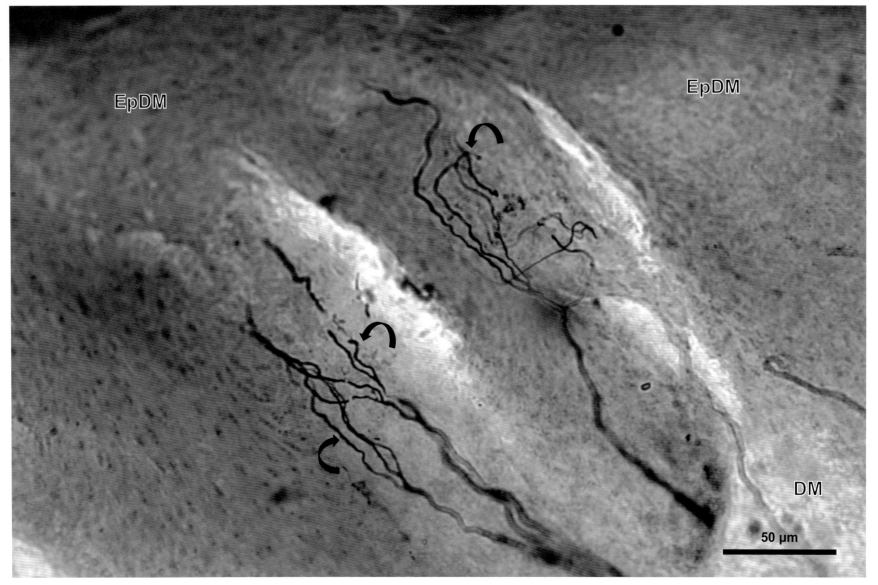

图 2-1-5　游离神经末梢

游离神经末梢（free nerve ending，FNE；黑弯箭头）从皮肤真皮（DM）直行进入表皮（epidermis，EpDM），呈直线形，长轴与皮肤表面垂直，表皮内的神经纤维终末部分常呈花瓣状散开。人，上唇皮肤，改良毕晓夫斯基染色法

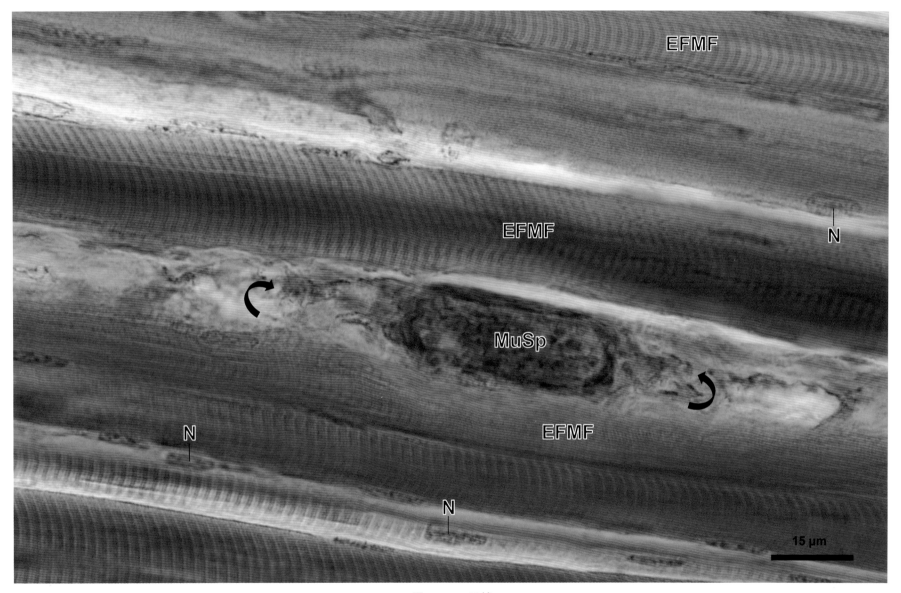

图 2-1-6 肌梭

横纹肌（striated muscle，StM）内的肌梭（muscle spindle，MuSp；黑弯箭头）散在分布于属于梭外肌纤维（extrafusal muscle fiber，EFMF）的横纹肌纤维（striated muscle fiber，StMF）之间，呈梭状，表面有被膜，其长轴与横纹肌纤维平行。N：细胞核。猫，小腿肌，法沃斯基（Faworsky）肌梭镀银染色法

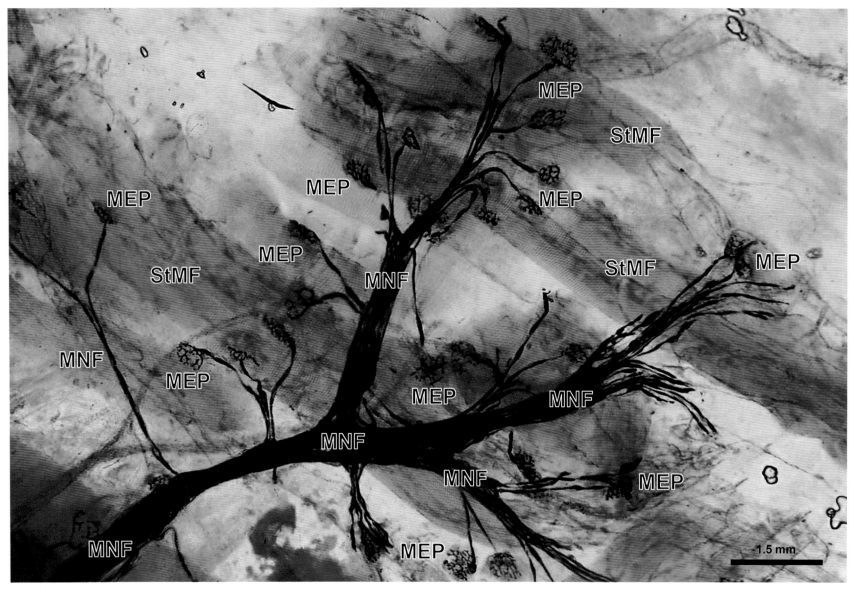

图 2-1-7　运动终板（1）

来自运动神经纤维（motor nerve fiber，MNF）并支配横纹肌纤维（StMF）的运动终板（motor endplate，MEP）散在分布于属于梭外肌的横纹肌纤维的表面，形成花瓣形片状贴附。猫，横纹肌压片，氯金酸染色法

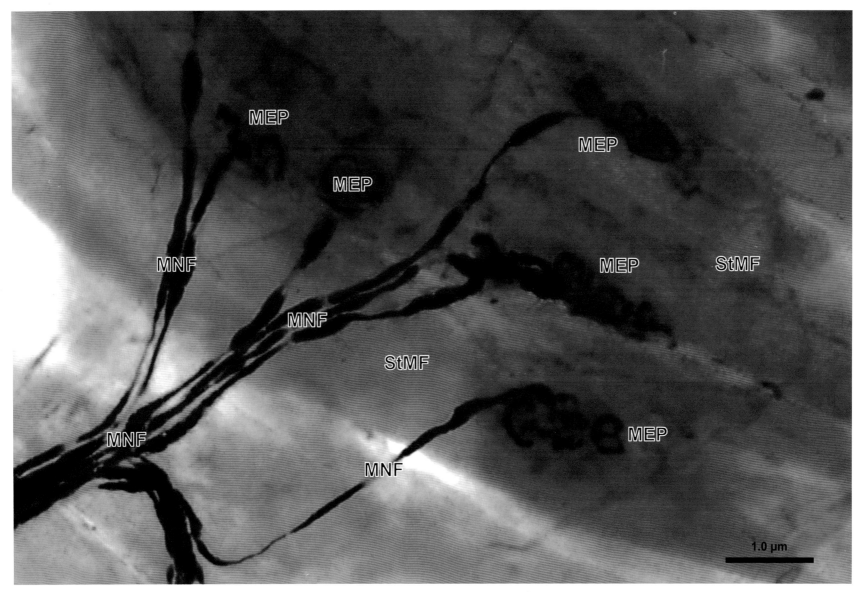

图 2-1-8   运动终板（2）

来自运动神经纤维（MNF）并支配横纹肌纤维（StMF）的运动终板（MEP）散在分布于横纹肌纤维的表面，并花瓣形片状贴附在其表面。猫，横纹肌压片，氯金酸染色法

二、神经和神经纤维

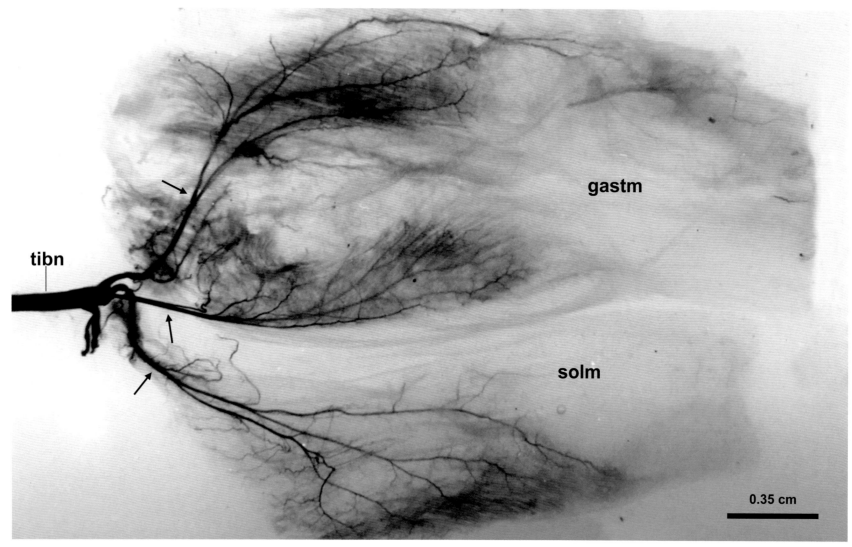

图 2-1-9　小腿三头肌的神经支配

胫神经（tibial nerve，tibn）及其分支（黑直箭头）对属于小腿三头肌的腓肠肌（gastrocnemius，gastm）和比目鱼肌（soleus muscle，solm）的支配。兔，小腿肌肉，席勒尔（Sihler）染色法

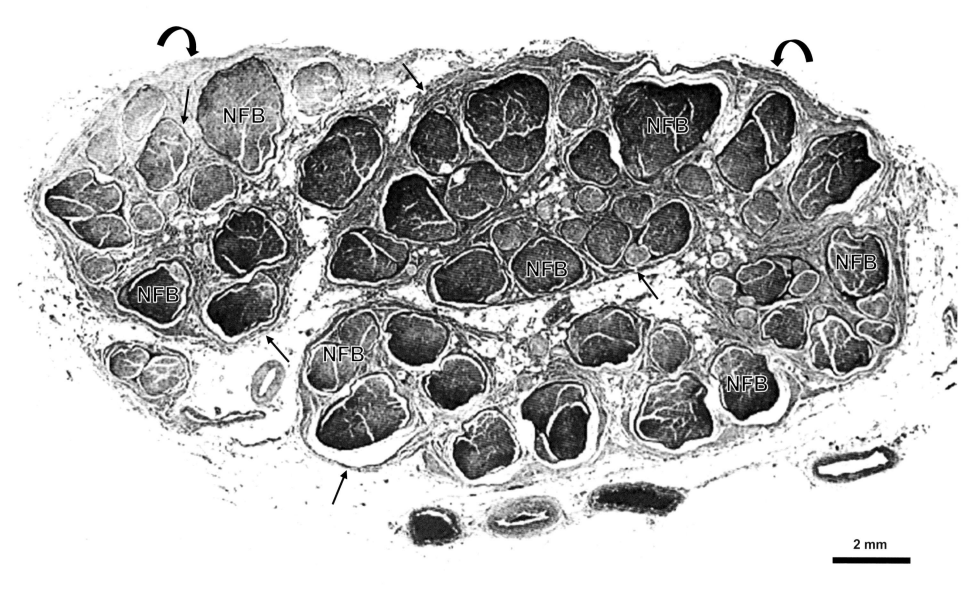

图 2-1-10　坐骨神经横断面（1）

坐骨神经（sciatic nerve，ScN）横断面的全景。可见粗细不等的神经纤维束（nerve fiber bundle，NFB），神经的外周和神经纤维束的周围分别包绕着神经外膜（epineurium，EpiM；黑弯箭头）和神经内膜（endoneurium，EndM；黑直箭头）。人，坐骨神经，苏木精 - 伊红染色法

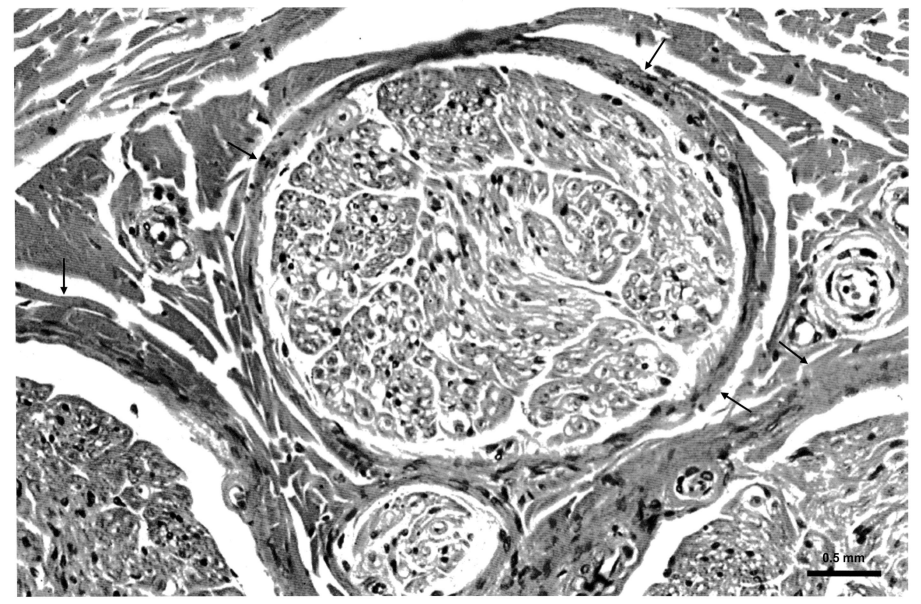

图 2-1-11　坐骨神经横断面（2）

坐骨神经横断面的一部分。在神经束的表面包裹着神经内膜（EndM；黑直箭头）。人，坐骨神经，苏木精 - 伊红染色法

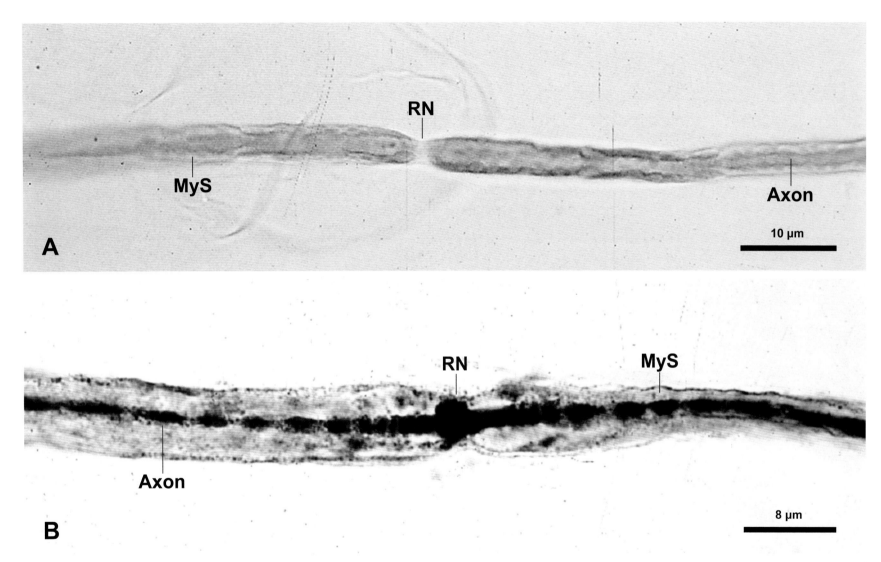

图 2-1-12 有髓神经纤维（1）

A：将新鲜的牛脾脏的神经用苏木精染色后在生理盐水中分离得到一根轴突（Axon），其表面的浅黑色边缘是髓鞘（myelin sheath，MyS），髓鞘包绕轴突形成有髓神经纤维（myelinated nerve fiber，MyF）。位于中央的髓鞘缝隙状结构是郎飞结（Ranvier's node，RN）。牛，脾脏，苏木精染色法。B：将坐骨神经在硝酸银（silver nitrate，SiN）溶液中长期浸泡后，硝酸银溶液从位于中央的郎飞结（RN）进入轴突（Axon）和髓鞘（MyS）之间并沿着髓鞘包绕轴突形成有髓神经纤维（MyF）的表面向两侧扩散。蟾蜍，坐骨神经，硝酸银染色法

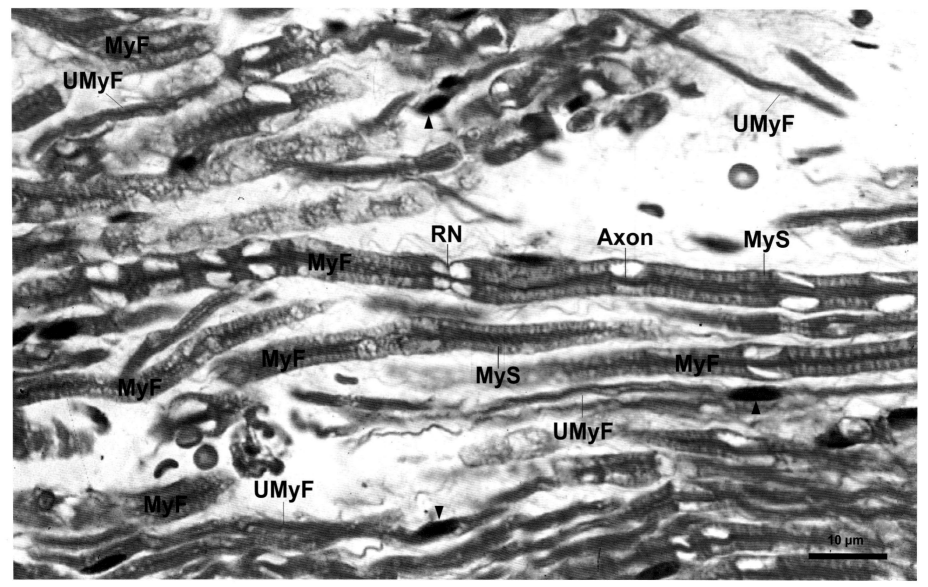

图 2-1-13　有髓神经纤维（2）

可见深粉红色轴突（Axon）的表面有浅粉红色髓鞘（MyS）包裹的有髓神经纤维（MyF）和无髓鞘包裹的无髓神经纤维（unmyelinated nerve fiber，UMyF），以及蓝色的施万细胞（Schwann cell，SWC）的细胞核（nucleus of Schwann cell，SWC-N；黑三角）。髓鞘之间尚可见空泡状的郎飞结（RN）。猕猴，三叉神经，苏木精 - 伊红染色法

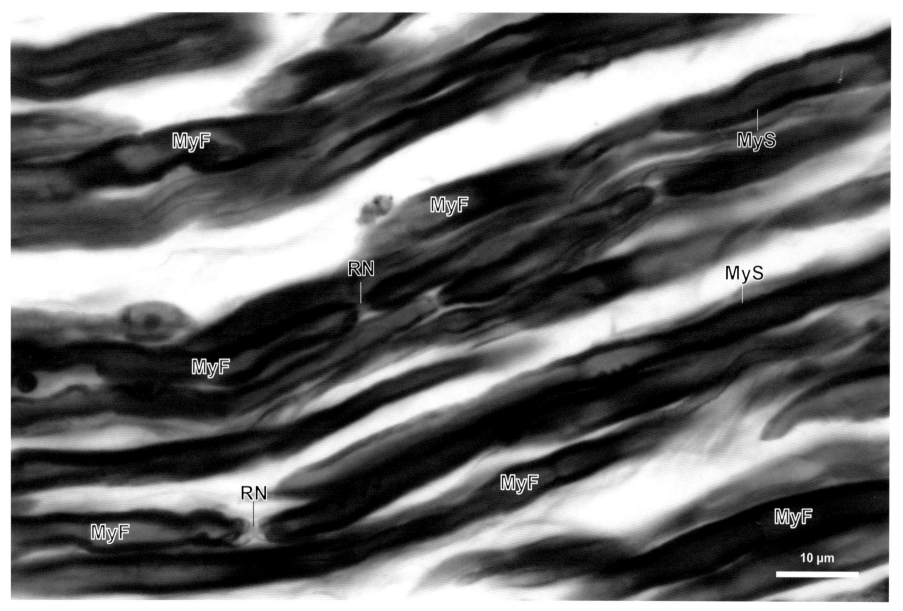

图 2-1-14 有髓神经纤维（3）

可见沿轴突长轴纵切并包裹深染髓鞘（MyS）的浅黑色有髓神经纤维（MyF）。髓鞘之间有郎飞结（RN）。猫，坐骨神经压片，锇酸（osmium acid，OsmA）染色法

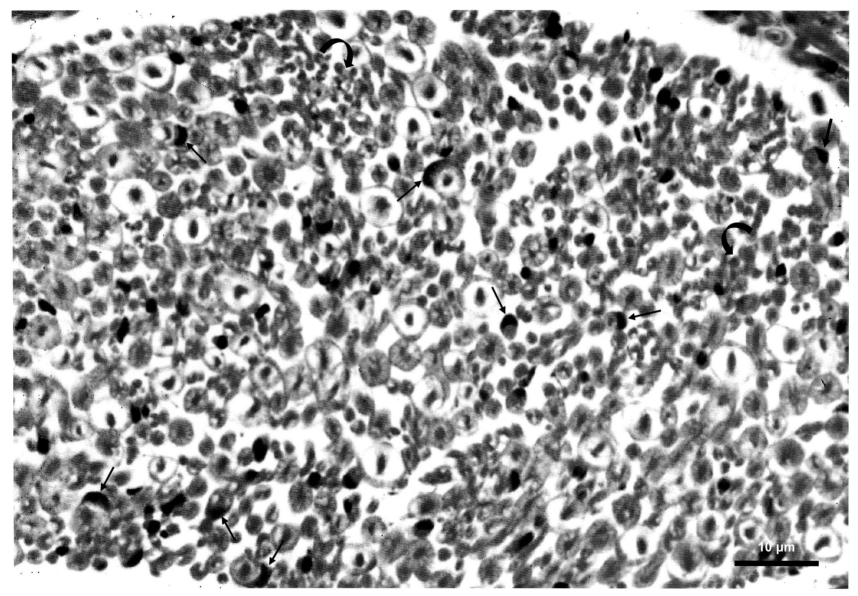

图 2-1-15　有髓神经纤维（4）

在神经横断面上可见粉红色有髓神经纤维和无髓神经纤维（UMyF；黑弯箭头）的断面，以及形成有髓神经纤维髓鞘的蓝色施万细胞（SWC；黑直箭头）。猕猴，坐骨神经，苏木精 - 伊红染色法

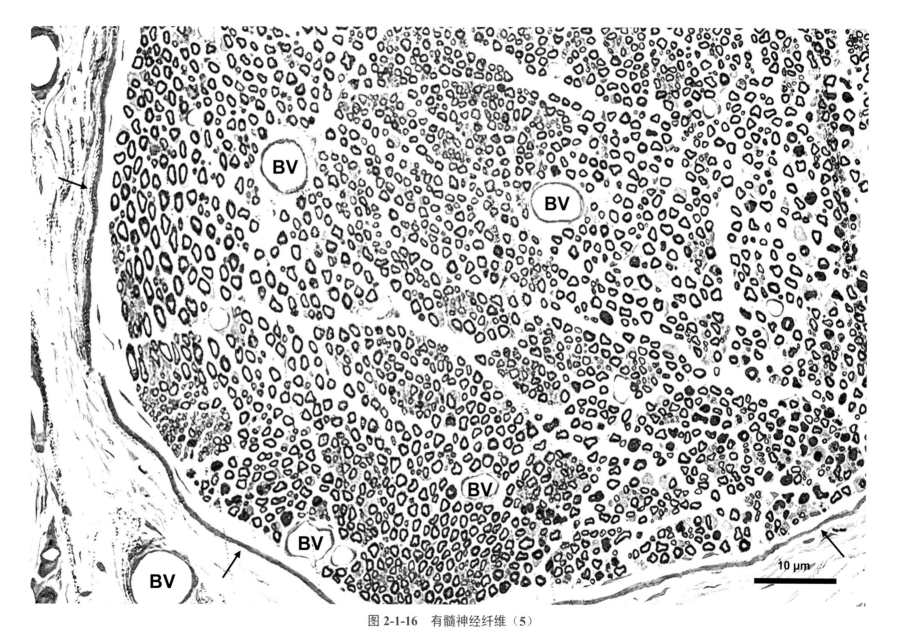

图 2-1-16　有髓神经纤维（5）

在神经横断面上可见神经外膜（EpiM；黑直箭头）包裹的坐骨神经内有大量呈蓝色的有髓神经纤维横断面。BV：血管。大鼠，坐骨神经，尼氏（克紫为染料）染色法

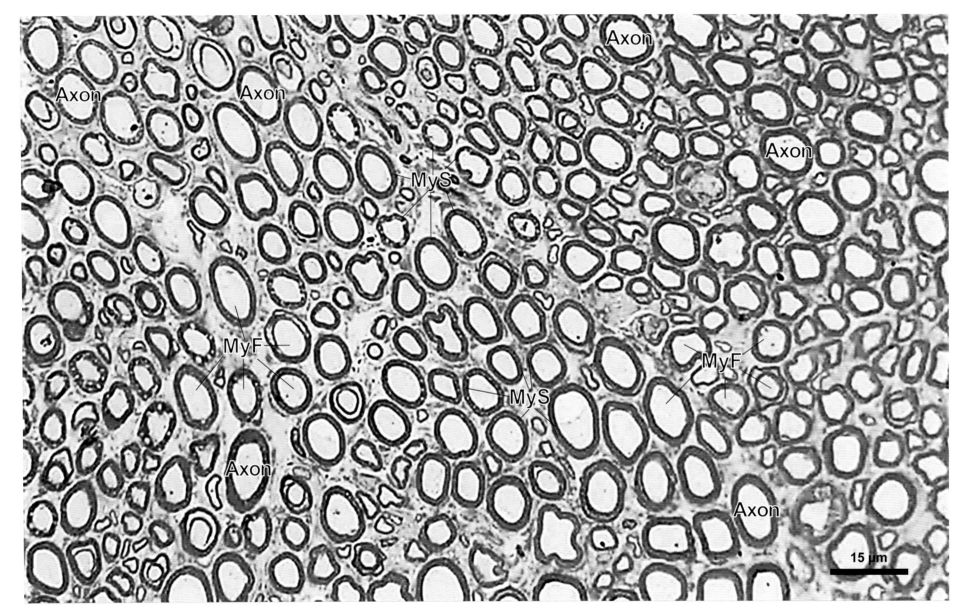

图 2-1-17 有髓神经纤维（6）

在神经横断面的半薄切片上，可见环状的髓鞘（MyS）包绕在轴突（Axon）的表面形成有髓神经纤维（MyF）。大鼠，坐骨神经，尼氏（甲苯胺蓝为染料）染色法

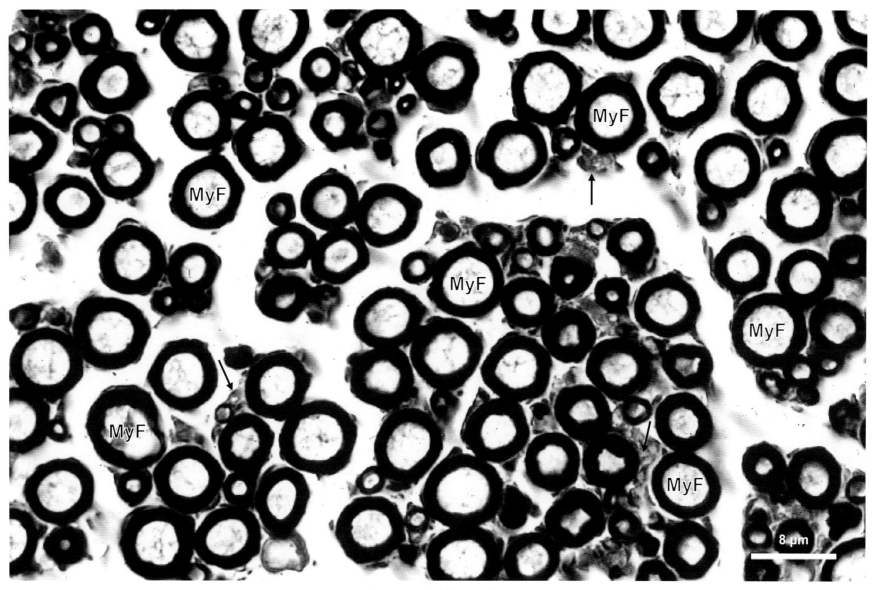

图 2-1-18　有髓神经纤维（7）

在神经横断面上可见表面包裹黑色环状髓鞘并散在分布的有髓神经纤维（MyF）和成簇状分布的无髓神经纤维（UMyF；黑直箭头）。蟾蜍，坐骨神经，锇酸染色法

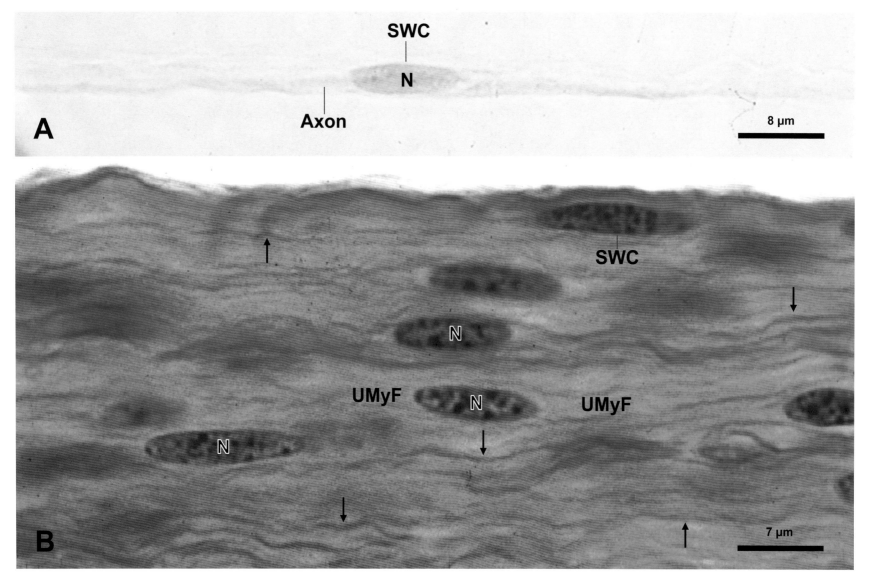

图 2-1-19　无髓神经纤维

A：可见经分离得到的一根呈浅蓝色且细胞核（nucleus，N）居中的施万细胞（SWC）的细胞质包裹的轴突（Axon）形成的无髓神经纤维。牛，脾脏，苏木精染色法。

B：在神经的矢状切面上，可见细胞核（N）呈蓝紫色和细胞质呈浅粉红色的施万细胞（SWC），以及表面由施万细胞形成的深粉红色被膜（黑直箭头）包裹并平行排列的无髓神经纤维（UMyF）的纵切面。猕猴，坐骨神经，苏木精 - 伊红染色法

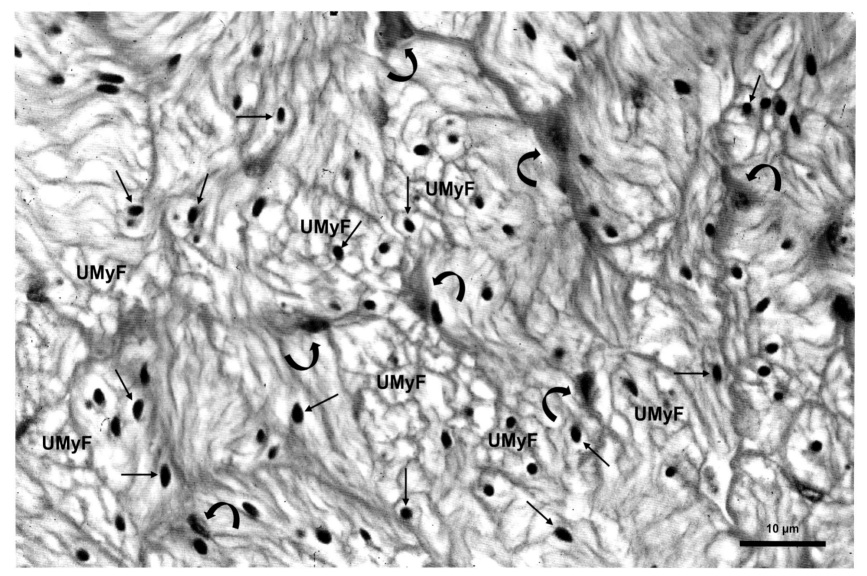

图 2-1-20　有髓神经纤维和无髓神经纤维（1）

在神经的冠状切面，可见大量呈粉红色网状排列并由施万细胞的细胞质包裹的无髓神经纤维（UMyF）横切面、蓝黑色的施万细胞细胞核（SWC-N；黑直箭头）和其间的大型成纤维细胞（fibroblast，FibBl；黑弯箭头）。牛，脾脏，苏木精 - 伊红染色法

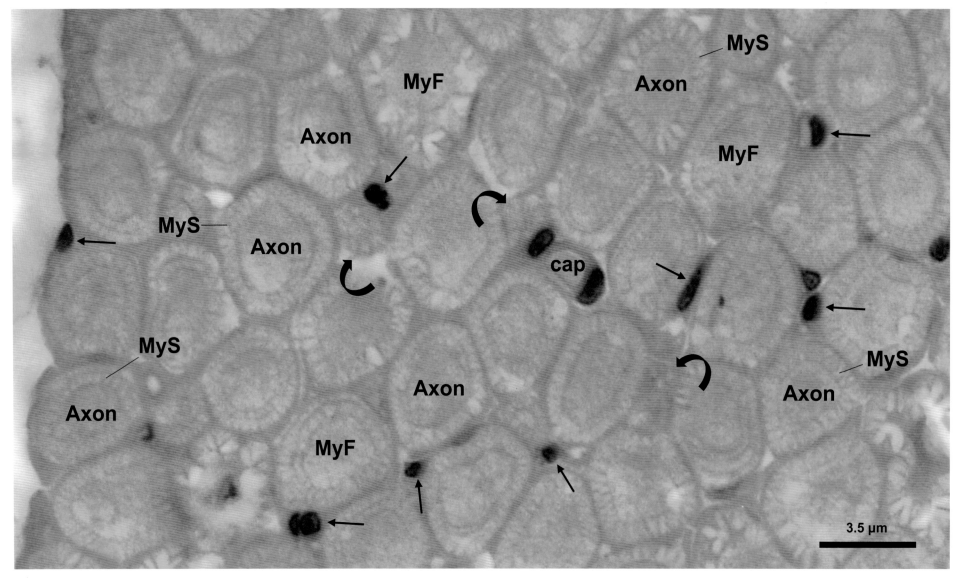

图 2-1-21　有髓神经纤维和无髓神经纤维（2）

在神经的横断面上，可见大量轴突（Axon）表面包裹着浅粉红色髓鞘（MyS）的有髓神经纤维（MyF）和散在分布的蓝黑色施万细胞细胞核（SWC-N；黑直箭头）。此外，还可见施万细胞的细胞质中包裹并呈散在分布的簇状无髓神经纤维（UMyF；黑弯箭头）。cap：毛细血管。大鼠，坐骨神经，苏木精 - 伊红染色法

三、神经细胞或神经元

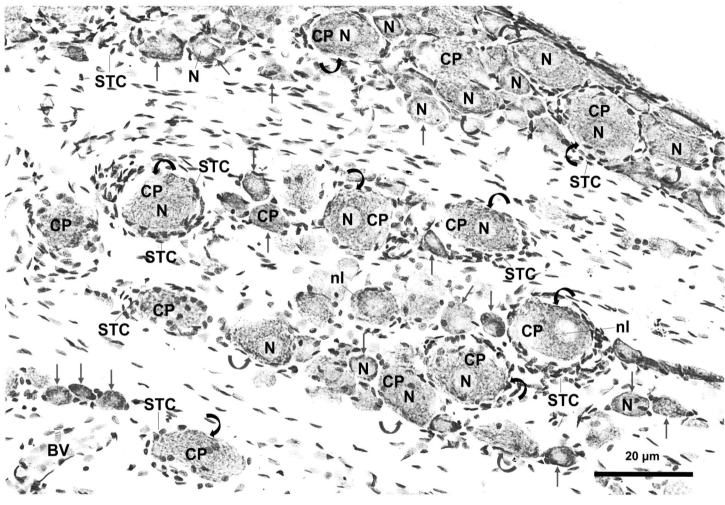

图 2-1-22　神经节内的假单极神经元（1）

可见直径大小不一的各类神经节细胞［ganglion cell，GC；属于神经元（neuron）］及围绕在其周围的卫星细胞［satellite cell，STC；亦称被囊细胞（capsule cell，CapC）］。卫星细胞为扁平或立方形细胞，细胞核为圆形或卵圆形，染色较深，它的细胞质包裹在神经元和突起的外面形成薄层基膜（红弯箭头）。大型神经元（黑弯箭头）和小型神经元（红直箭头）的细胞质（cytoplasm，CP）内充满蓝色颗粒状的尼氏体（Nissl body），多数神经元可见细胞核（N），部分神经元内可见核仁（nucleolus，nl）。BV：血管。大鼠，脊髓背根节，尼氏（克紫为染料）染色法

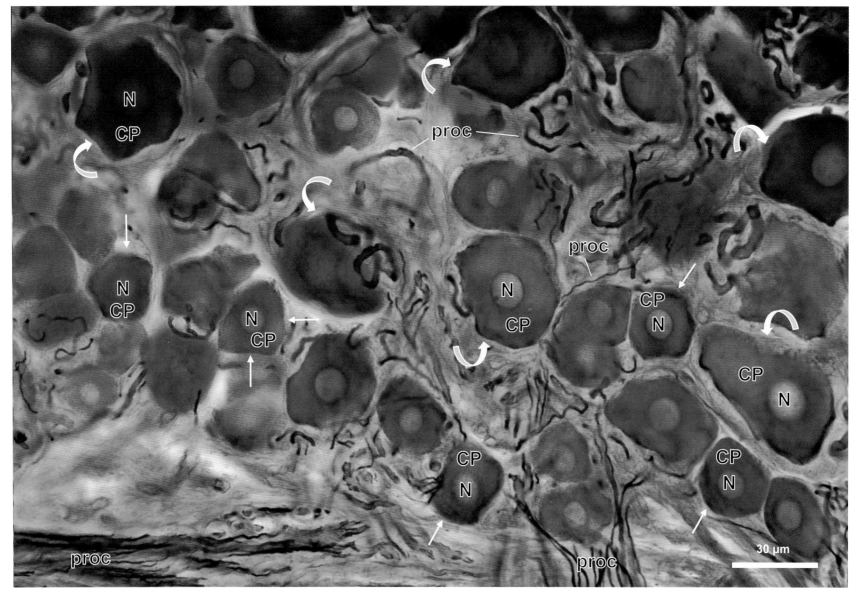

图 2-1-23 神经节内的假单极神经元（2）

可见大型神经元（白弯箭头）和小型神经元（白直箭头）及神经节（ganglion）内的各类神经突起（neurite process，proc）。神经元的细胞质（CP）占比较大，细胞核（N）多呈圆形。人，脊髓背根节，改良毕晓夫斯基镀银染色法

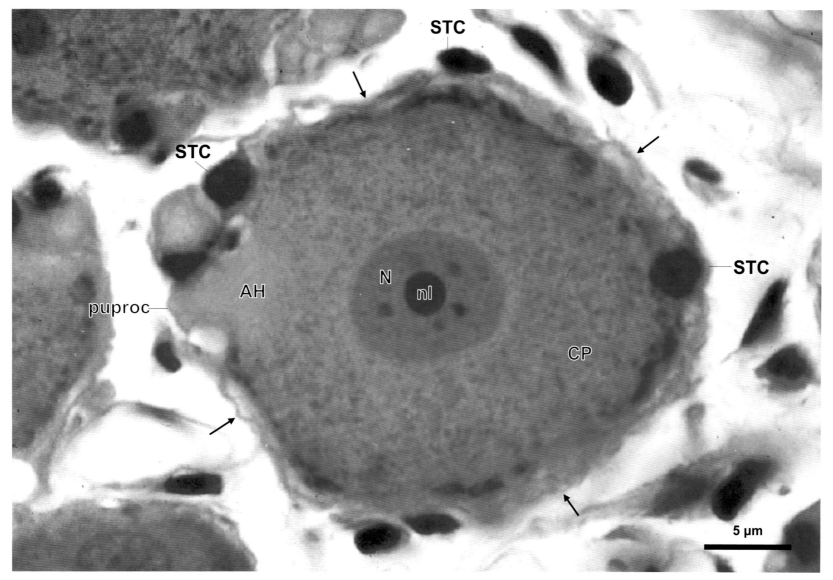

图 2-1-24　神经节内的假单极神经元（3）

位于中心部位的一个神经节细胞的周围包绕着属于神经胶质细胞（neuroglia cell，NGC）的卫星细胞（STC，亦称被囊细胞）。卫星细胞的形态特点描述见图 2-1-22，它们的细胞质（CP）包裹在神经元和突起的外面形成薄层基膜（黑直箭头）。神经元发出假单极突起（pseudounipolar neurite process，puproc）的轴丘（axon hillock，AH）内尼氏体稀少，而细胞质内的尼氏体则密集；细胞核（N）内可见圆且大的核仁（nl）。猕猴，三叉神经节，苏木精-伊红染色法

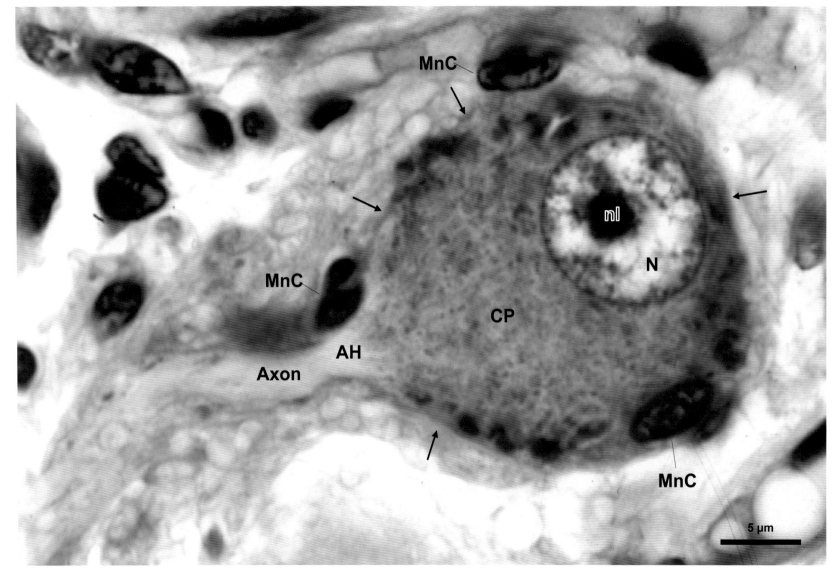

图 2-1-25　心神经节内的神经元

位于中心部位的一个心神经节（cardiac ganglion，CarG）细胞周围包绕着属于神经胶质细胞（NGC）的外套细胞（mantle cell，MnC）。外套细胞包裹在节细胞的细胞体及其突起的外面形成薄层基膜（黑直箭头）。神经元发出轴突（Axon）的轴丘（AH）内尼氏体稀少，而细胞质（CP）内的尼氏体则较密集；偏位的细胞核（N）内可见圆形的核仁（nl）。人，心脏，苏木精 - 伊红染色法

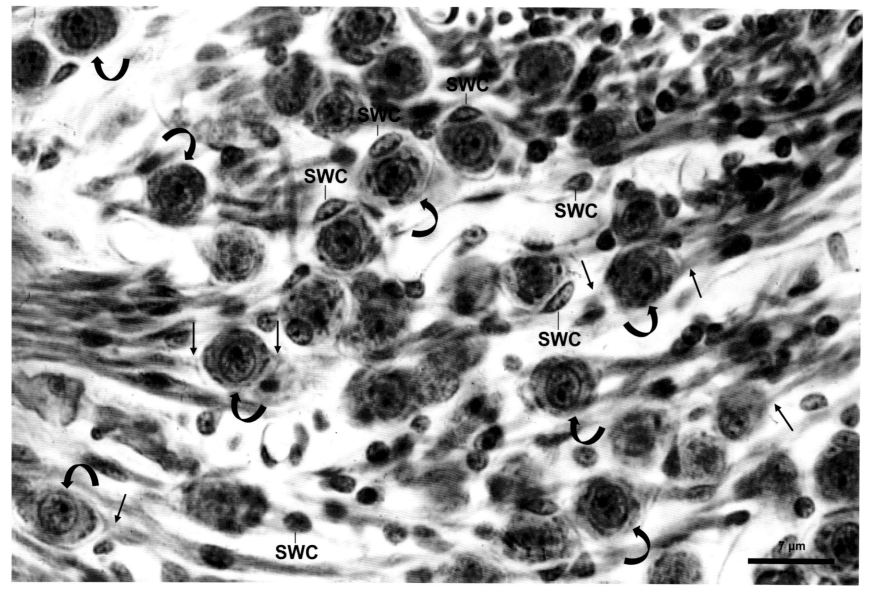

图 2-1-26 螺旋神经节内的双极神经元

可见从神经节的小型纺锤形双极细胞（bipolar cell；黑弯箭头）的两侧发出分布到听觉感觉器中的外周突和终止到延髓蜗神经核（cochlear nucleus，CN）的中枢突（黑直箭头），以及包绕在节细胞的细胞体和突起周围的是施万细胞（SWC），注意此处不是外套细胞（MnC）。猕猴，内耳，苏木精染色法

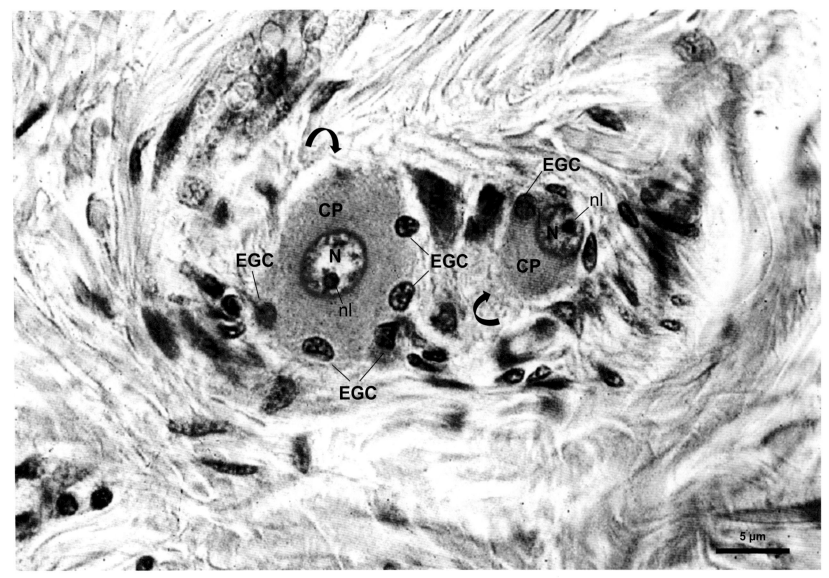

图 2-1-27　黏膜下神经丛

胃（stomach）的黏膜下神经丛［submucosal plexus，SMP；亦称迈斯纳神经丛（Meissner plexus）］内位于中央的 2 个大小不一的神经元（黑弯箭头）周围包绕着属于神经胶质细胞的肠神经胶质细胞（enteric glial cell, EGC）。神经元的细胞质（CP）占比较大；圆形的细胞核（N）居中或偏位，其内可见核仁（nl）。该神经丛的主要作用是控制黏膜的吸收和腺体的分泌。人，胃，苏木精 - 伊红染色法

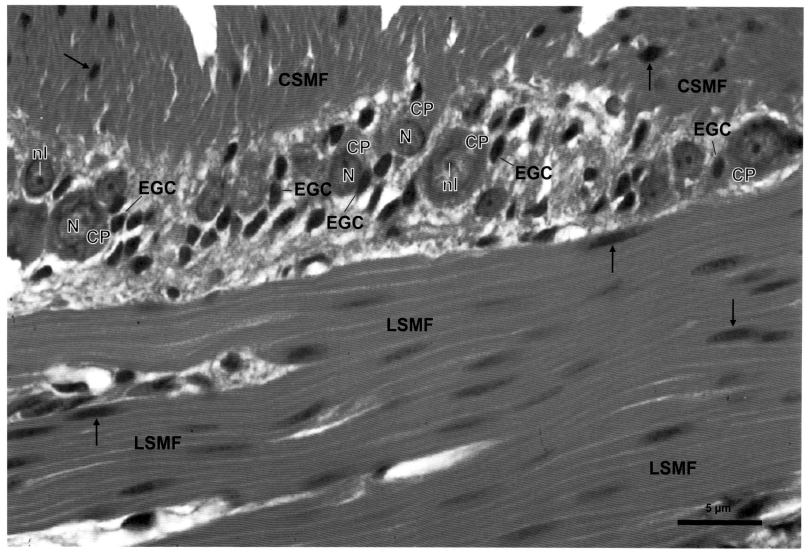

图 2-1-28　肌间神经丛（1）

小肠（small intestine）的肌间神经丛［myenteric plexus，MP；亦称奥尔巴赫神经丛（Auerbach plexus）］位于上方环形平滑肌纤维（circular smooth muscle fiber，CSMF）和下方纵行平滑肌纤维（longitudinal smooth muscle fiber，LSMF）之间，丛内神经元的周围包绕着肠神经胶质细胞（EGC）。神经元的直径不等，大型神经元的细胞质（CP）占比大，小型神经元的细胞核（N）占比大；大型和小型神经元的细胞核内均可见核仁（nl）。该神经丛的主要作用是控制肠肌（环肌和纵肌）的运动。黑直箭头：平滑肌细胞核。猕猴，小肠，苏木精 - 伊红染色法

37

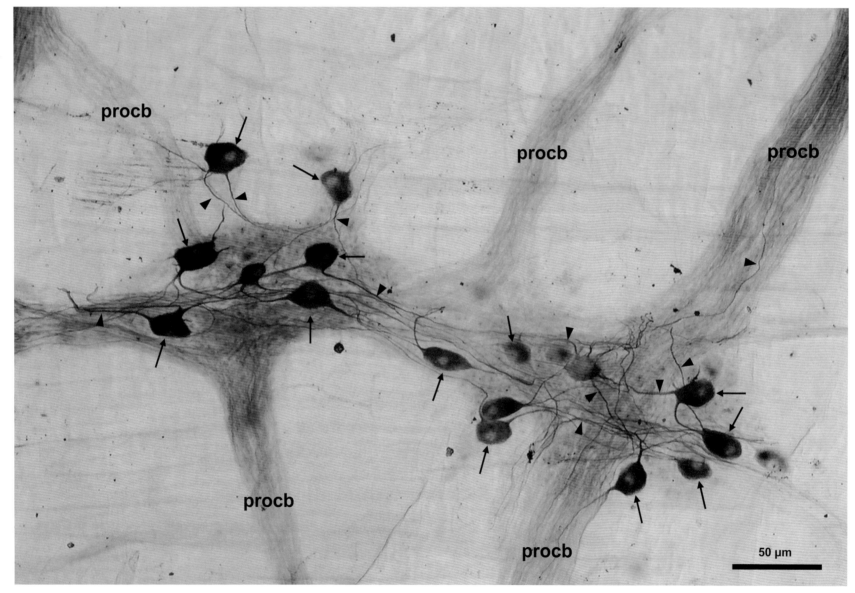

图 2-1-29　肌间神经丛（2）

小肠的肌间神经丛内的神经元（黑直箭头）及由神经元发出的突起（黑三角）连接在神经元之间形成神经突起束（neurite process bundle，procb）。猫，小肠，改良格雷斯 - 毕晓夫斯基（Gress-Bielschowsky）染色法

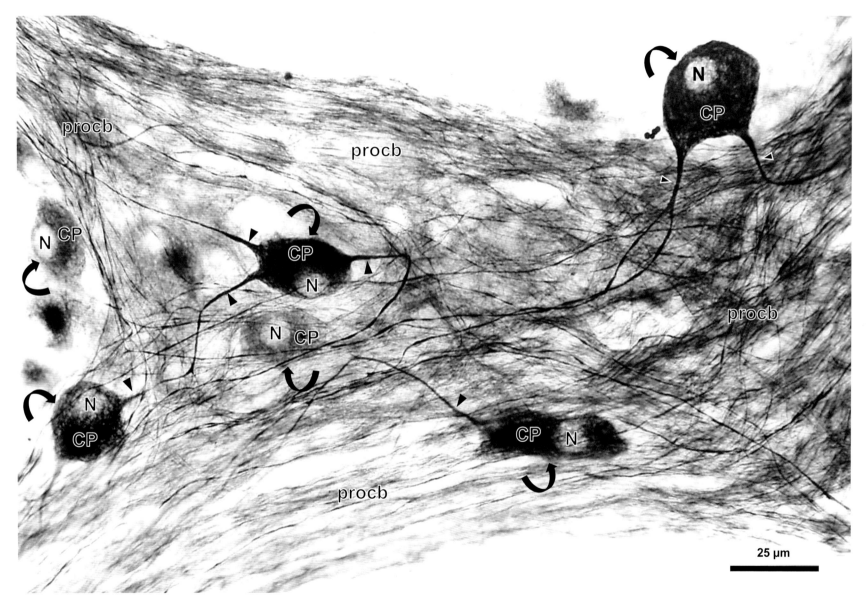

图 2-1-30 肌间神经丛（3）

结肠（colon）的肌间神经丛内的黑色圆形或椭圆形神经元（黑弯箭头）及其发出的突起（黑三角）组成的神经突起束（procb）。神经元的细胞质（CP）占比大，细胞核（N）常呈圆形。猫，结肠，格雷斯 - 舒茨（Gress-Schuitze）染色法

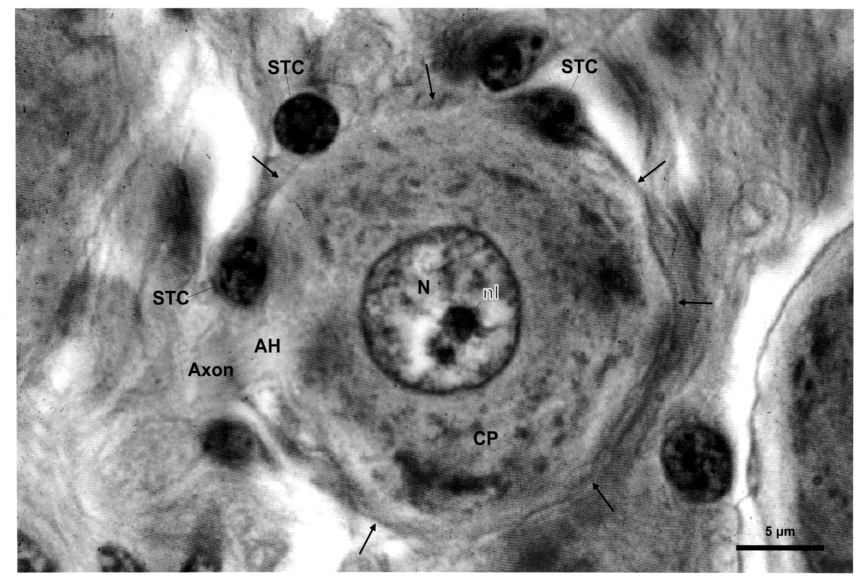

图 2-1-31　交感神经节内的神经元（1）

交感神经节（sympathetic ganglion，SypG）内神经元的周围包绕着卫星细胞（STC）。卫星细胞的细胞质包裹在神经元的细胞体及轴突（Axon）的外面形成薄层基膜（黑直箭头）。神经元发出轴突的轴丘（AH）内细胞器稀少，而细胞质（CP）内细胞器则较密集；居中的细胞核（N）内可见圆形的核仁（nl）。猕猴，椎旁神经节，苏木精-伊红染色法

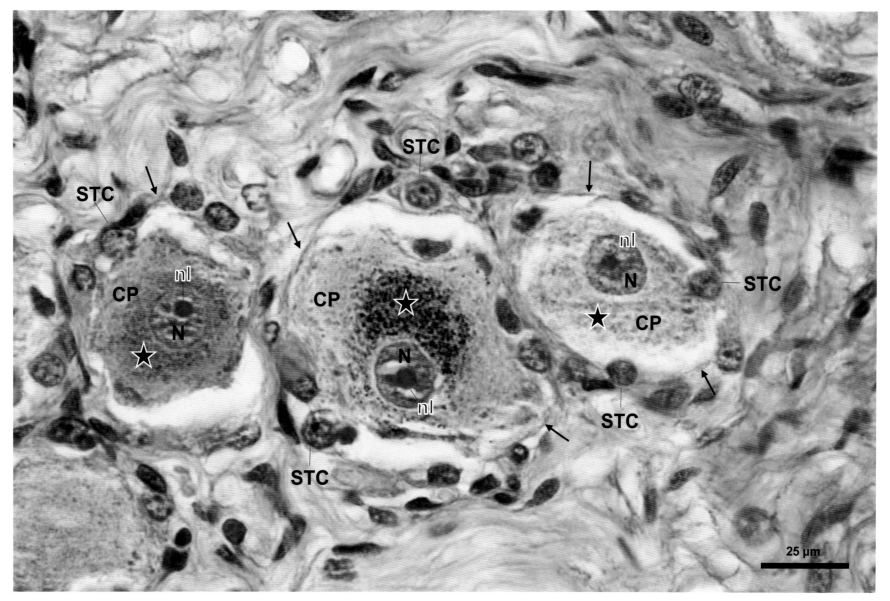

图 2-1-32　交感神经节内的神经元（2）

位于交感神经节内的 3 个交感神经元的细胞质内含黄色的色素物质（黑五星），卫星细胞（STC）在交感神经元的外面形成一层基膜（黑直箭头），包裹在交感神经元细胞体的周围。交感神经元的细胞质（CP）占比大，圆形的细胞核（N）常见偏位和核仁（nl）深染。人，椎旁神经节，苏木精 - 伊红染色法

第二节　中枢神经系统的染色

一、神经细胞或神经元

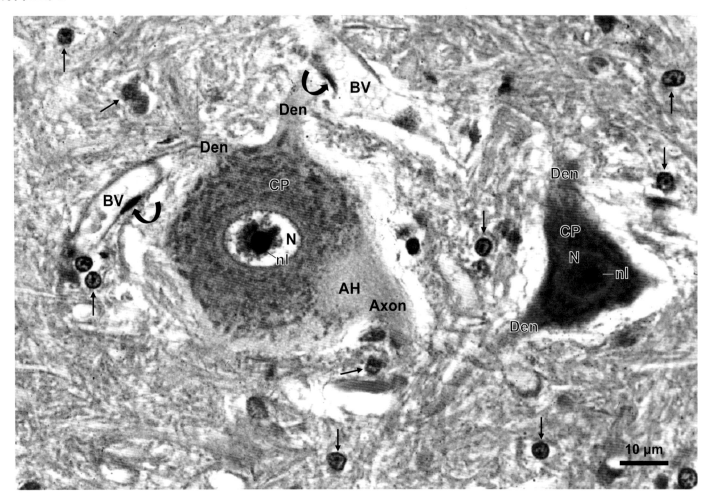

图 2-2-1　脊髓前角运动神经元（1）

可见左侧粉红色浅染的一个大型 α 运动神经元（motor neuron，MtN）和右侧粉红色深染的一个小型 γ 运动神经元，另可见散在分布的细胞核是作为支持细胞的神经胶质细胞（NGC；黑直箭头）和血管（blood vessel，BV）的内皮细胞（endothelial cell，EndC；黑弯箭头）。神经元的细胞质（CP）内充满细胞器（cellular organelle，CO），但发出轴突（Axon）的轴丘（AH）内却少见细胞器；初级树突（dendrite，Den）较短；细胞核（N）多为圆形或椭圆形，核内可见核仁（nl）。散布在运动神经元周围的细胞核属于主要起支持和保护作用的神经胶质细胞的细胞核。犬，脊髓，苏木精 - 伊红染色法

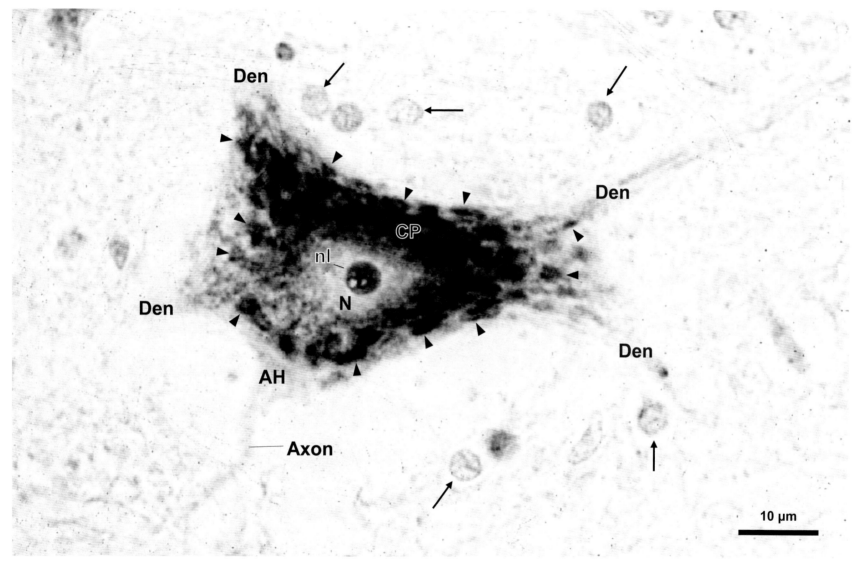

图 2-2-2　脊髓前角运动神经元（2）

中央可见一个细胞质（CP）内充满蓝色颗粒状尼氏体（亦称虎斑小体；黑三角）的大型 α 运动神经元，神经元的周围可见散在分布的神经胶质细胞（NGC；黑直箭头）。神经元发出轴突（Axon）的轴丘（AH）内极少见尼氏体；与细胞体相连并淡染的树突（Den）内也可见尼氏体；细胞核（N）占比小，核内可见核仁（nl）。人，脊髓，尼氏（克紫为染料）染色法

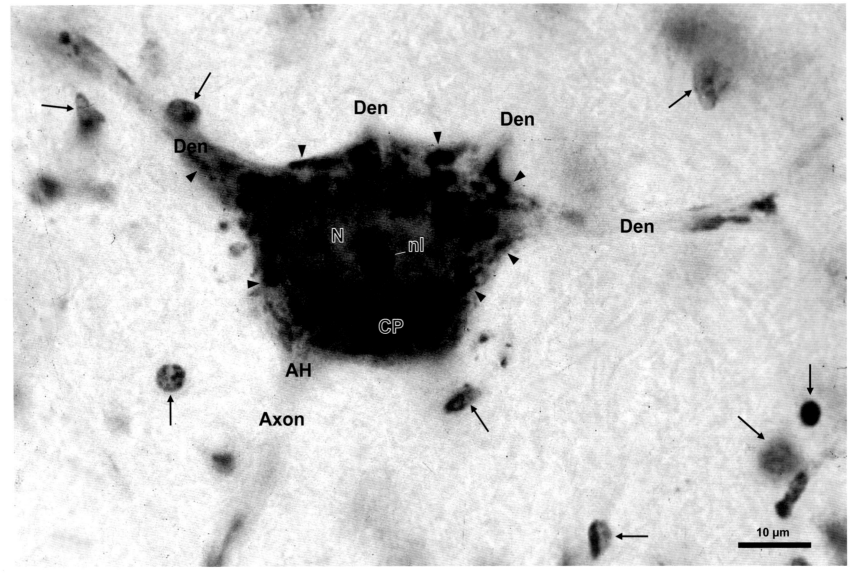

图 2-2-3　脊髓前角运动神经元（3）

中央可见一个大型 α 运动神经元，其细胞质（CP）内充满蓝色颗粒状尼氏体（黑三角），神经元的周围可见散在分布的神经胶质细胞（NGC；黑直箭头）。神经元发出轴突（Axon）的轴丘（AH）染色淡，其内几乎无尼氏体；淡染的树突（Den）内也可见尼氏体；细胞核（N）占比少，核内可见核仁（nl）。人，脊髓，尼氏（克紫为染料）染色法

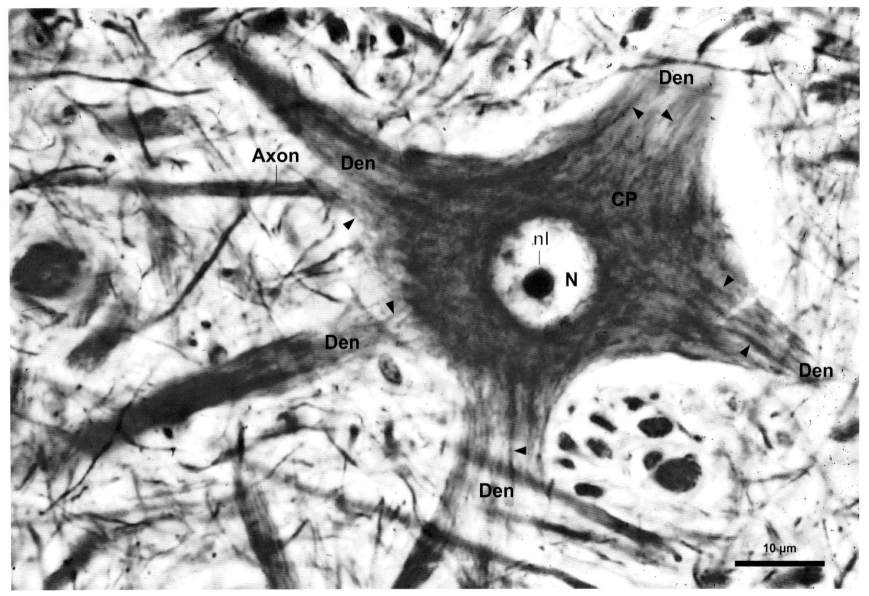

图 2-2-4 脊髓前角运动神经元（4）

可见一个大型 α 运动神经元的细胞质（CP）及其发出的轴突（Axon）和树突（Den）内充满由微管（microtubule，Mit）和微丝（microfilament，Mf）构成的神经原纤维（neurofibril，NFib；黑三角），其细胞核（N）圆而居中，核内可见核仁（nl）。犬，脊髓，博迪恩（Bodian）镀银染色法

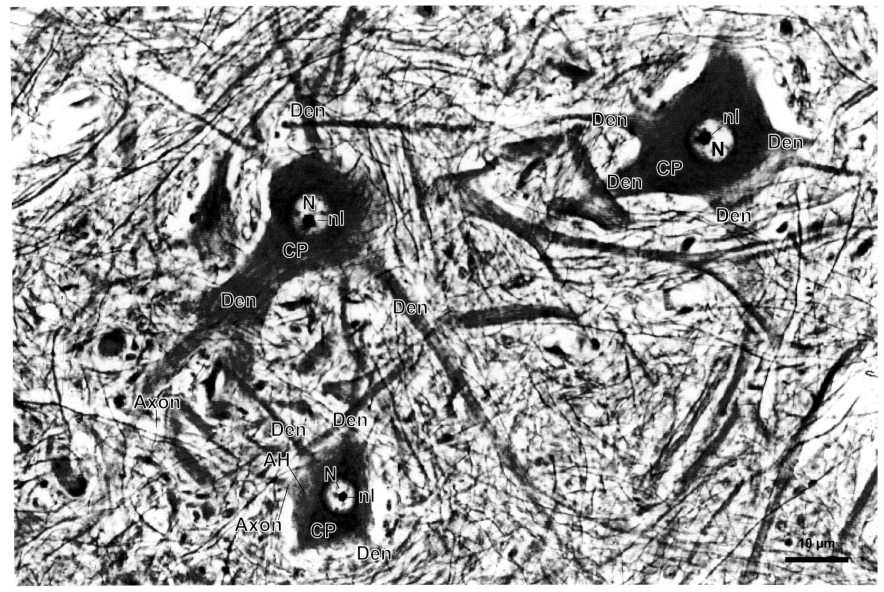

图 2-2-5 脊髓前角运动神经元（5）

上方可见 2 个大型 α 运动神经元，下方可见 1 个小型 γ 运动神经元。神经元的细胞质（CP）、轴突（Axon）和树突（Den）内均充满着染成粉红色的微管和微丝构成的神经原纤维，但发出轴突的轴丘（AH）却几乎只有很淡的着色；细胞核（N）常呈圆形并居中，其内可见核仁（nl）。犬，脊髓，博迪恩镀银染色法，氯化金液复染

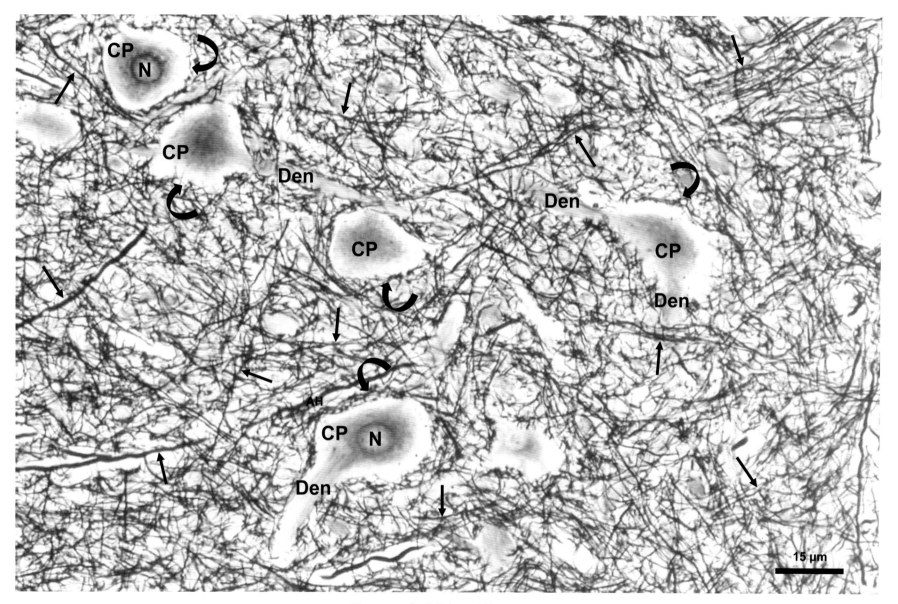

图 2-2-6　脊髓前角运动神经元（6）

可见围绕在脊髓前角运动神经元（MtN；黑弯箭头），以及围绕在其周围由树突（Den）和轴突（Axon；黑直箭头）形成的神经纤维网，也称神经毯或神经毡（neuropil，Npl）。神经元的细胞质（CP）的占比大，细胞核（N）常居中。大鼠，脊髓，格雷斯染色法

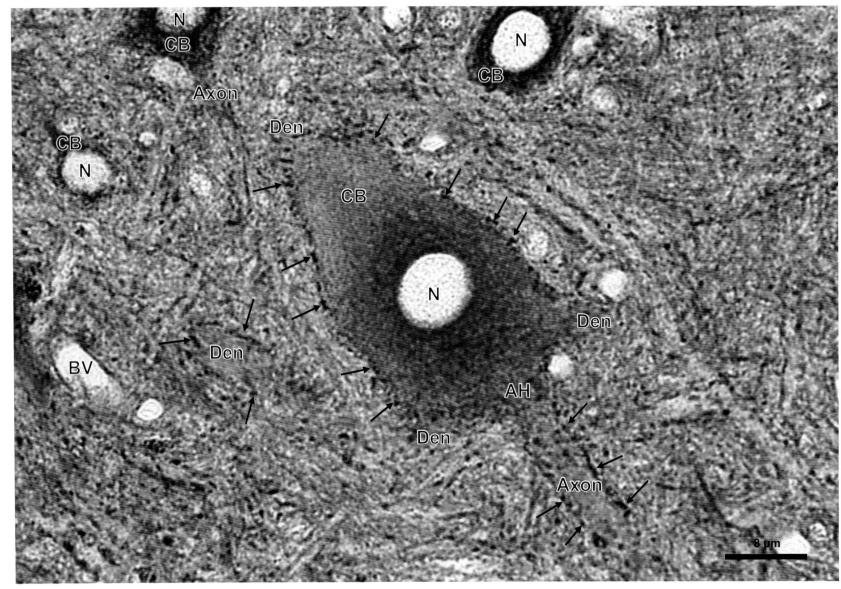

图 2-2-7　脊髓前角运动神经元（7）

在脊髓横断面可见位于中央的一个大型运动神经元，其细胞体（CB）、轴突（Axon）和树突（Den）的周围包绕着轴突终末（终扣）（terminal，t；或 terminal button，TB；黑直箭头）。AH：轴丘；BV：血管；N：细胞核。兔，脊髓，铑酸染色法

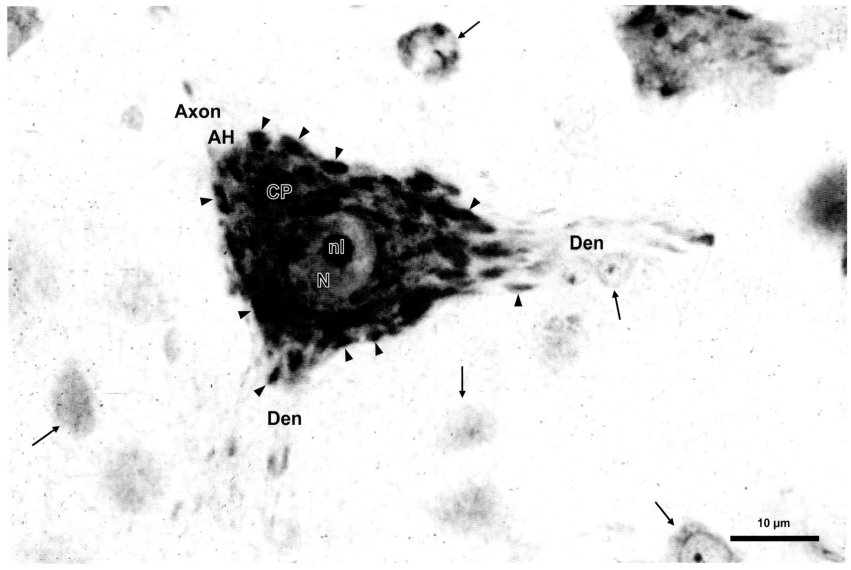

图 2-2-8 大脑皮质的锥体神经元（1）

中央可见一个大型锥体神经元，亦称锥体细胞（pyramidal cell，PyC），其细胞质（CP）内充满蓝色颗粒状尼氏体（黑三角），神经元的周围可见散在分布的神经胶质细胞（NGC；黑直箭头）。神经元发出轴突（Axon）的轴丘（AH）染色淡，其内几乎无尼氏体；淡染的树突（Den）内也可见尼氏体；细胞核（N）占比少，核内可见核仁（nl）。人，大脑，尼氏（克紫为染料）染色法

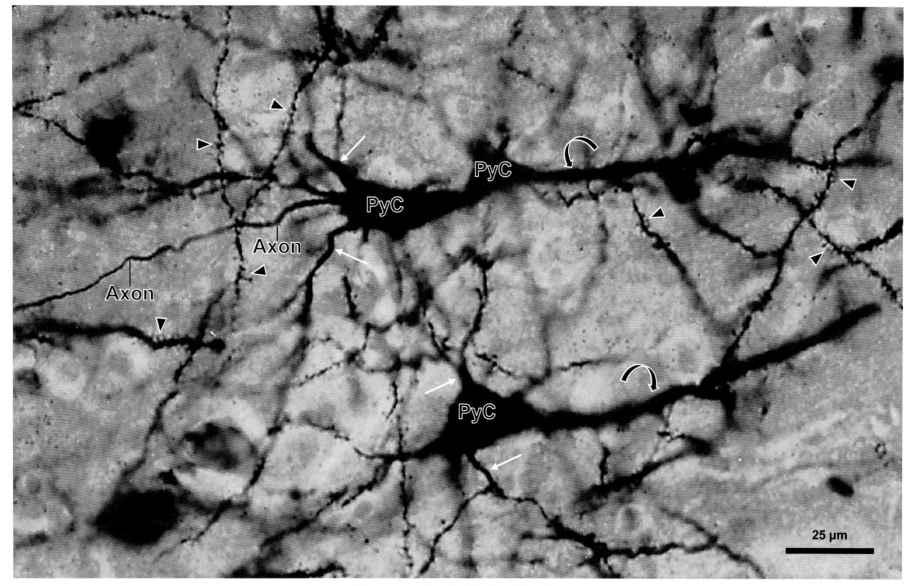

图 2-2-9　大脑皮质的锥体神经元（2）

可见锥体细胞（PyC；或称锥体神经元）除了向大脑皮质（cerebral cortex，CC）表面发出顶树突（黑弯箭头）之外，还向胞体两侧发出基树突（白直箭头）；中小直径的树突表面拥有大量的树突棘（spine，Sp；黑三角）；轴突（Axon）常从锥体细胞底部或从基树突根部发出。犬，大脑，高尔基染色法

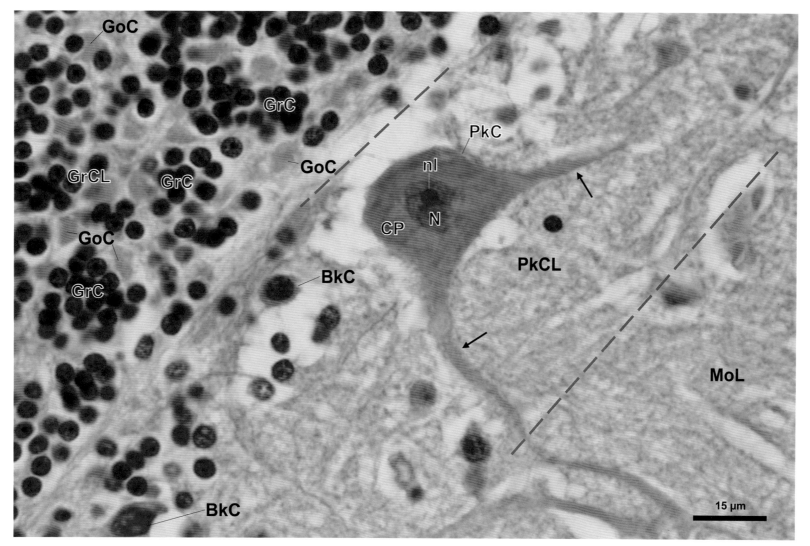

图 2-2-10 小脑皮质的神经元（1）

颗粒细胞层（granular cell layer，GrCL）内可见大量具有蓝色圆形细胞核和细胞质很少的颗粒细胞（granular cell，GrC），以及散在分布且细胞体较大的粉红色高尔基细胞（Golgi cell，GoC）；浦肯野细胞层（Purkinje cell layer，PkCL）可见一个大型的浦肯野细胞（Purkinje cell，PkC），其细胞质（CP）染成粉红色，细胞核（N）内可见核仁（nl），它的树突及其分支（黑直箭头）伸入小脑皮质分子层；在与颗粒细胞层交界并靠近浦肯野细胞层的一侧，可见散在的篮状细胞（basket cell，BkC）和颗粒细胞；小脑皮质分子层（molecular layer of cerebellar cortex，MoL）主要由神经突起构成，细胞较少。红色虚线：小脑皮质的分层界线。猫，小脑，苏木精 - 伊红染色法

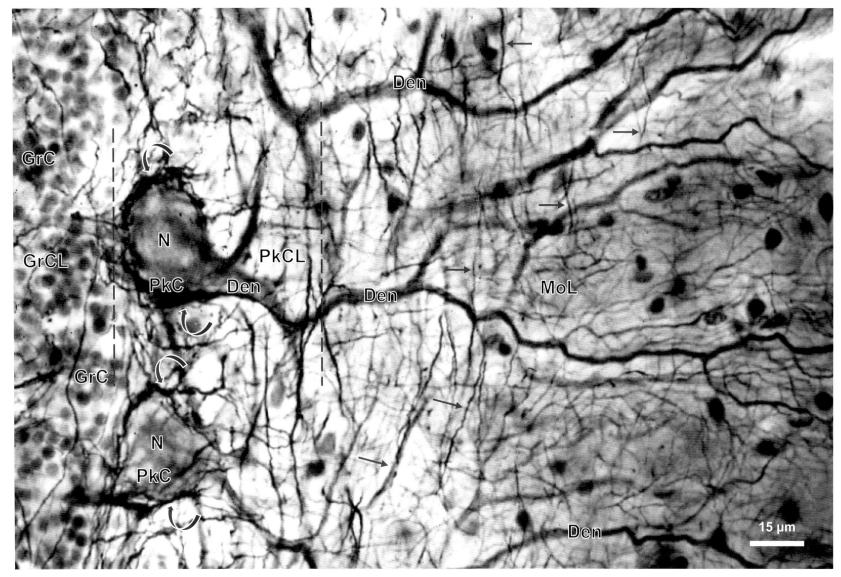

图 2-2-11　小脑皮质的神经元（2）

颗粒细胞层（GrCL）内可见密集的颗粒细胞（GrC）；浦肯野细胞层（PkCL）可见 2 个大型浦肯野细胞（PkC），其树突（Den）和分支伸入小脑皮质分子层（MoL）；小脑皮质分子层主要由平行纤维（红直箭头）等神经突起构成，细胞较少。来自篮状细胞并围绕在浦肯野细胞的细胞体和树突起始部的轴突形成篮状结构（basket-like structure，BLS；红弯箭头）。N：细胞核。红色虚线：小脑皮质的分层界线。人，小脑，铃木（Suzuki）镀银染色法

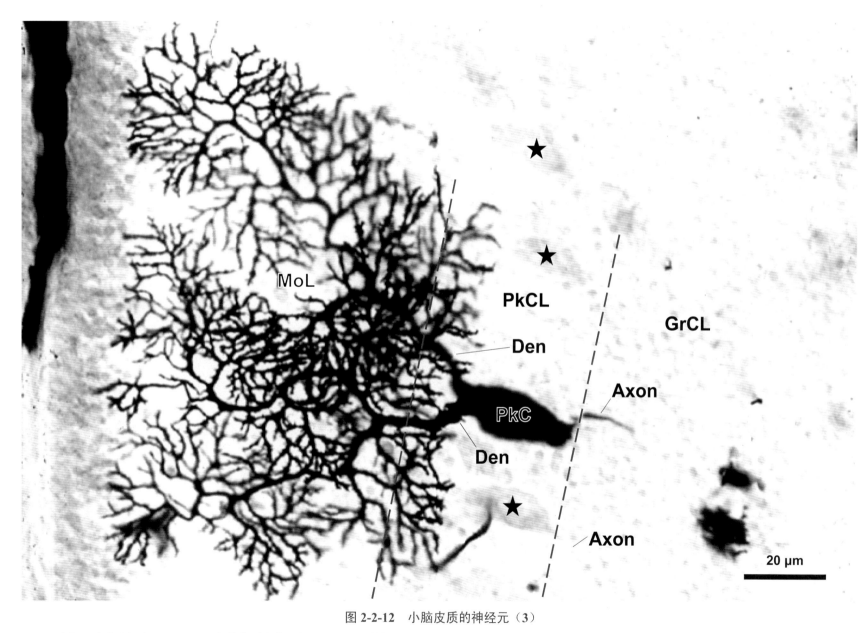

图 2-2-12 小脑皮质的神经元（3）

可见一个位于浦肯野细胞层（PkCL）内的大型浦肯野细胞（PkC），其树突（Den）及其分支伸入小脑皮质分子层（MoL），轴突（Axon）伸入颗粒细胞层（GrCL）。黑五星指示 3 个未被染色的浦肯野细胞。红色虚线：小脑皮质的分层界线。犬，小脑，高尔基染色法［科普琦（Copsch）改良法］

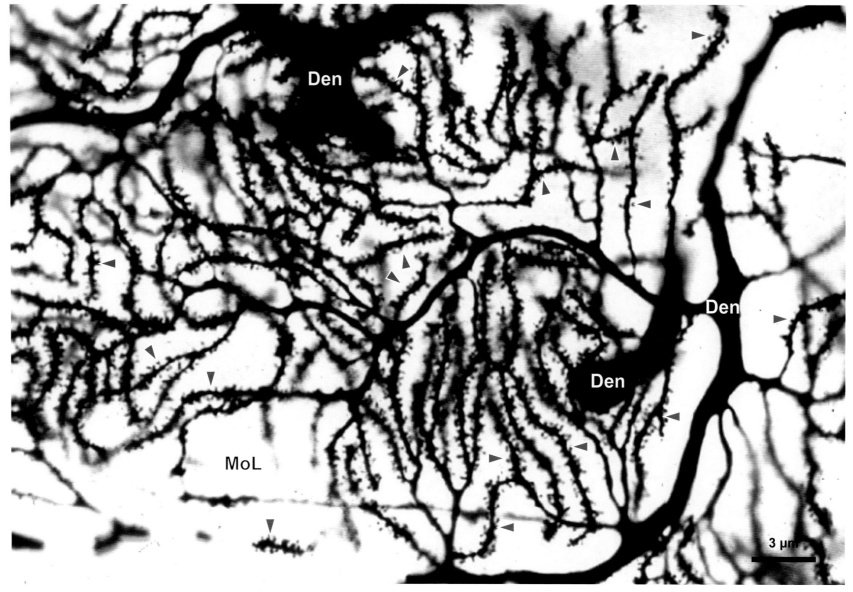

图 2-2-13　小脑皮质的神经元（4）

位于浦肯野细胞层内的浦肯野细胞的树突（Den）及其分支伸入小脑皮质分子层（MoL）的高倍像,清晰地显示中小直径的树突表面拥有密集的刺状树突棘（Sp;红三角）。
犬,小脑,高尔基染色法（科普琦改良法）

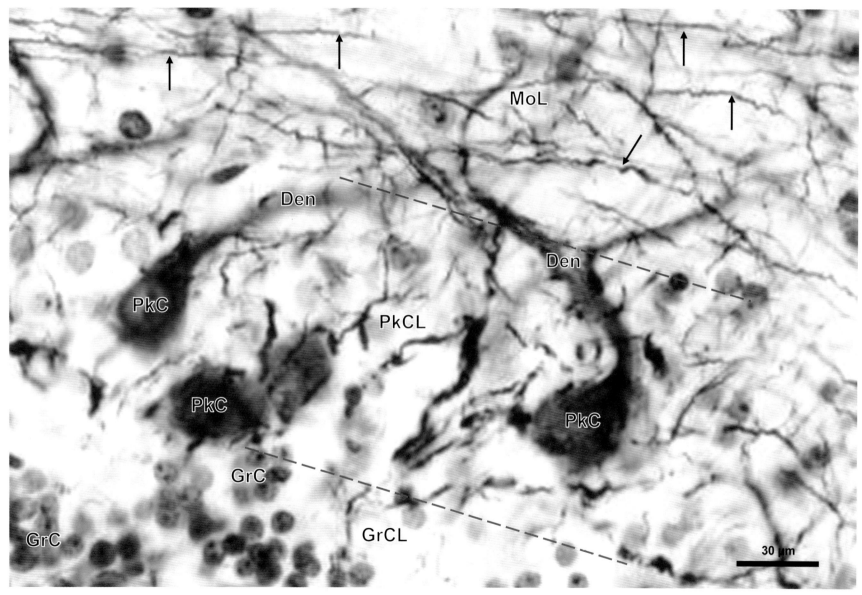

图 2-2-14 小脑皮质的神经元（5）

颗粒细胞层（GrCL）内可见具有棕色圆形细胞核和细胞质很少的颗粒细胞（GrC）；中间的浦肯野细胞层（PkCL）可见浦肯野细胞（PkC），它们的树突（Den）及其分支伸入小脑皮质分子层（MoL）；小脑皮质分子层主要由平行纤维（黑直箭头）等神经突起构成，细胞较少。红色虚线：小脑皮质的分层界线。猫，卡哈染色法

二、神经胶质细胞

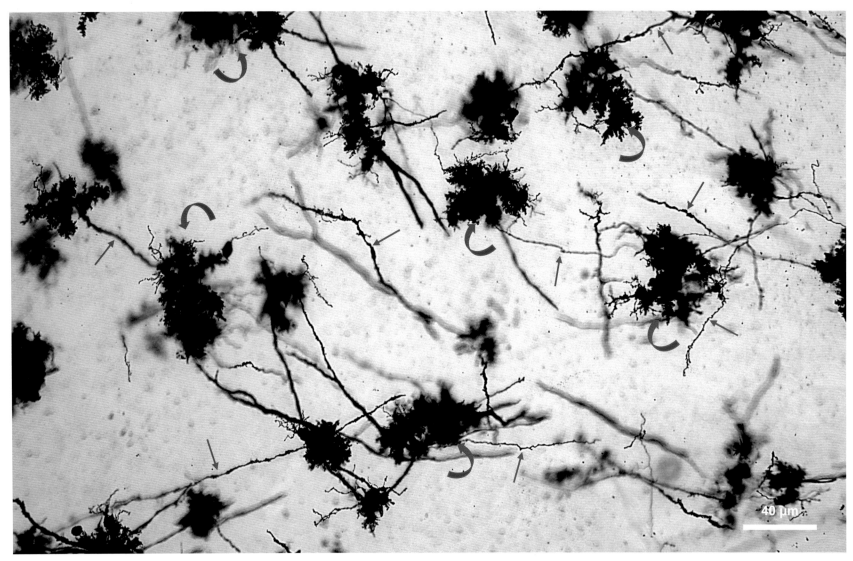

图 2-2-15　原浆型星形胶质细胞（1）

海马（hippocampus，Hip）内可见大量原浆型星形胶质细胞（protoplasmic astrocyte，ppASC；红弯箭头），这些细胞之间有神经突起（红直箭头）穿行。大鼠，大脑，改良高尔基染色法

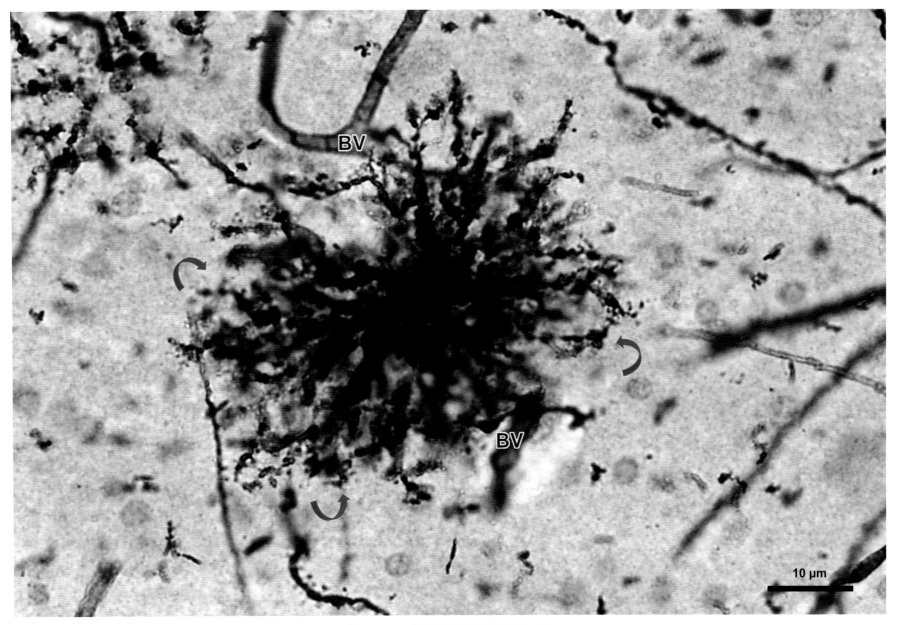

图 2-2-16 原浆型星形胶质细胞（2）

中央可见一个突起密集、表面粗糙且短而弯曲的原浆型星形胶质细胞（ppASC；红弯箭头），该细胞位于血管（BV）的旁边。兔，大脑，硝酸银染色法

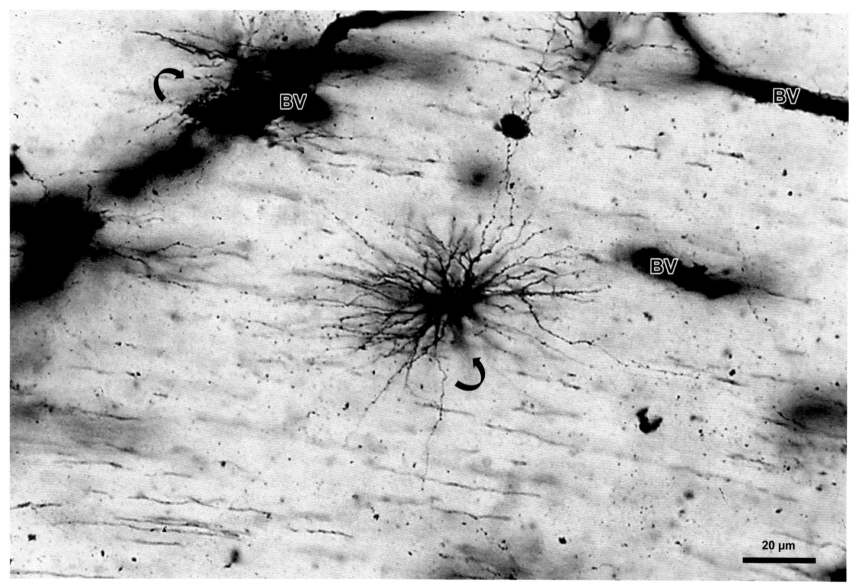

图 2-2-17 纤维型星形胶质细胞（1）

可见 2 个突起细长、分支少、表面比较光滑的纤维型星形胶质细胞（fibrous astrocyte，fbASC；黑弯箭头），此种类型的星形胶质细胞（astrocyte，ASC）多分布在脑（brain）和脊髓（spinal cord）的白质（white matter，whm）内，常常分布在血管（BV）的周围，参与血脑屏障（blood brain barrier，BBB）的构成。犬，大脑，高尔基染色法

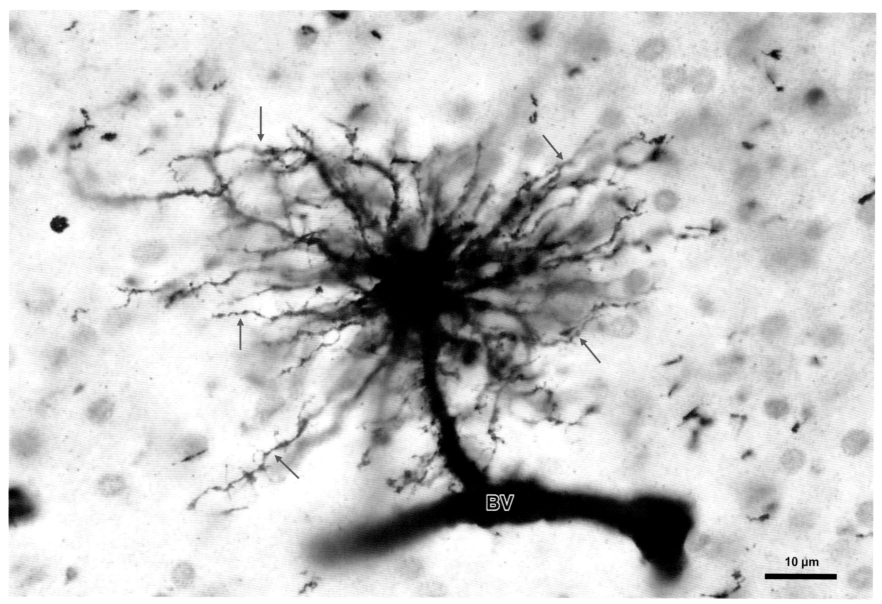

图 2-2-18 纤维型星形胶质细胞（2）

中央可见一个突起细长、分支少、分支表面比较光滑、行程较直的纤维型星形胶质细胞（fbASC；红直箭头），该细胞位于血管（BV）的旁边。兔，大脑，硝酸银染色法

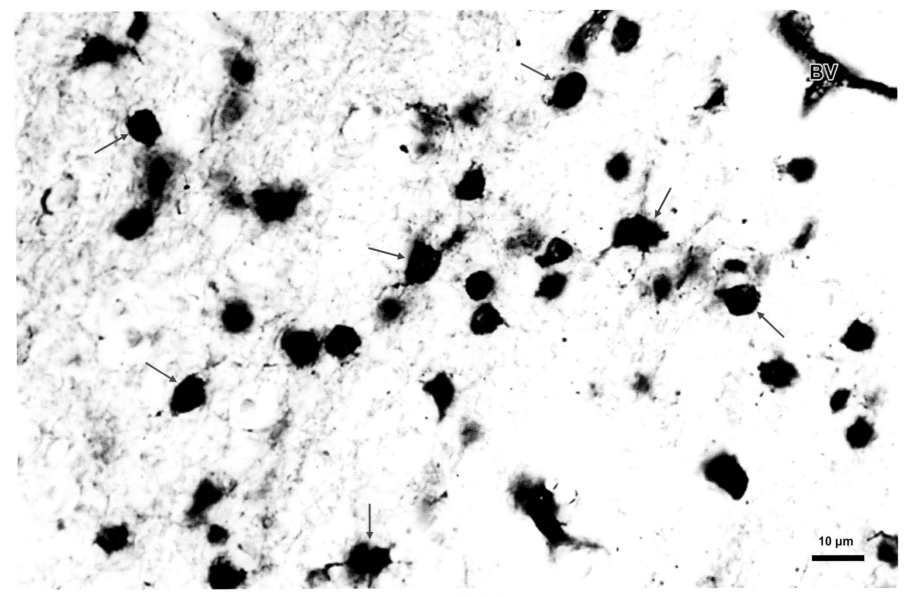

图 2-2-19　少突胶质细胞

可见散在分布并拥有短而弯曲、分支少、表面比较粗糙和胞体为圆或椭圆形的少突胶质细胞（oligodendrocyte，ODC；亦称寡突胶质细胞；红直箭头）。BV：血管。猫，大脑，铃木镀银染色法

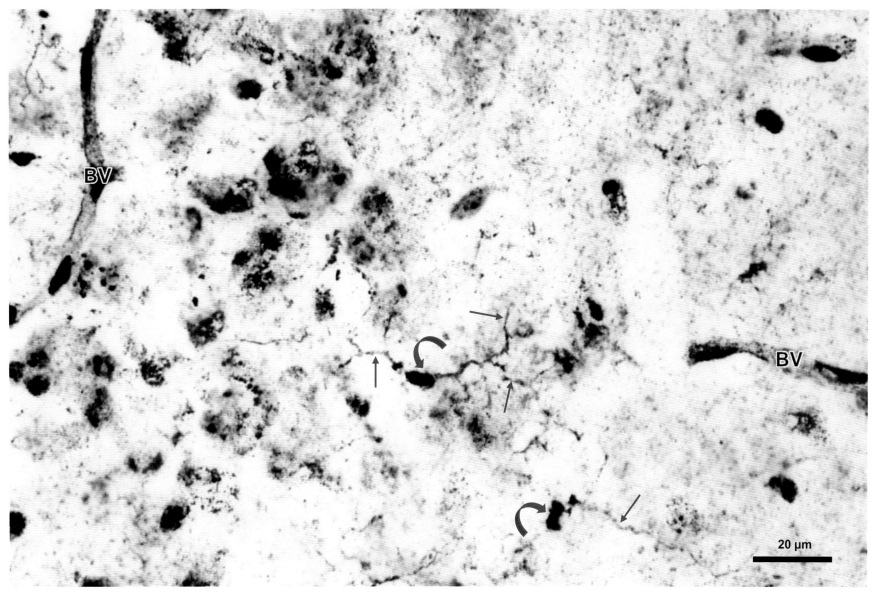

图 2-2-20　小胶质细胞（1）

可见 2 个拥有长而弯曲、分支少、表面比较光滑的突起（红直箭头）和胞体为梭形或椭圆形的小胶质细胞（microglial cell，MGC；红弯箭头）。BV：血管。兔，大脑，硝酸银染色法

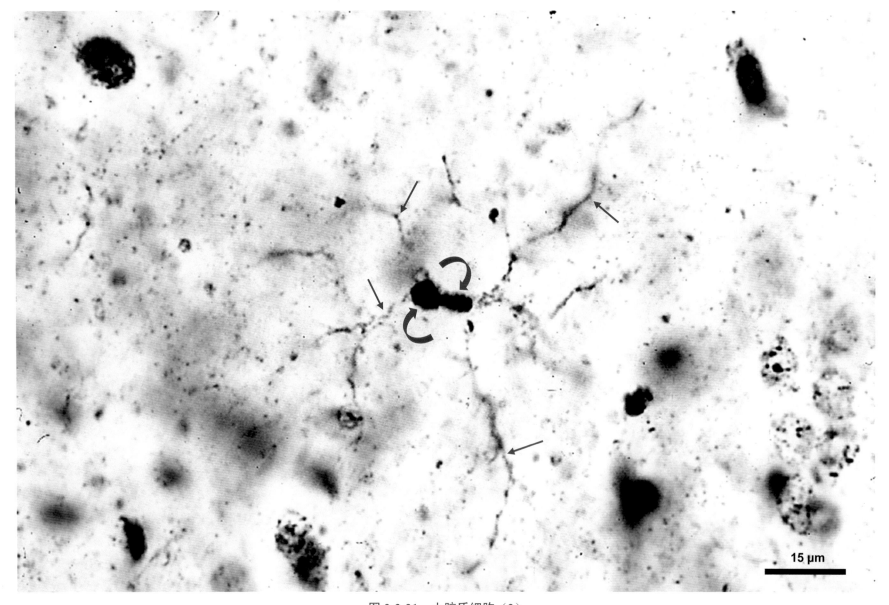

图 2-2-21　小胶质细胞（2）

可见 2 个拥有长而弯曲、分支少、表面比较光滑的突起（红直箭头）和胞体为椭圆形的小胶质细胞（MGC；红弯箭头）。人，大脑，矢野（Yano）镀银染色法

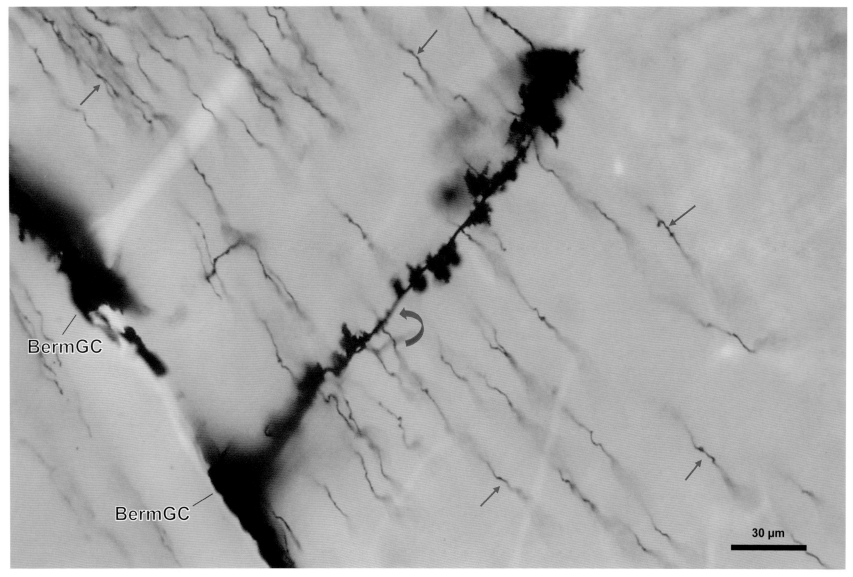

图 2-2-22 小脑皮质分子层内的贝格曼胶质细胞

可见小脑皮质分子层内属于星形胶质细胞特殊类型的贝格曼胶质细胞（Bergmann glial cell，BermGC）及其突起（Bergmann glial cell process，BGMCP；红弯箭头），
以及发自颗粒细胞层内颗粒细胞的平行纤维（parallel fiber，plf；红直箭头）。大鼠，小脑，高尔基染色法

三、神经纤维束

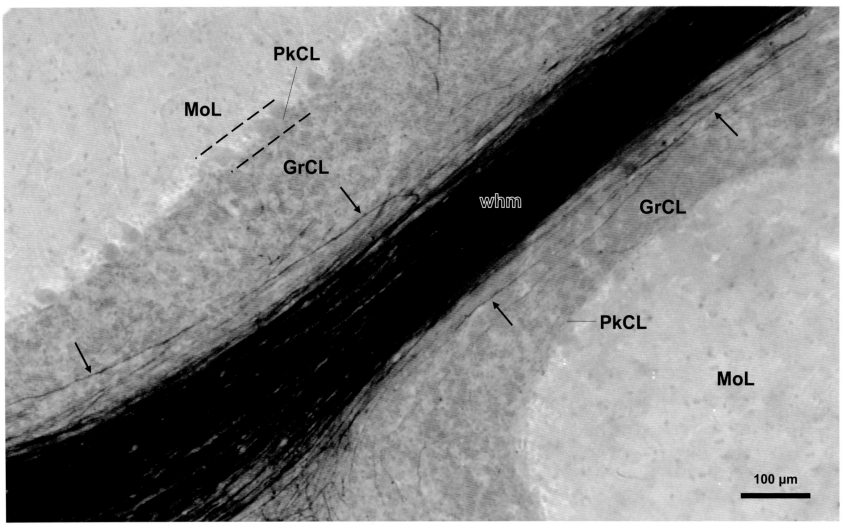

图 2-2-23　小脑皮质的分层和白质内的纤维

小脑皮质（cerebellar cortex，CereC）分为 3 层，即小型密集的颗粒细胞组成深粉红色颗粒细胞层（GrCL），大型呈一条线状松散排列的浦肯野细胞构成浦肯野细胞层（PkCL）；浅粉红色的小脑皮质分子层（MoL）主要由神经突起组成，少见细胞样结构。颗粒细胞层之间为小脑白质［whm；也称髓质（medulla）］，白质由黑色深染的有髓神经纤维（MyF；黑直箭头）组成。黑色虚线：小脑皮质的分层界线。大鼠，小脑，维格特染色法，中性红复染

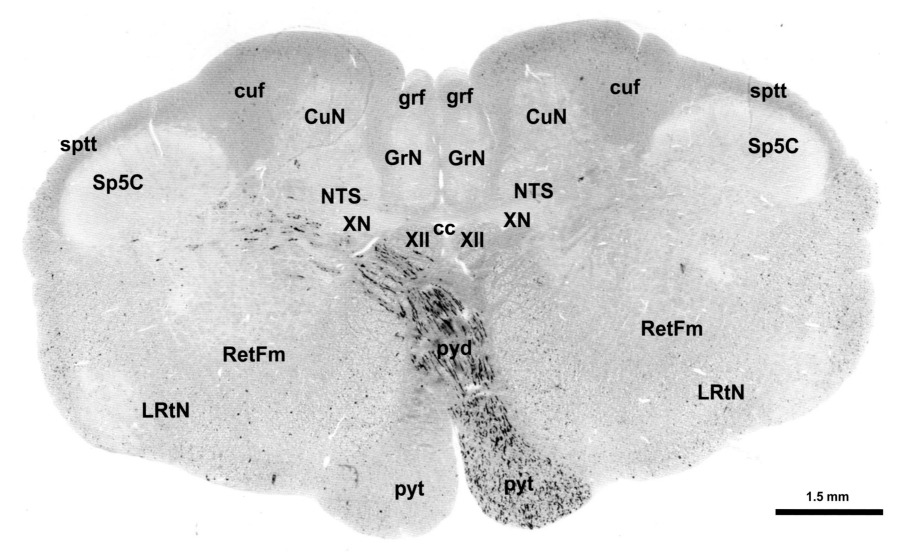

图 2-2-24 延髓锥体交叉平面的冠状切面

电损毁右侧大脑（cerebrum）中属于初级躯体运动皮质（primary somatic motor cortex，M1）的中央前回（precentral gyrus，PreCeG）后，在右侧延髓锥体交叉（pyramidal decussation，pyd）内可见黑色的皮质脊髓束（corticospinal tract，cst）内的溃变神经纤维（degenerated nerve fiber，dnf）向左侧背上方交叉后先形成皮质脊髓侧束（lateral corticospinal tract，lcst），再下行至脊髓的各个节段。XN：迷走神经背侧运动核；XⅡ：舌下神经核；cc：中央管；cuf：楔束；CuN：楔束核；grf：薄束；GrN：薄束核；LRtN：外侧网状核；NTS：孤束核；pyt：锥体束；RetFm：网状结构；Sp5C：三叉神经脊束核尾侧亚核；sptt：三叉脊束。猫，脑干，马琪染色法

65

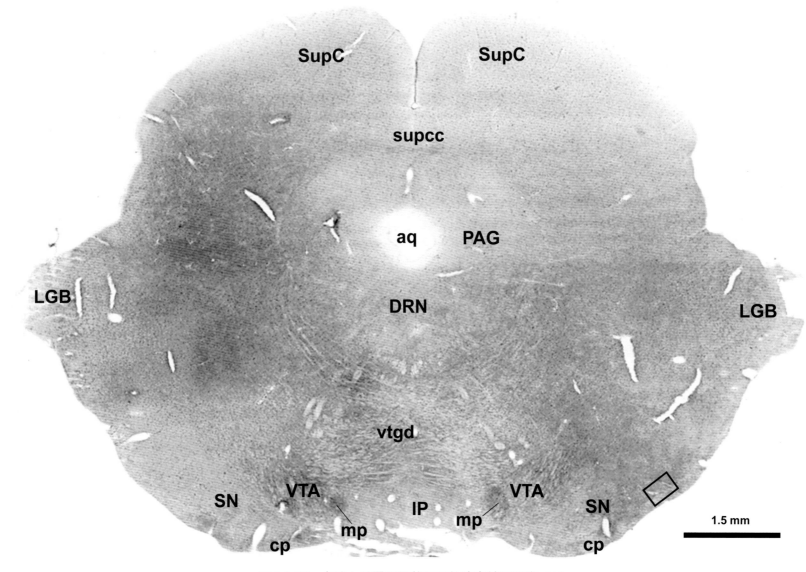

图 2-2-25　中脑上丘平面冠状切面的溃变神经纤维（1）

电损毁大脑初级躯体运动皮质后，在中脑上丘（superior colliculus，SupC）平面冠状切面的同侧大脑脚（cerebral peduncle，cp）内可见浅黑色或深棕色的皮质
脊髓束中的溃变神经纤维（dnf；如黑框处，框内部分的高倍像见图 2-2-26）。aq：导水管；DRN：中缝背核；IP：脚间核；LGB：外侧膝状体；mp：乳头体脚；PAG：
导水管周围灰质；SN：黑质；supcc：上丘连合；VTA：腹侧被盖区；vtgd：腹侧被盖交叉。猫，脑干，芬克 - 海默染色法

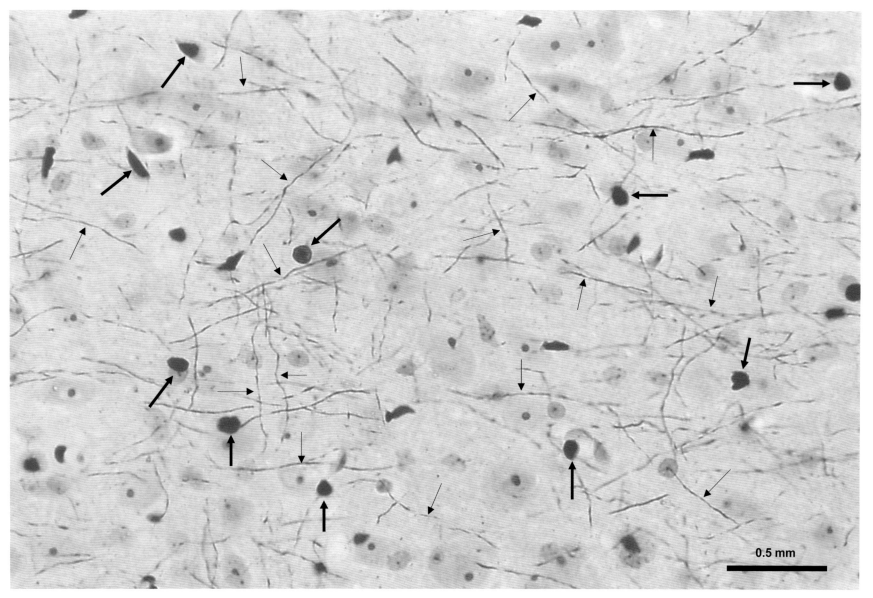

图 2-2-26　中脑上丘平面冠状切面的溃变神经纤维（2）

图 2-2-25 中黑框内部分的高倍像，显示电损毁大脑初级躯体运动皮质后，在中脑腹侧的大脑脚内可见皮质脊髓束中的浅黑色或深棕色溃变神经纤维（dnf；黑细直箭头）和形态各异的细胞核（黑粗直箭头）。猫，脑干，芬克 - 海默染色法

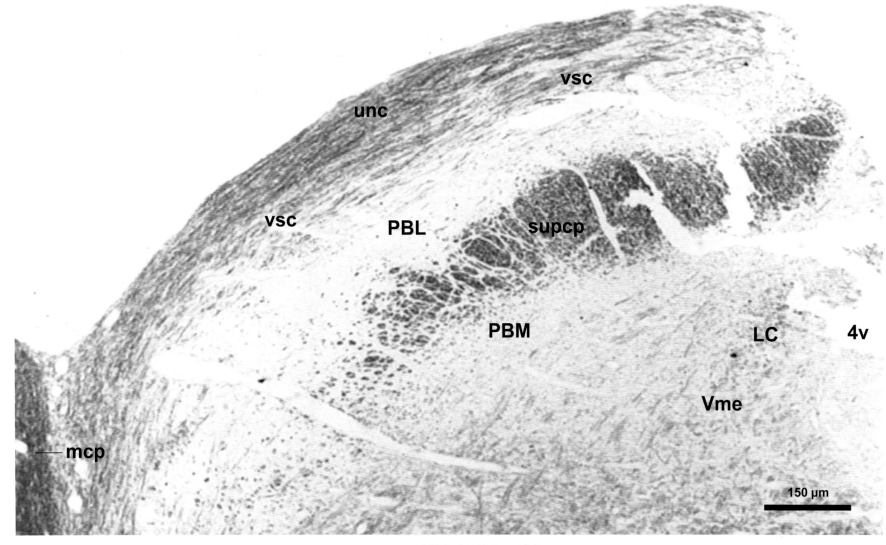

图 2-2-27　脑桥背外侧部的纤维束

在脑桥背外侧部可见纵行走向的钩束（uncinate fasciculus，unc）和脊髓小脑腹侧束（ventral spinocerebellar tract，vsc）、横行走向的小脑上脚（superior cerebellar peduncle，supcp），以及上行的小脑中脚（middle cerebellar peduncle，mcp），它们均被染成深蓝色。浅蓝色着色的区域为灰质（gray matter，GM）。4v：第四脑室；Vme：三叉神经中脑核；LC：蓝斑核；PBL：臂旁外侧核；PBM：臂旁内侧核。大鼠，脑干，固蓝（fast blue，FB）染色法

四、脊髓

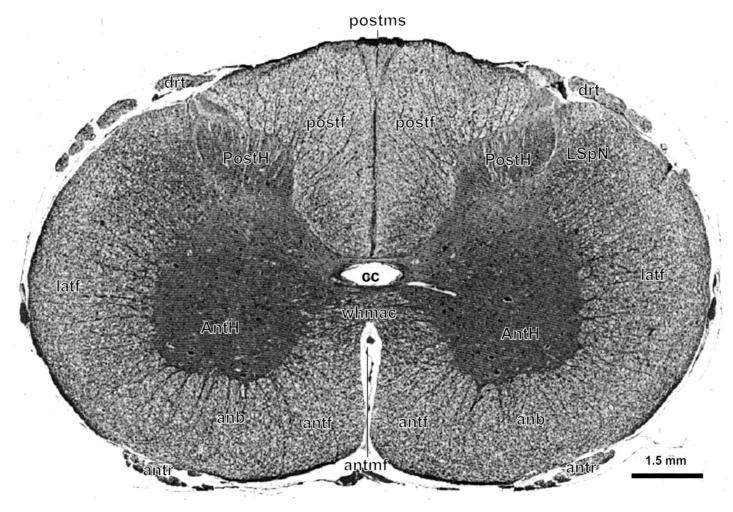

图 2-2-28 脊髓的冠状切面（1）

可见中间染成深粉红色的蝴蝶形（"H"形）灰质及围绕在其周围的浅粉红色白质。从前角（anterior horn，AntH）的运动神经元发出的前纤维束（anterior bundle，anb）走出脊髓后形成前根（anterior root，antr）；从脊神经中分出的感觉纤维形成后根（dorsal root，drt）进入后角（posterior horn，PostH）。antf：前索；antmf：前正中裂；cc：中央管；latf：外侧索；LSpN：外侧脊核；postf：后索；postms：后正中沟；whmac：白质前连合。

犬，脊髓，苏木精-伊红染色法

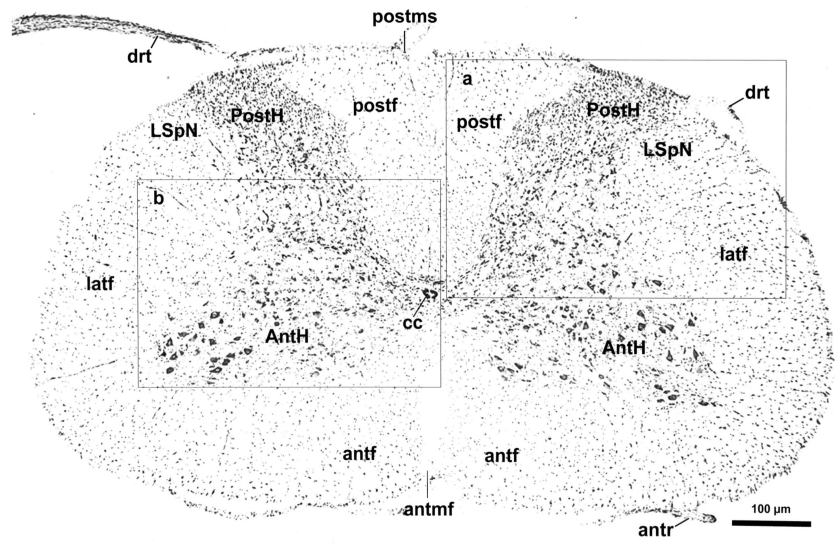

图 2-2-29　脊髓的冠状切面（2）

可见中间主要由神经元构成的灰质及围绕在其周围的神经纤维（nerve fiber，NF）构成的白质，黑框 a、b 内部分的高倍像见图 2-2-30 和图 2-2-31。antf：前索；AntH：前角；antmf：前正中裂；antr：前根；cc：中央管；drt：后根；latf：外侧索；LSpN：外侧脊核；postf：后索；PostH：后角；postms：后正中沟。大鼠，脊髓，尼氏（克紫为染料）染色法

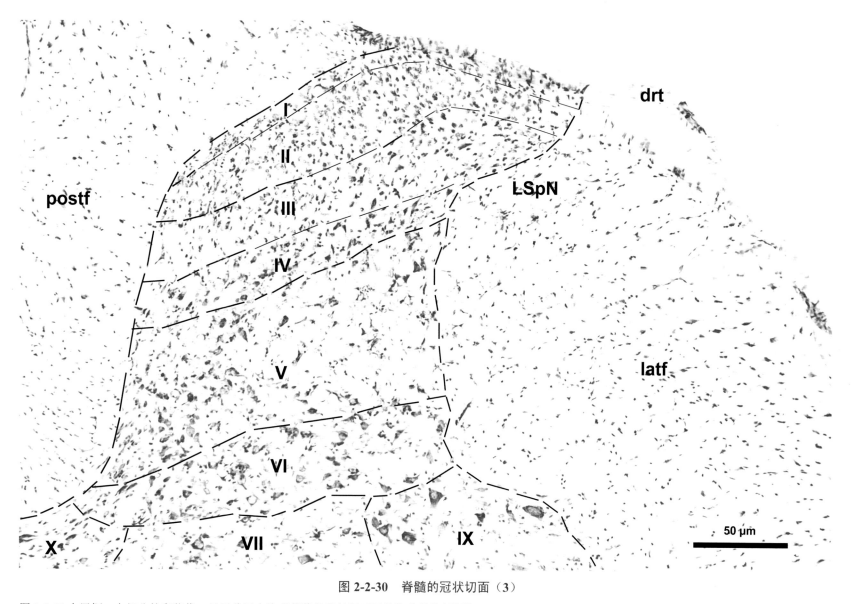

图 2-2-30 脊髓的冠状切面（3）

图 2-2-29 中黑框 a 内部分的高倍像，显示此区内染成蓝紫色的神经元及其构成的外侧脊核（lateral spinal nucleus，LSpN）、脊髓后角和中间带（intermedial zone，IMZ）内的神经核团（nuclei）。黑色虚线示脊髓灰质的境界及其分层，Ⅰ～Ⅶ：Ⅰ～Ⅶ层；Ⅸ：Ⅸ层；Ⅹ：Ⅹ层。drt：后根；latf：外侧索；postf：后索。大鼠，脊髓，尼氏（克紫为染料）染色法

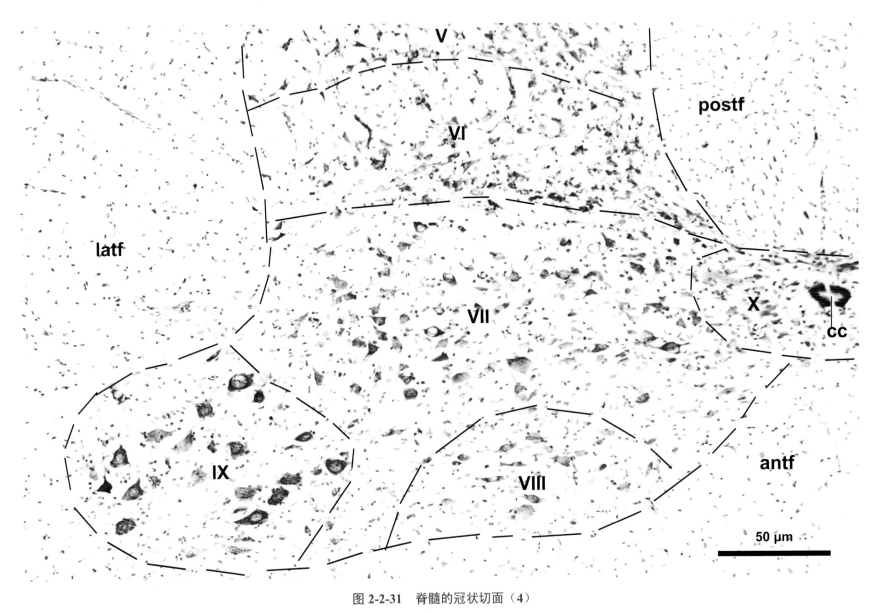

图 2-2-31 脊髓的冠状切面（4）

图 2-2-29 中黑框 b 内部分的高倍像，显示此区内染成蓝紫色的神经元及其构成的脊髓前角和中间带中的神经核团。黑色虚线示脊髓灰质的境界及其分层，Ⅴ～Ⅹ：Ⅴ～Ⅹ层。antf: 前索；cc: 中央管；latf: 外侧索；postf: 后索。大鼠，脊髓，尼氏（克紫为染料）染色法

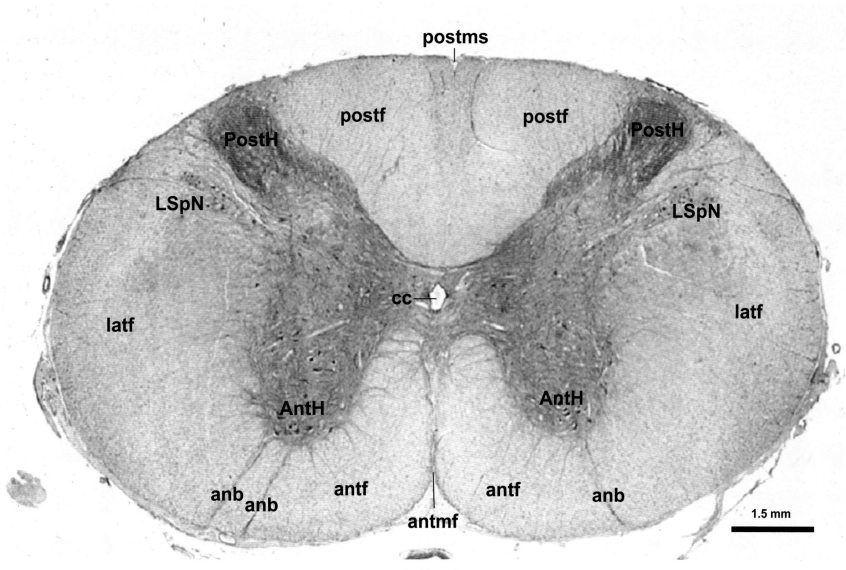

图 2-2-32　脊髓的冠状切面（5）

可见中间主要由神经元构成的深紫色灰质及围绕在其周围的神经纤维构成的浅紫色白质。anb：前纤维束；antf：前索；AntH：前角；antmf：前正中裂；cc：中央管；latf：外侧索；LSpN：外侧脊核；postf：后索；PostH：后角；postms：后正中沟。犬，脊髓，博迪恩镀银染色法

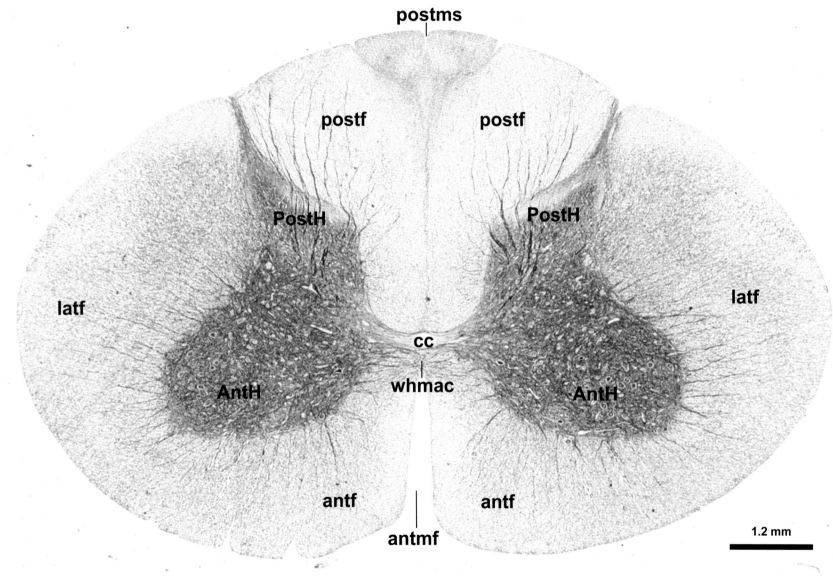

图 2-2-33　脊髓的冠状切面（6）

可见中间主要由神经元构成的深灰色灰质及围绕在其周围的神经纤维构成的浅灰色白质。antf: 前索；AntH: 前角；antmf: 前正中裂；cc: 中央管；latf: 外侧索；postf: 后
索；PostH: 后角；postms: 后正中沟；whmac: 白质前连合。猫，脊髓，格雷斯染色法

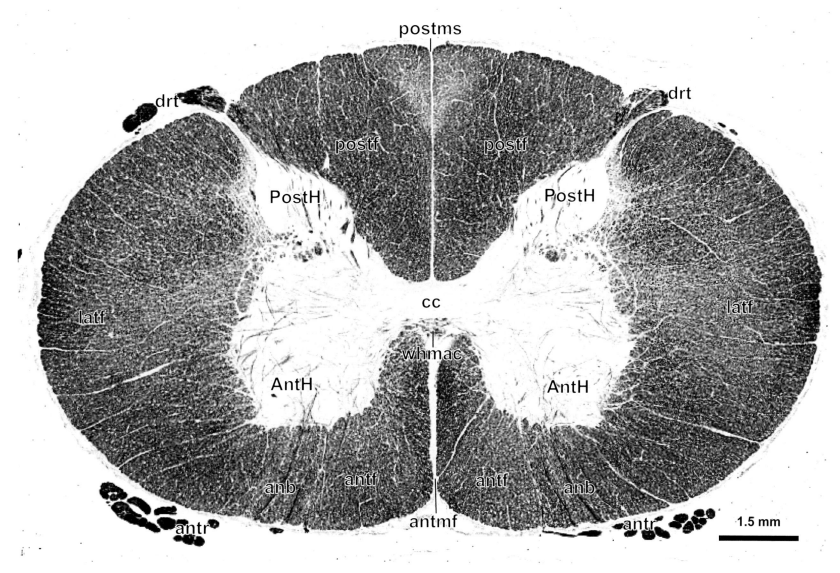

图 2-2-34　脊髓的冠状切面（7）

可见中间主要由神经元构成的浅白色灰质及围绕在其周围的神经纤维构成的深蓝色白质。从前角（AntH）运动神经元发出的前纤维束（anb）走出脊髓后形成前根（antr）；从脊神经中分出的感觉纤维形成后根（drt）进入后角（PostH）。antf：前索；antmf：前正中裂；cc：中央管；latf：外侧索；postf：后索；postms：后正中沟；whmac：白质前连合。犬，脊髓，维格特染色法

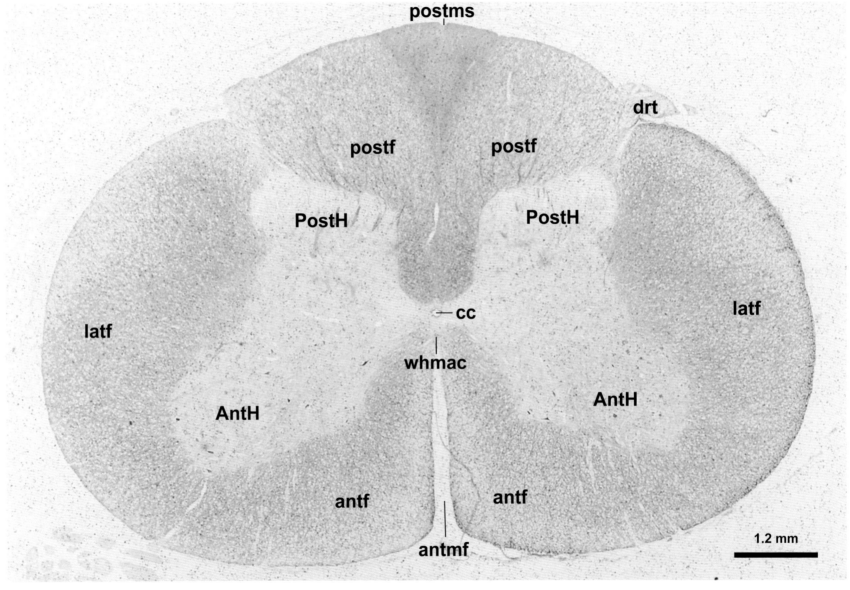

图 2-2-35 脊髓的冠状切面（8）

可见中间主要由神经元构成的浅绿色灰质及围绕在其周围的神经纤维构成的深绿色白质。antf：前索；AntH：前角；antmf：前正中裂；cc：中央管；drt：后根；latf：外侧索；postf：后索；PostH：后角；postms：后正中沟；whmac：白质前连合。兔，脊髓，固蓝染色法

五、脑干、小脑和大脑

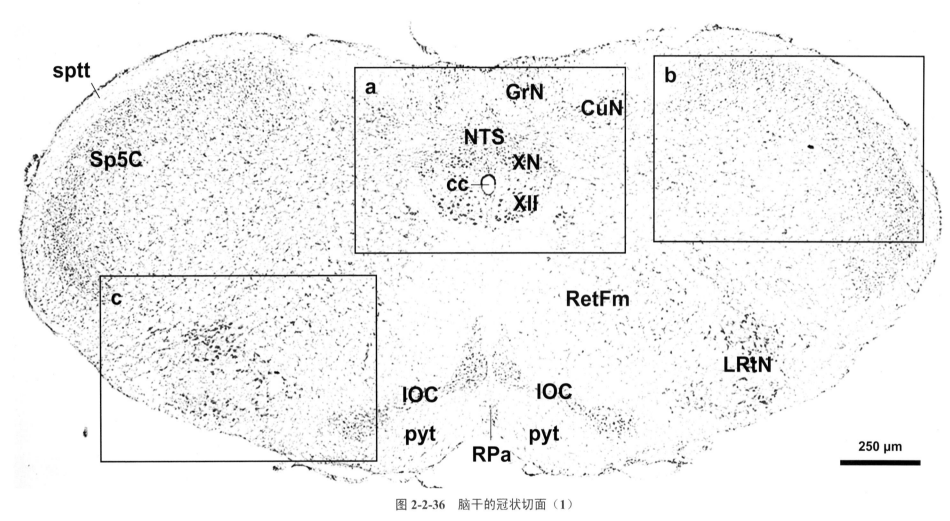

图 2-2-36 脑干的冠状切面（1）

位于下橄榄复合体（inferior olive complex，IOC）平面的延髓横切面图，显示染成蓝紫色的神经元及其构成的神经核团，黑框 a～c 内部分的高倍像见图 2-2-37～图 2-2-39。XN：迷走神经背侧运动核；XII：舌下神经核；cc：中央管；CuN：楔束核；GrN：薄束核；LRtN：外侧网状核；NTS：孤束核；pyt：锥体束；RetFm：网状结构；RPa：中缝苍白核；Sp5C：三叉神经脊束核尾侧亚核；sptt：三叉脊束。大鼠，脑干，尼氏（克紫为染料）染色法

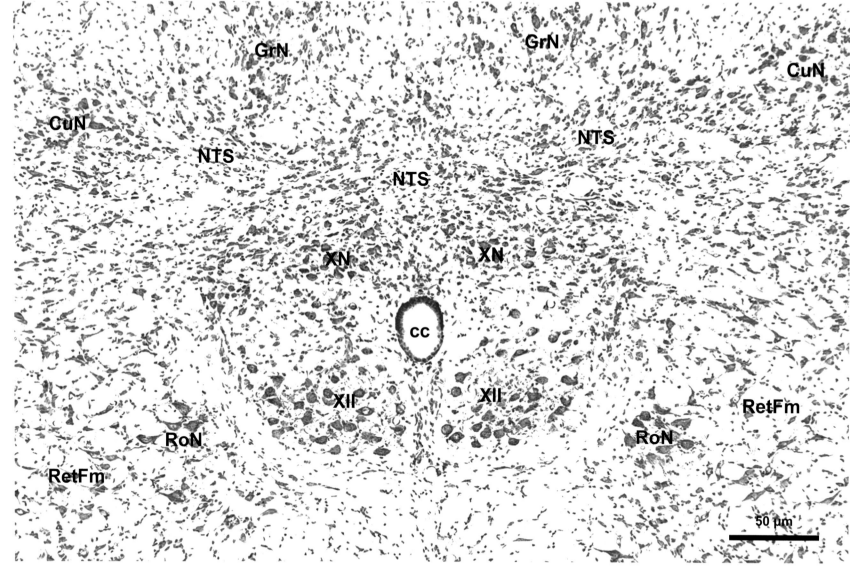

图 2-2-37　脑干的冠状切面（2）

图 2-2-36 中黑框 a 内部分的高倍像，显示此区内染成蓝紫色的神经元及其构成的神经核团。XN：迷走神经背侧运动核；XII：舌下神经核；cc：中央管；CuN：楔束核；GrN：薄束核；NTS：孤束核；RetFm：网状结构；RoN：罗蓝（Roller）核。大鼠，脑干，尼氏（克紫为染料）染色法

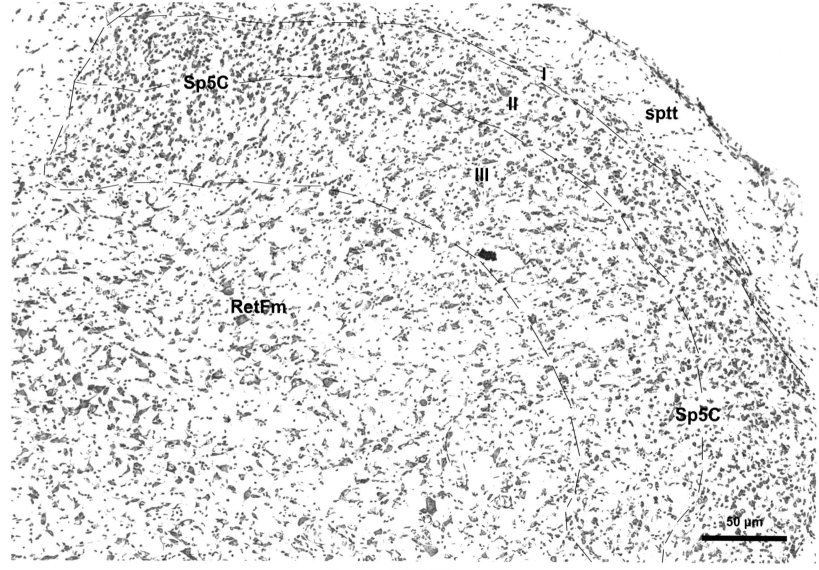

图 2-2-38　脑干的冠状切面（3）

图 2-2-36 中黑框 b 内部分的高倍像，显示此区内染成蓝紫色的神经元及其构成的三叉神经脊束核尾侧亚核（spinal trigeminal nucleus, caudal subnucleus，Sp5C）和延髓网状结构（reticular formation，RetFm）。黑色虚线示三叉神经脊束核尾侧亚核的境界及其分层，Ⅰ：Ⅰ层；Ⅱ：Ⅱ层；Ⅲ：Ⅲ层。sptt：三叉脊束。大鼠，脑干，尼氏（克紫为染料）染色法

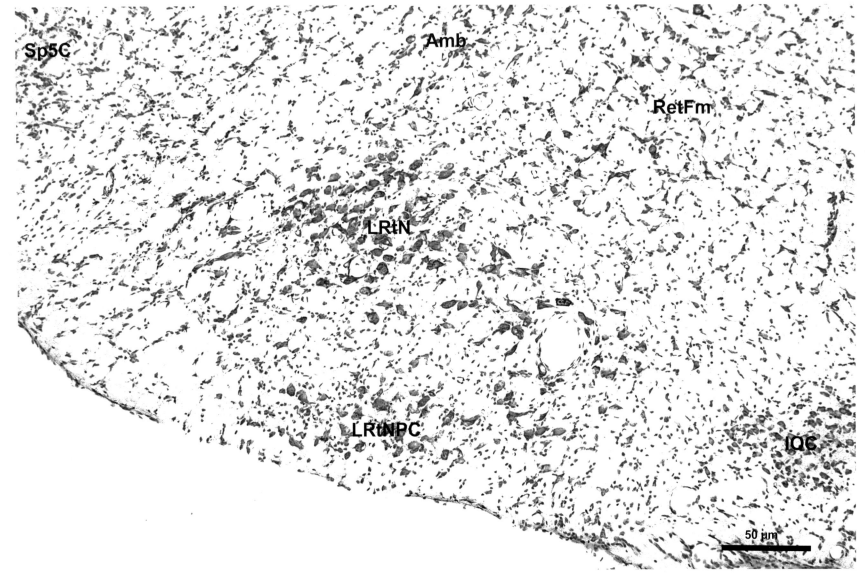

图 2-2-39　脑干的冠状切面（4）

图 2-2-36 中黑框 c 内部分的高倍像，显示此区内染成蓝紫色的神经元及其构成的外侧网状核（lateral reticular nucleus，LRtN）、外侧网状核小细胞部（lateral reticular nucleus, parvocellular portion，LRtNPC）、下橄榄复合体（IOC）、三叉神经脊束核尾侧亚核（Sp5C）、疑核（ambiguous nucleus，Amb）等神经核团，以及延髓网状结构（RetFm）。大鼠，脑干，尼氏（克紫为染料）染色法

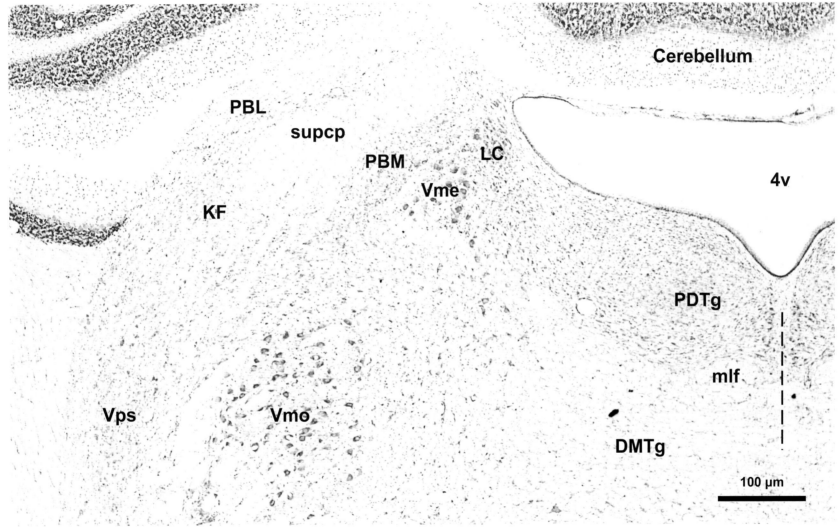

图 2-2-40　脑干的冠状切面（5）

在脑桥背外侧部可见染成蓝色并位于小脑上脚（supcp）内侧和第四脑室（the fourth ventricle，4v）室底外侧的灰质核团，这些核团主要包括小而松散神经元占据小脑上脚外侧、内侧和腹侧的臂旁外侧核（lateral parabrachial nucleus，PBL）、臂旁内侧核（medial parabrachial nucleus，PBM）、KF核（Kölliker-Fuse nucleus，KF）和小而密集的多形神经元构成的蓝斑核（locus coeruleus，LC）。与三叉神经有关的核团包括大型圆或椭圆形神经元组成的三叉神经中脑核（trigeminal mesencephalic nucleus，Vme）、多级神经元组成的三叉神经运动核（trigeminal motor nucleus，Vmo）和小且稀疏的神经元构成的三叉神经感觉主核（trigeminal principal sensory nucleus，Vps）。黑色虚线示脑干中线。Cerebellum：小脑；DMTg：背内侧被盖区；mlf：内侧纵束；PDTg：后背侧被盖核。大鼠，脑干，尼氏（克紫为染料）染色法

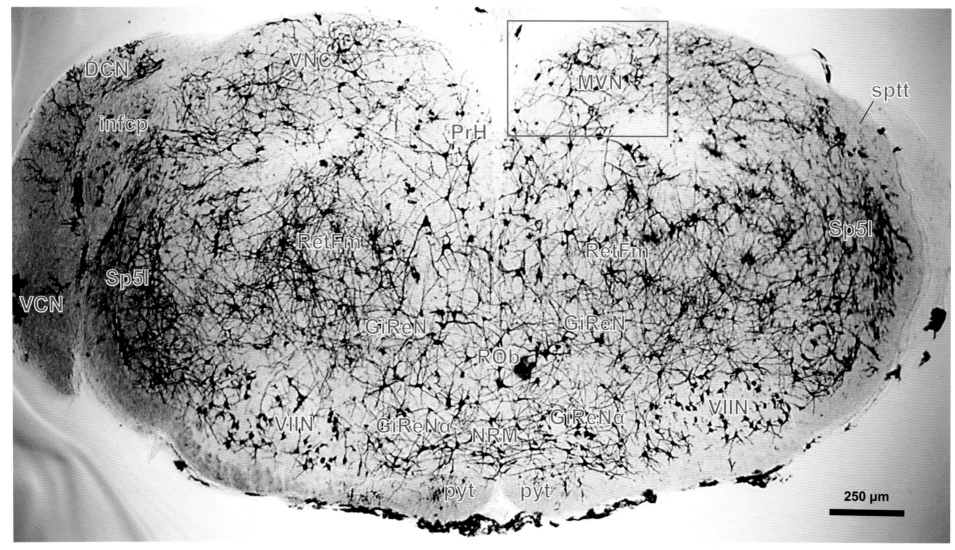

图 2-2-41　脑干的冠状切面（6）

位于面神经核（facial nucleus，ⅦN）平面的延髓横切面图，显示染成黑色的神经元及其突起的形态，红框内部分的高倍像见图 2-2-42。DCN：蜗背侧核；GiReN：巨细胞网状核；GiReNα：巨细胞网状核 α 部；infcp：小脑下脚；MVN：前庭内侧核；NRM：中缝大核；PrH：舌下前置核；pyt：锥体束；RetFm：网状结构；ROb：中缝隐核；Sp5I：三叉神经脊束核极间亚核；sptt：三叉脊束；VCN：蜗腹侧核；VNC：前庭核簇。大鼠，脑干，高尔基染色法

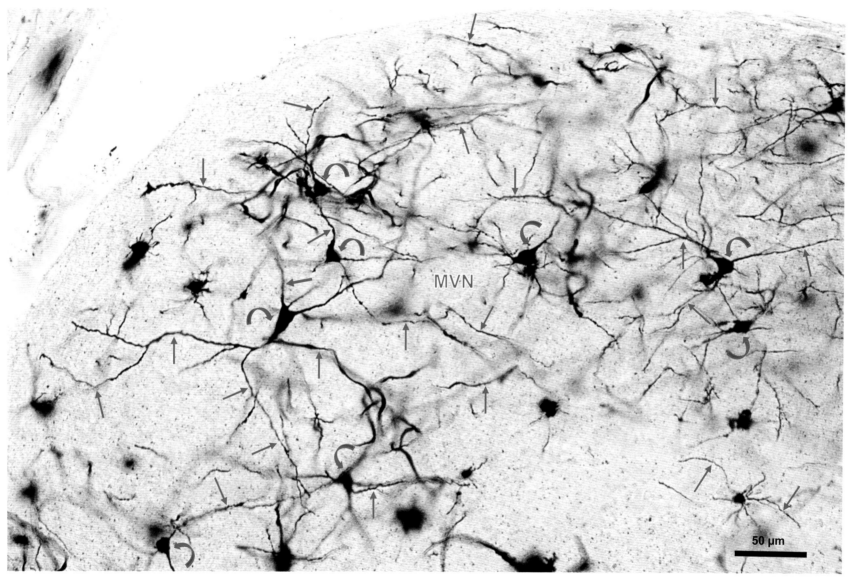

图 2-2-42　脑干的冠状切面（7）

图 2-2-41 中红框内部分的高倍像，显示前庭内侧核（medial vestibular nucleus，MVN）内神经元细胞体（红弯箭头）及其突起（红直箭头）的形态。大鼠，脑干，高尔基染色法

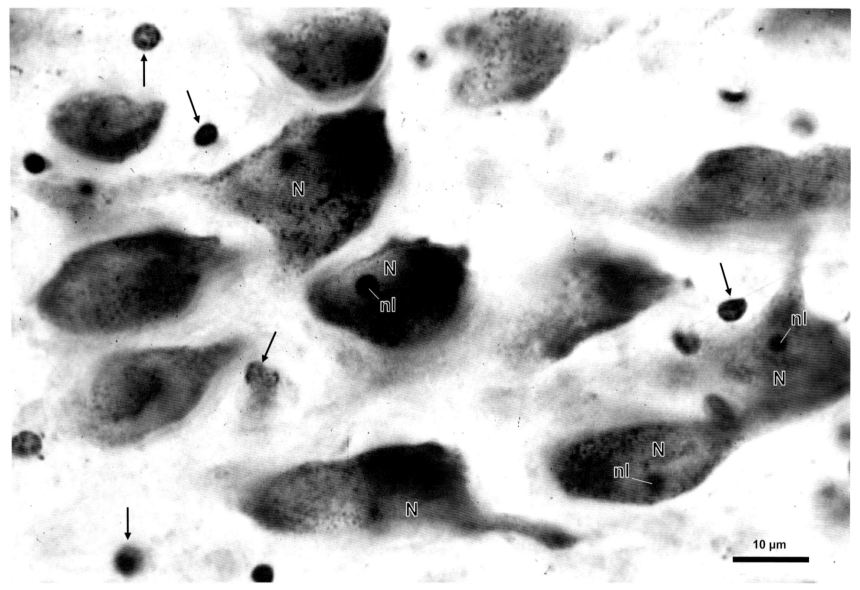

图 2-2-43　蓝斑核

蓝斑核（LC）内神经元的细胞核（N）较大，核仁（nl）明显，细胞质含暗紫色素颗粒，使细胞体看起来呈暗紫色，这些颗粒是去甲肾上腺素（norepinephrine，NE）能神经元的形态学特点。黑直箭头指示神经胶质细胞（NGC）的细胞核。人，脑干，尼氏（克紫为染料）染色法

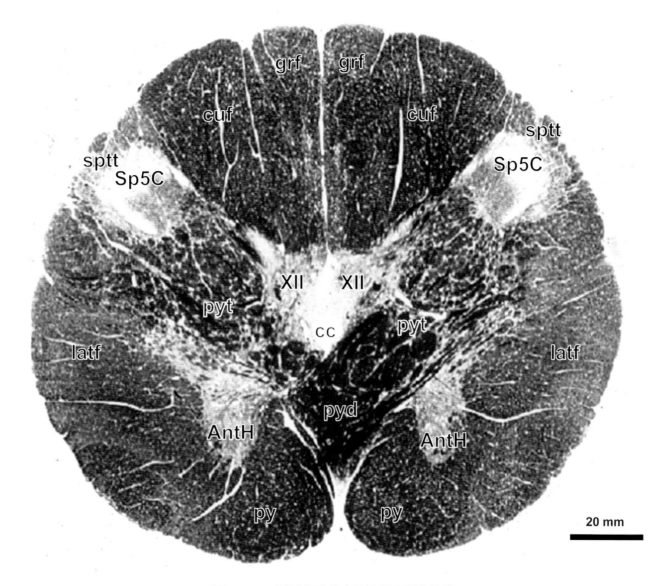

图 2-2-44　延髓经锥体交叉横断平面的结构

位于双侧延髓锥体（pyramid，py）内的蓝色皮质脊髓束纤维向对侧交叉，先构成锥体交叉（pyd），再行向背上方后形成皮质脊髓侧束下行，终止于脊髓各个节段前角（AntH）的运动神经元。XII：舌下神经核；cc：中央管；cuf：楔束；grf：薄束；latf：外侧索；pyt：锥体束；sptt：三叉脊束；Sp5C：三叉神经脊束核尾侧亚核。人，脑干，维格特染色法

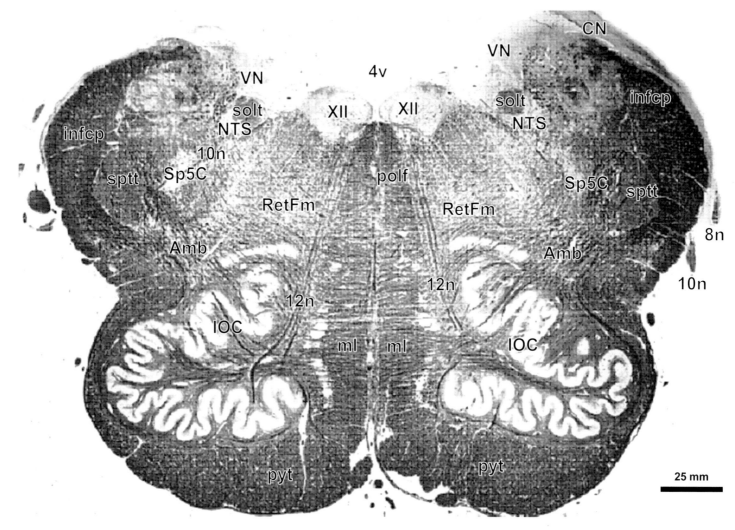

图 2-2-45　延髓经下橄榄核中部横断平面的结构

此平面的特点是背侧有中央管（central canal，cc）敞开形成的第四脑室（4v），腹侧有袋状的下橄榄复合体（IOC）。在该平面，各类神经核团从内到外按照一般躯体运动［舌下神经核（hypoglossal nucleus，XII）］、一般和特殊内脏感觉［孤束核（nucleus tractus solitarii，NTS）］、特殊内脏运动核团［疑核（Amb）］、特殊躯体感觉［前庭核（vestibular nucleus，VN）和蜗神经核（cochlear nucleus，CN）］及一般躯体感觉［三叉神经脊束核尾侧亚核（Sp5C）］的顺序排列。8n：前庭蜗神经根；10n：迷走神经根；12n：舌下神经根；infcp：小脑下脚；ml：内侧丘系；polf：后纵束；pyt：锥体束；RetFm：网状结构；solt：孤束；sptt：三叉脊束。人，脑干，维格特染色法

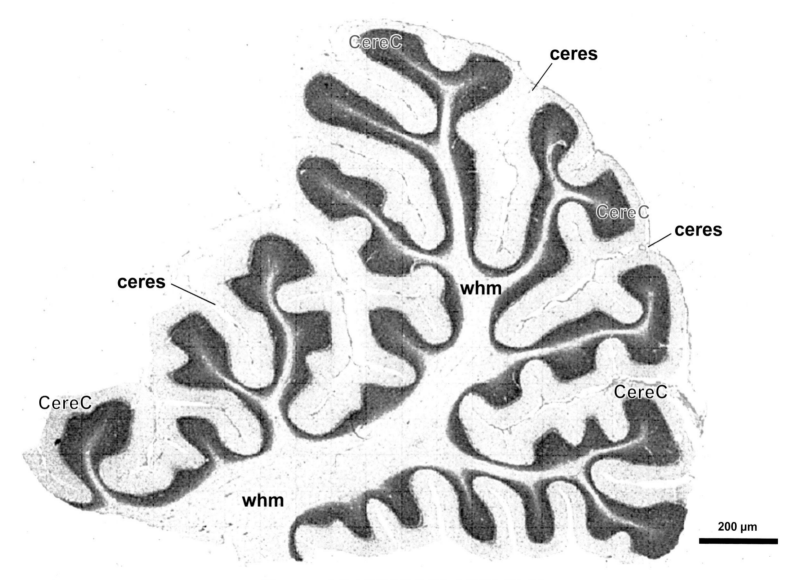

图 2-2-46 小脑皮质的细胞构筑和白质的矢状切面

小脑皮质（CereC）位于表层，借助小脑沟（cerebellar sulcus，ceres）分成小脑小叶；髓质［medulla；也称白质（white matter，whm）］位于深层。皮质内可见深染且小型密集的颗粒细胞和位于颗粒细胞表层的大型浦肯野细胞；小脑皮质分子层浅染，主要由神经突起组成，仅有少量神经元和神经胶质细胞。髓质由神经纤维构成，染色很浅。人，小脑，尼氏（硫堇为染料）染色法

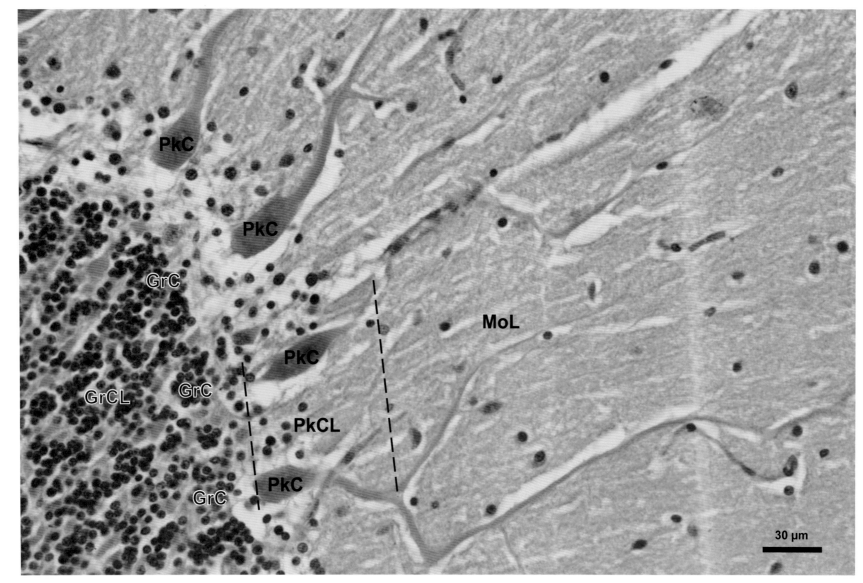

图 2-2-47　小脑皮质的细胞构筑和分层（1）

左侧的颗粒细胞层（GrCL）内可见大量具有蓝色圆形细胞核和细胞质很少的颗粒细胞（GrC）；中间的浦肯野细胞层（PkCL）可见 4 个大型浦肯野细胞（PkC），它们的树突及其分支伸入小脑皮质分子层（MoL）；小脑皮质分子层主要由神经突起构成，细胞较少。黑色虚线：小脑皮质的分层界线。猫，小脑，苏木精 - 伊红染色法

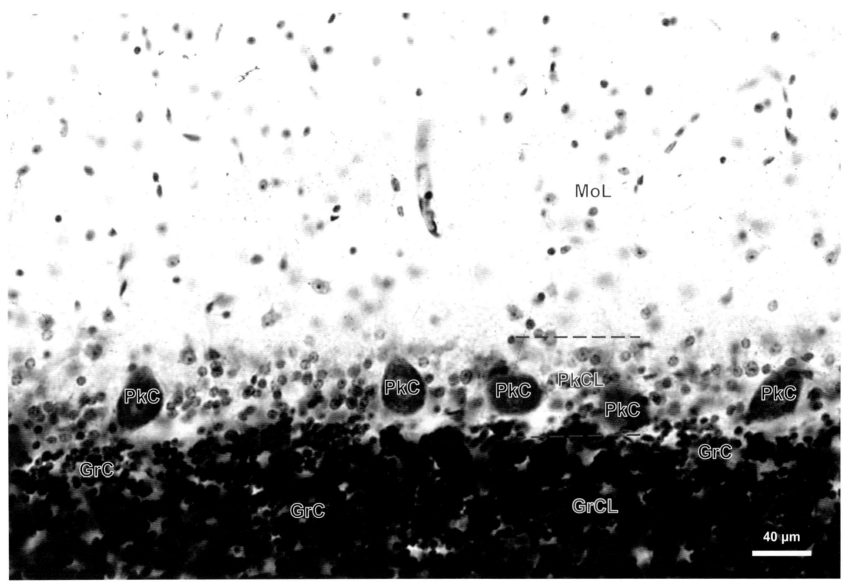

图 2-2-48 小脑皮质的细胞构筑和分层（2）

下方的颗粒细胞层（GrCL）内可见大量具有蓝色圆形细胞核和细胞质很少的颗粒细胞（GrC）；中间的浦肯野细胞层（PkCL）可见 5 个大型浦肯野细胞（PkC），它们的树突（Den）及其分支伸入小脑皮质分子层（MoL）；小脑皮质分子层主要由神经突起构成，细胞较少。红色虚线：小脑皮质的分层界线。人，小脑，苏木精 - 伊红染色法

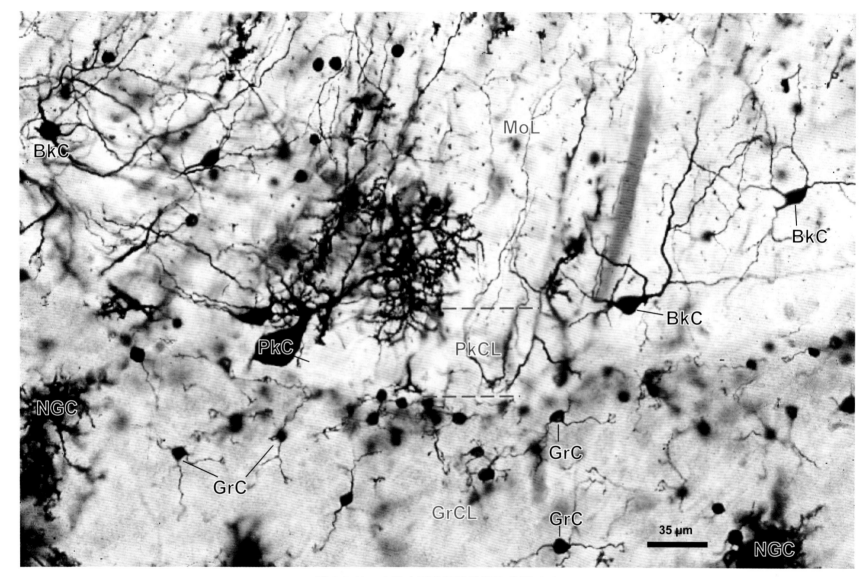

图 2-2-49　小脑皮质的细胞构筑和分层（3）

下方的颗粒细胞层（GrCL）内可见大量具有突起略显弯曲的蓝色圆形颗粒细胞（GrC）；中间的浦肯野细胞层（PkCL）可见一个大型浦肯野细胞（PkC），它们的树突及其分支伸入小脑皮质分子层（MoL）。该浦肯野细胞层与小脑皮质分子层的交界处，可见一些中型篮状细胞（BkC）；小脑皮质分子层主要由神经突起构成，细胞较少。

NGC：神经胶质细胞。红色虚线：小脑皮质的分层界线。犬，小脑，锇酸固定的高尔基染色法

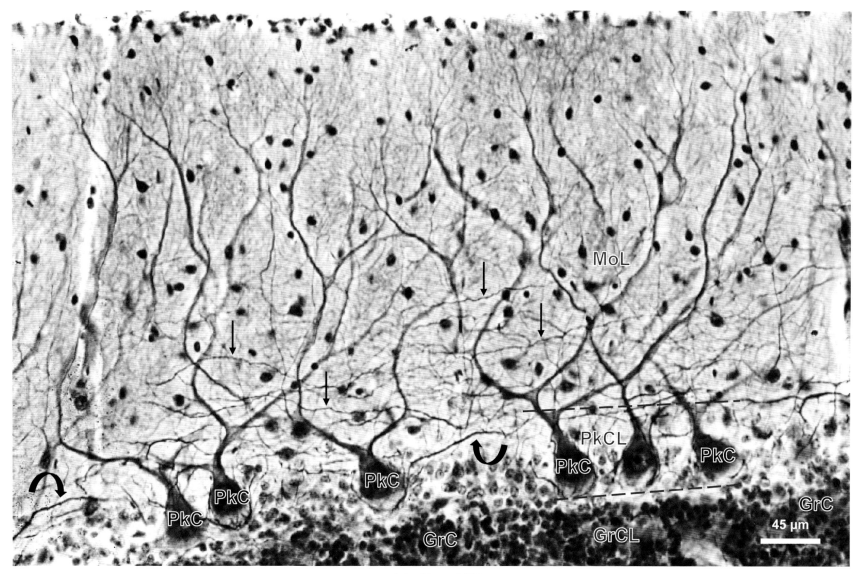

图 2-2-50 小脑皮质的细胞构筑和分层（4）

颗粒细胞层（GrCL）内可见大量具有紫红色圆形细胞核和细胞质很少的颗粒细胞（GrC）；中间的浦肯野细胞层（PkCL）可见 6 个大型浦肯野细胞（PkC），它的树突及其分支伸入小脑皮质分子层（MoL）；小脑皮质分子层主要由平行纤维（黑直箭头）等神经突起构成，细胞较少。来自篮状细胞的轴突围绕在浦肯野细胞的细胞体和树突起始部形成篮状结构（BLS；黑弯箭头）。蓝色虚线：小脑皮质的分层界线。犬，小脑，博迪恩银染色法

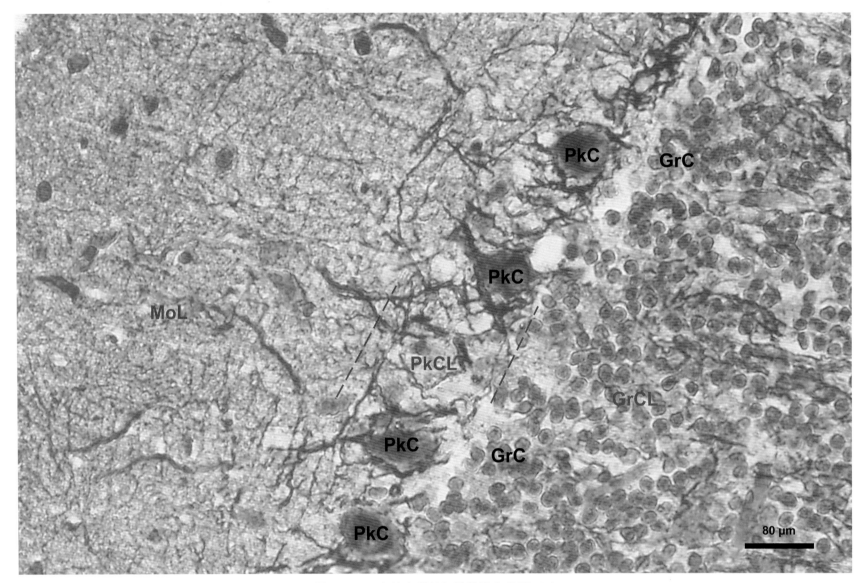

图 2-2-51　小脑皮质的细胞构筑和分层（5）

显示分别位于小脑皮质的颗粒细胞层（GrCL）的颗粒细胞（GrC）和浦肯野细胞层（PkCL）内的浦肯野细胞（PkC），两种神经元的突起均伸入小脑皮质分子层（MoL）；
小脑皮质分子层主要由各种神经突起构成，细胞的数量较少。红色虚线：小脑皮质的分层界线。猫，小脑，卡哈染色法

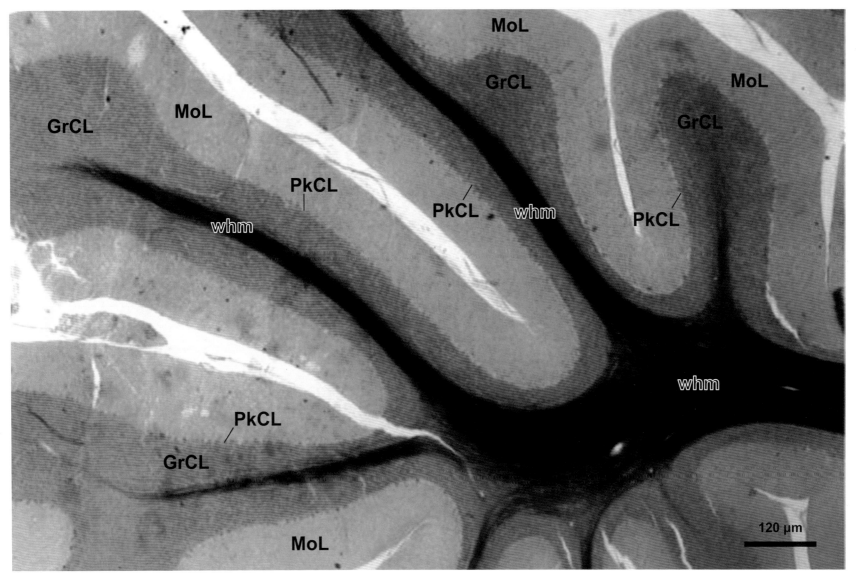

图 2-2-52　小脑皮质的细胞构筑、分层和白质（1）

小脑皮质由浅入深分为小脑皮质分子层（MoL）、浦肯野细胞层（PkCL）和颗粒细胞层（GrCL），深部为黑色的白质（whm）。颗粒细胞层主要由小型密集的颗粒细胞组成；浦肯野细胞层由大型呈一条线状松散排列的浦肯野细胞构成；小脑皮质分子层主要由神经突起组成，少见细胞样结构。大鼠。小脑，维格特染色法，中性红复染

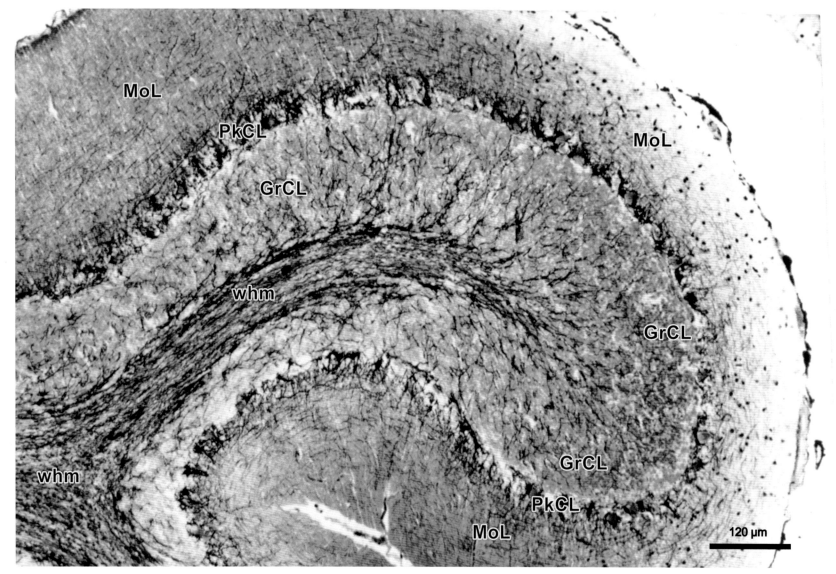

图 2-2-53 小脑皮质的细胞构筑、分层和白质（2）

小脑皮质由浅入深分为小脑皮质分子层（MoL）、浦肯野细胞层（PkCL）和颗粒细胞层（GrCL），深部为黑色的白质（whm）。颗粒细胞层主要由小型密集的颗粒细胞组成；浦肯野细胞层由大型呈一条线状松散排列的浦肯野细胞构成；小脑皮质分子层主要由神经突起组成，少见细胞样结构。猫，小脑，卡哈染色法

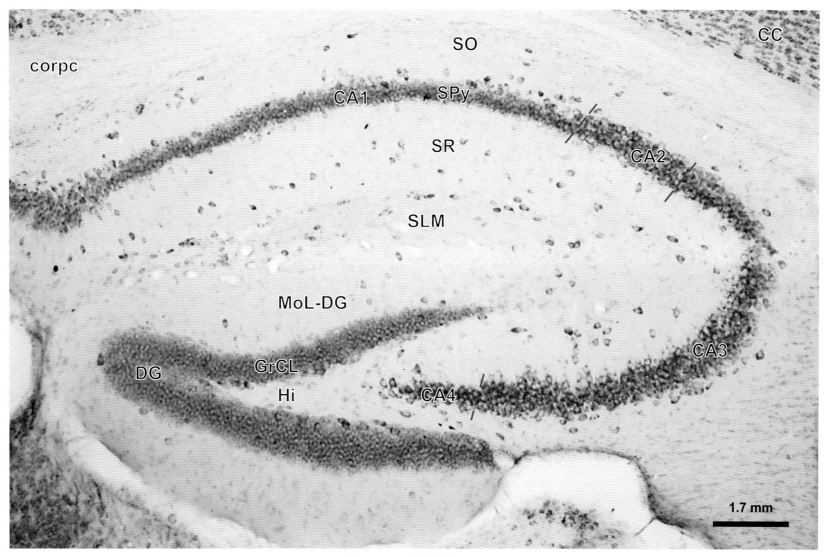

图 2-2-54　海马结构（1）

海马结构（hippocampal formation，HipFm）主要包括海马（Hip）和齿状回（dentate gyrus，DG）两个部分。齿状回分为齿状回分子层（molecular layer of dentate gyrus，MoL-DG）、颗粒细胞层（GrCL）和门区（Hi）。海马尚可分为 CA1 区（CA1）、CA2 区（CA2）、CA3 区（CA3）和 CA4 区（CA4）。各区均可分为始层（stratum oriens，SO）、锥体细胞层（stratum pyramidalis，SPy）、辐射层（stratum radiatum，SR）和腔隙分子层（stratum lacunosum-molecthe，SLM）。

红色虚线：海马 CA1 ～ CA4 区之间的分界线。corpc：胼胝体；CC：大脑皮质。大鼠，大脑，尼氏（克紫为染料）染色法

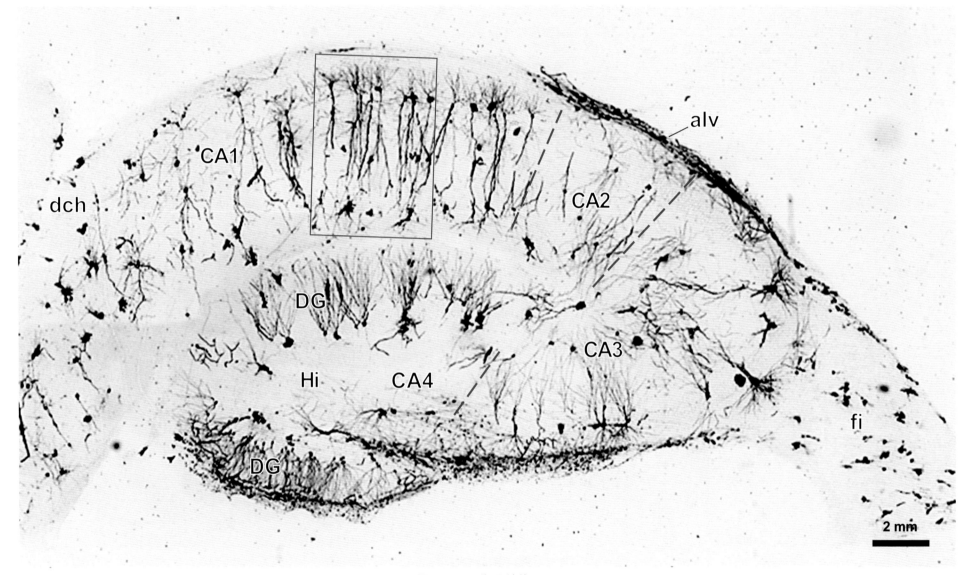

图 2-2-55 海马结构（2）

海马可划分为 CA1 区（CA1）、CA2 区（CA2）、CA3 区（CA3）和 CA4 区（CA4）。海马和齿状回（DG）内均可见染成黑色的神经元。红框内部的高倍像见图 2-2-56。红色虚线：海马 CA1 ～ CA4 区之间的分界线。alv：海马槽；dch：海马背侧连合；fi：海马伞；Hi：门区。大鼠，大脑，高尔基染色法

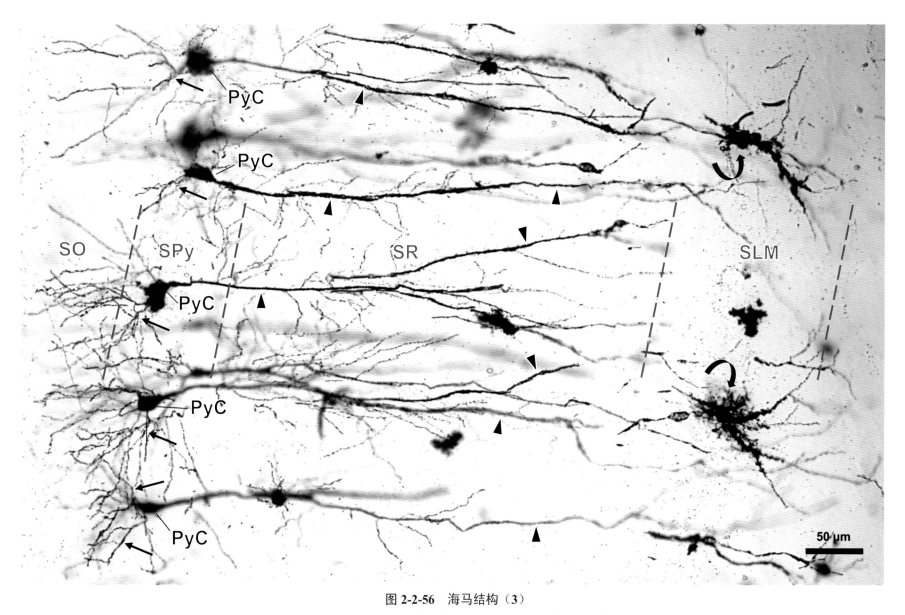

图 2-2-56　海马结构（3）

图 2-2-55 中海马 CA1 区红框内部分的高倍像，显示位于锥体细胞层（SPy）的锥体细胞（PyC）的基树突（直黑箭头）深入神经元稀疏的始层（SO），顶树突（黑三角）直行进入辐射层（SR）。在腔隙分子层（SLM）可见染出的神经胶质细胞（NGC；黑弯箭头）。红色虚线：海马 SPy、PyC、SO 和 SR 各层之间的分界线。大鼠，大脑，高尔基染色法

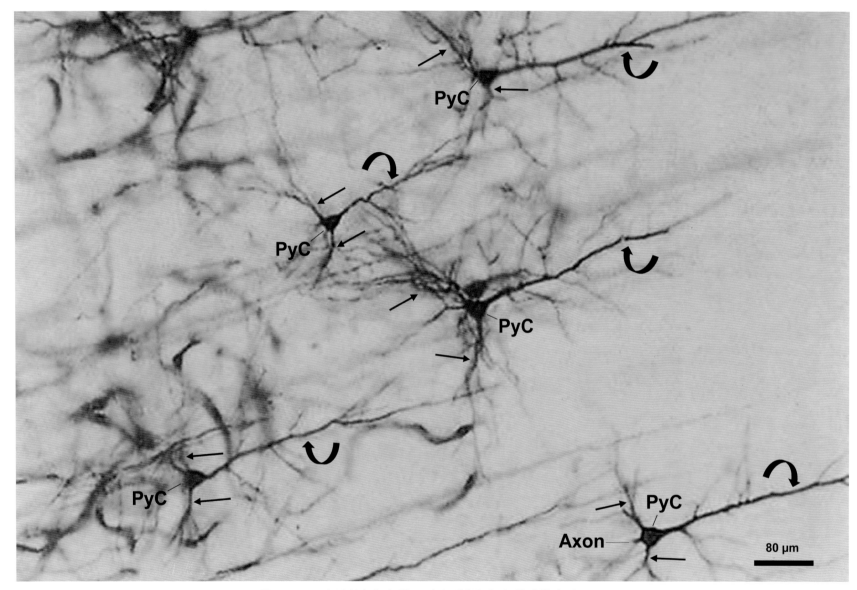

图 2-2-57　大脑的初级躯体运动皮质和初级躯体感觉皮质（1）

显示大脑初级躯体运动皮质，即中央前回的锥体细胞（PyC）（神经元）具有伸向大脑皮质分子层的顶树突（黑弯箭头）和从胞体两侧发出的基树突（黑直箭头），锥体神经元的轴突（Axon）常从细胞体的底端发出，走行方向与顶树突相反。猫，大脑，高尔基染色法

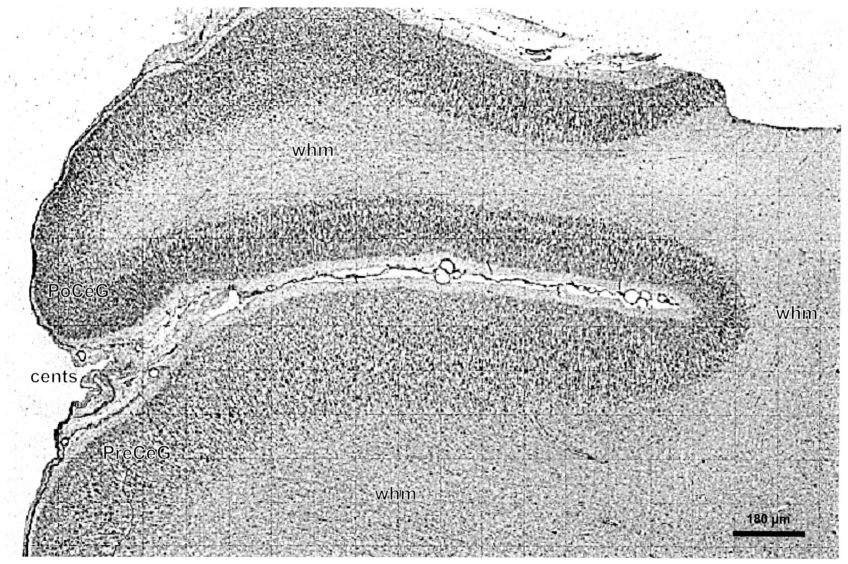

图 2-2-58 大脑的初级躯体运动皮质和初级躯体感觉皮质（2）

大脑中央沟（central sulcus，cents）从大脑的内侧面向外延伸。位于 cents 前岸的大脑皮质称为大脑初级躯体运动皮质（M1），即中央前回（PreCeG）；位于 cents 后岸者称为初级躯体感觉皮质（primary somatic sensory cortex，S1），即中央后回（postcentral gyrus，PoCeG）。M1 和 S1 均是可分为 6 层的典型的同型皮质（homotypical cortex）。大脑皮质的深层为由神经纤维构成的髓质（medulla），也称大脑白质（whm）。人，大脑，尼氏（克紫为染料）染色法

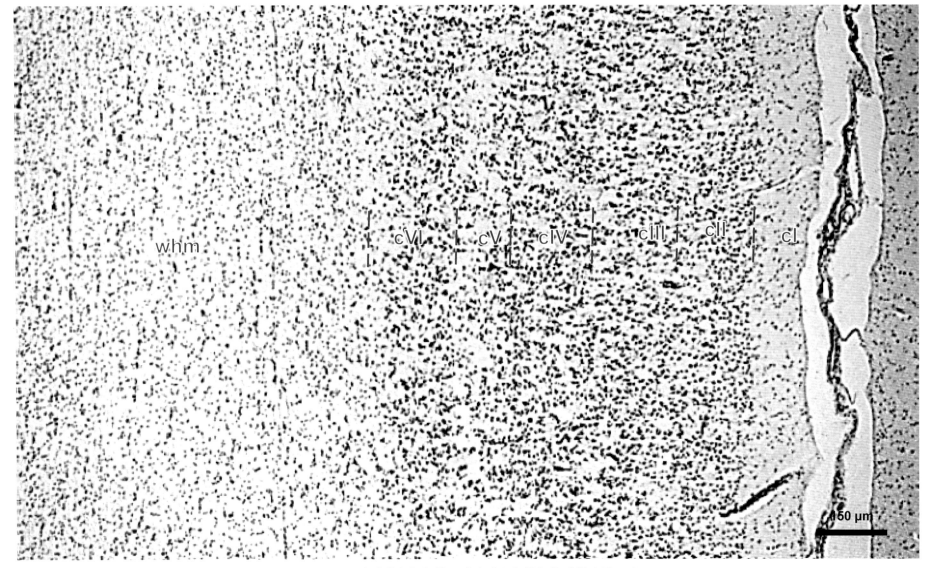

图 2-2-59　大脑的初级躯体运动皮质和初级躯体感觉皮质（3）

　　大脑的初级躯体感觉皮层，即中央后回位于中央沟的后岸，灰质层较薄，按照神经元细胞构筑的差异可以将其分为 6 层。cI：大脑皮质分子层；cII：外颗粒层；cIII：外锥体细胞层；cIV：内颗粒层；cV：内锥体细胞层；cVI：大脑皮质多形层。cVI 层的深部为大脑髓质［medulla，亦称白质（whm）］。红色虚线：大脑皮质的分层界线。人，大脑，尼氏（克紫为染料）染色法

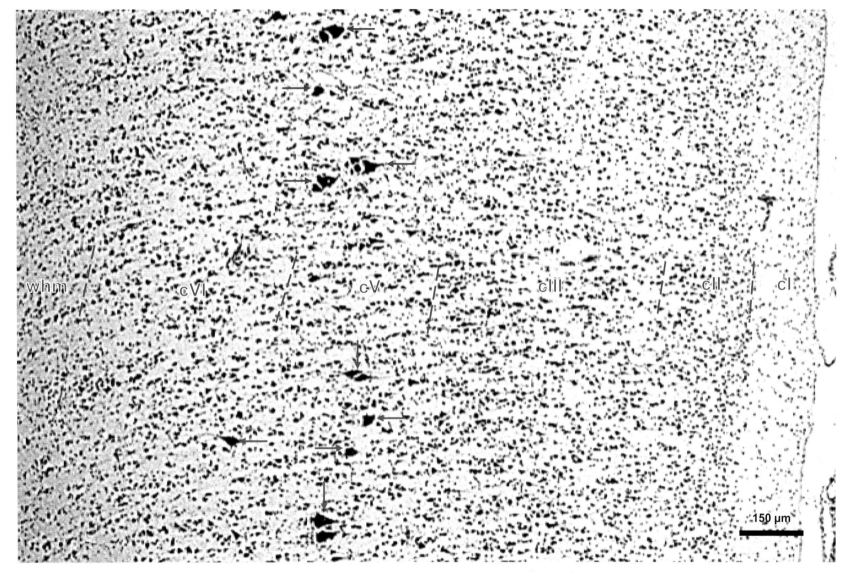

图 2-2-60 大脑的初级躯体运动皮质和初级躯体感觉皮质（4）

大脑初级躯体运动皮质，即中央前回位于中央沟的前岸，灰质层很厚，可以将其分为 5 层 [缺少由颗粒细胞形成的 cIV 层，也称无颗粒皮质（agranular cortex）]。cI：大脑皮质分子层；cII：外颗粒层；cIII：外锥体细胞层；cV：内锥体细胞层；cVI：大脑皮质多形层。cV 层内可见巨型锥体神经元，即 Betz 细胞（红直箭头）。cVI 层的深部为大脑白质（whm）。红色虚线：大脑皮质的分层界线。人，大脑，尼氏（克紫为染料）染色法

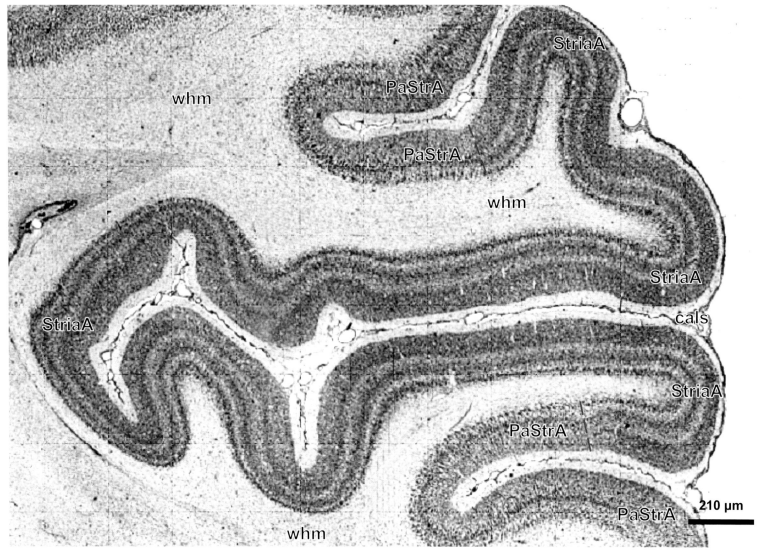

图 2-2-61　大脑的初级视皮质（1）

初级视皮质（primary visual cortex，PVC）位于大脑皮质枕叶（occipital lobe，OL）内侧距状沟（calcarine sulcus，cals）两岸的布罗德曼大脑皮质 17 区（area 17 of Brodemann's cerebral cortex，17）和 18 区（area 18 of Brodemann's cerebral cortex，18），按照神经元排列的差异可将此区域分别称为感觉型颗粒状皮质［sensory granular cortex；也称纹状皮质区（striated cortex area，StriaA）］和旁颗粒皮质［paragranular cortex；也称旁纹状皮质区（parastriated cortex area，PaStrA）］。大脑皮质的深面为大脑白质（whm）。红色虚线：纹状皮质区和旁纹状皮质区的分界线。人，大脑，尼氏（克紫为染料）染色法

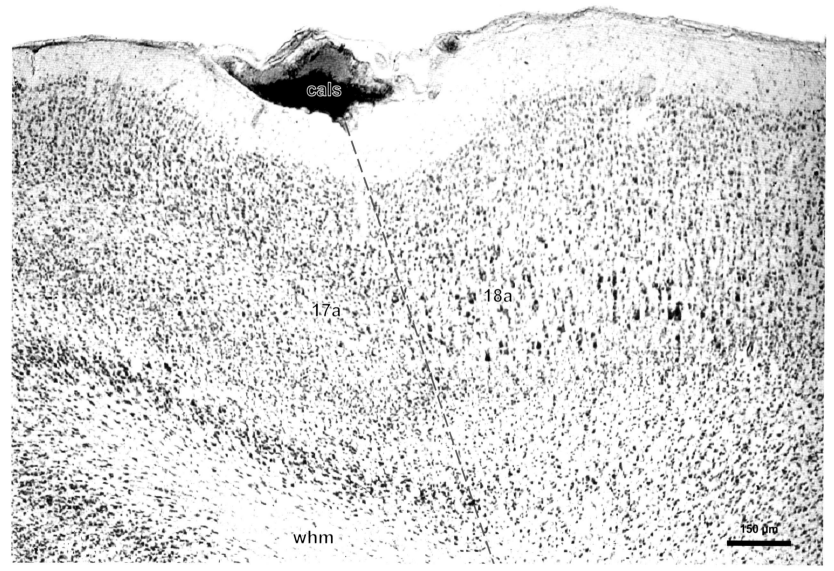

图 2-2-62 大脑的初级视皮质（2）

初级视皮质位于大脑枕叶内侧距状沟（cals）两岸的布罗德曼大脑皮质 17 区 a 亚区（area 17a subregion of Brodemann's cerebral cortex，17a）和 18 区 a 亚区（area 18a subregion of Brodemann's cerebral cortex，18a）。红色虚线示第 17 区（17）和第 18 区（18）移行部交界处的分界线，可见两个区域的细胞类型和细胞构筑有明显的区别。大脑皮质的深面为大脑白质（whm）。人，大脑，尼氏（克紫为染料）染色法

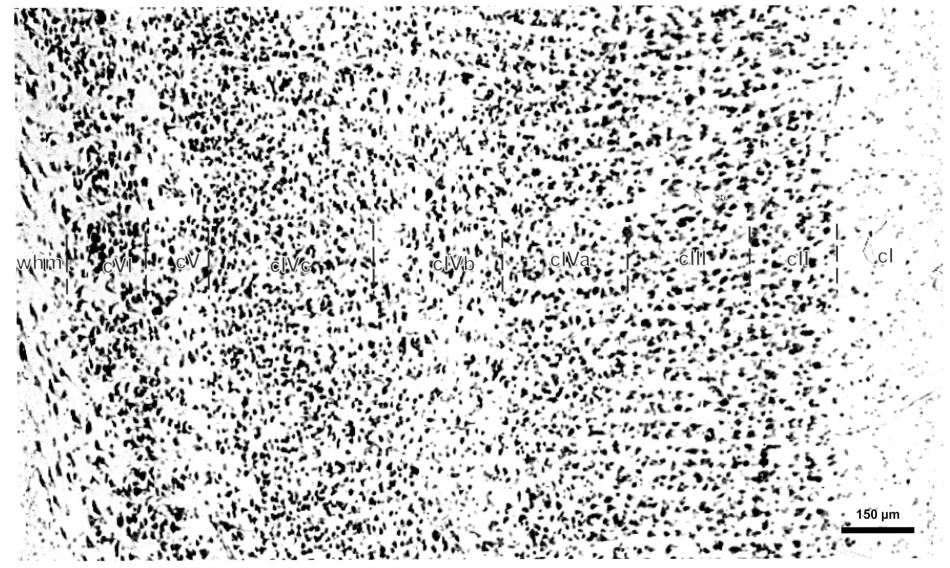

图 2-2-63　大脑的初级视皮质（3）

初级视皮质的第 17 区属于颗粒皮质（granular cortex），可分为 6 层，其中第 IV 层还可分为 3 个亚层，故该区域共可分为 8 层。c I：大脑皮质分子层；c II：外颗粒层；c III：外锥体细胞层；c IV a：内颗粒层 a 亚区；c IV b：内颗粒层 b 亚区；c IV c：内颗粒层 c 亚区；c V：内锥体细胞层；c VI：大脑皮质多形层。大脑皮质的深面为大脑白质（whm）。红色虚线：大脑皮质的分层界线。

人，大脑，尼氏（克紫为染料）染色法

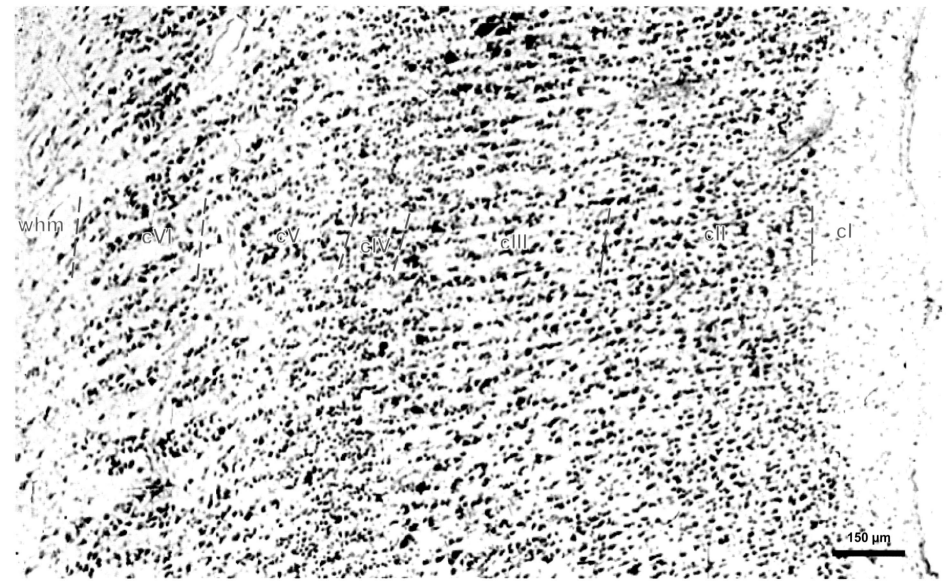

图 2-2-64 大脑的初级视皮质（4）

属于初级视皮质的第 18 区可分为 6 层。cⅠ：大脑皮质分子层；cⅡ：外颗粒层；cⅢ：外锥体细胞层；cⅣ：内颗粒层；cⅤ：内锥体细胞层；cⅥ：大脑皮质多形层。大脑皮质的深面为大脑白质（whm）。红色虚线：大脑皮质的分界线。人，大脑，尼氏（克紫为染料）染色法

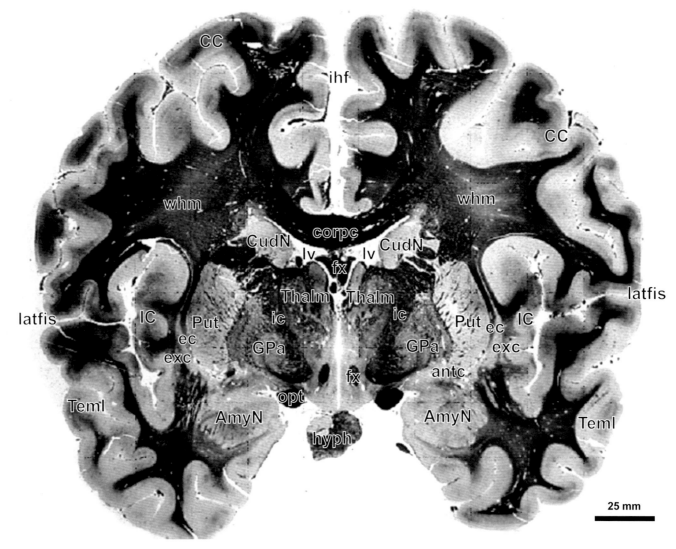

图 2-2-65　大脑通过下丘脑漏斗平面的冠状切面

大脑最大的断面，浅层是大脑皮质（CC），深部是白质［whm；或称髓质（medulla）］，髓质的底部包着基底神经核［basal nuclei；亦称基底节（basal ganglion）］。antc：前连合；AmyN：杏仁核；corpc：胼胝体；CudN：尾状核；ec：外囊；exc：最外囊；fx：穹隆；GPa：苍白球；hyph：垂体；ic：内囊；IC：岛叶皮质；ihf：大脑正中裂；latfis：大脑外侧裂；lv：侧脑室；opt：视束；Put：壳核；Teml：颞叶；Thalm：丘脑。人，脑，维格特染色法

第三章 神经纤维束路示踪技术

一个典型神经元（neuron）［或称神经细胞（nerve cell）］的形态特点是除了有一个含细胞核的胞体外，通常还有从胞体发出的数量不等、长短不一的突起，按照功能可将这些突起分为**树突**（**dendrite**）和**轴突**（**axon**）（图 3-1）。树突的数量和长度因神经元的种类而不同。每条树突又可反复分为几级分支，越分越细。一条树突及其分支所占据的具有一定形态的空间称为一个**树突野**（**dendritic field**）。树突的特征之一是其内含尼氏体、高尔基器、线粒体、游离核糖体等多种细胞器，树突远侧部的细胞器较近侧部的小且少。但无论树突的哪个部分都存在许多神经微管和神经微丝，它们是细胞骨架的重要构成成分。树突的另一个特征是很多树突上生有**树突棘**（**dendritic spine**），大量树突棘的存在可扩大

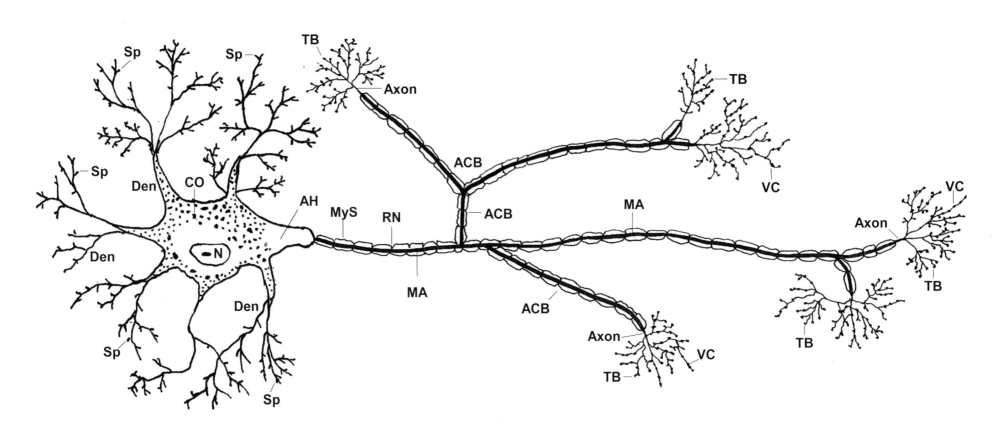

图 3-1　神经元形态结构示意图

ACB：轴突侧枝；AH：轴丘；Axon：轴突；CO：细胞器；Den：树突；MA：主轴突；MyS：髓鞘；N：细胞核；RN：郎飞结；Sp：树突棘；TB：终扣；VC：膨体

细胞表面的面积，以便形成更多的突触连接；此外，树突棘具有**可塑性**（**plasticity**），如在学习过程中可能产生新的树突棘，以适应局部突触环路的变化。轴突从胞体上稍显突出的**轴丘**（**axon hillock**）发出。大部分轴突的表面包以**髓鞘**（**myelin sheath**），有些细的轴突则无髓鞘。轴丘的起始部分叫作**初节**（**initial segment**），是产生动作电位的重要部分。续于初节的轴突表面有或无髓鞘包绕，是传导兴奋的部分。轴突的末梢部分无髓鞘，有的直接终止，但大多数轴突的末梢部分都分为几条细支（终末支），每一支的末端呈纽扣状膨大叫作**终扣**（**terminal button**）。终末支上常常生有一些梭形膨大的结叫作**膨体**（**varicosity**）。轴突常发出数量不等的**侧支**（**collateral**），大体上成直角分出。轴突内的细胞质称为**轴浆**（**axoplasm**）。轴浆内的细胞器和树突不同，轴突内无粗面内质网和游离核糖体（两者形成尼氏体）及高尔基器，其内的主要细胞器是滑面内质网、线粒体、神经微管和神经微丝。轴突的终末部为突触的突触前部分，内含大量突触小泡，小泡内含特定的**神经活性物质**（**neuroactive substance**）（图3-1）。

第一节　神经纤维束路示踪技术的基本原理

神经元需要从细胞体不断地将各种成分运输至轴突及其分支以维持其代谢；在神经末梢释放的神经肽及合成经典递质的酶也存在于胞体，它们不能在末梢合成；神经末梢也有影响神经元代谢的物质，如神经营养因子等，它们从末梢逆向传送至胞体。这种运输现象称为**轴突运输**（**axonal transport**）。在研究中，为了方便叙述，通常人为地将从胞体向轴突终末的运输称为**顺行运输**（**anterograde transport**）；将从轴突终末向胞体的运输称为**逆行运输**（**retrograde transport**）（图3-2）。不同物质的运输速度

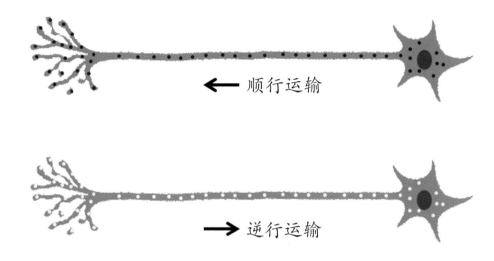

图3-2　轴突运输的方向和类型

不同。轴突运输是一个需要消耗能量（ATP）的过程，目前已知轴突运输的机制与神经微管、神经微丝和一些特殊的蛋白质密切相关。树突也有类似的胞内物质运输现象。

轴突和包被它的结构总称为**神经纤维**（**nerve fiber**）。神经纤维在中枢主要构成白质，在周围神经构成神经。大多数神经纤维的轴突周围都包有一层以磷脂为主要成分的髓鞘（myelin sheath），这种纤维称为**有髓神经纤维**（**myelinated nerve fiber，MyF**）。也有少数的神经纤维未被髓鞘包被，称为**无髓神经纤维**（**unmyelinated nerve fiber，UMyF**）。显示完整神经元的形态结构及其纤维联系是神经科学研究的基础。目前应用于神经纤维联系和神经束路研究领域最广泛的技术方法是基于神经元轴浆运输原理所开展的**神经纤维示踪法**（**nerve fiber tracing method**），也称追踪法或**示踪标记法**（**tracing labeling method**）。

第二节　神经纤维束路示踪技术的常用方法

一、辣根过氧化物酶示踪技术

辣根过氧化物酶（horseradish peroxidase，HRP）是从植物辣根中提取出来的一组同工酶（可分为 A、B、C、D、E 等亚型）的混合物，其中只有纯度值超过 3 的 B 型和 C 型同工酶能用于 **HRP 示踪技术**（**HRP tracing technique**）的神经束路追踪。Sigma Ⅵ 型 HRP 的 80% 以上为 C 型同工酶，故常用于追踪，且追踪效果好。HRP 的纯度通常用 RZ（reinhiet zahl，德语，意为纯度）值来表示。即用紫外分光光度计测量 HRP 时，在 275 nm 及 403 nm 处各有一吸收峰。$RZ=A_{403\,nm}/A_{275\,nm}$，因此 RZ 也称吸收比。HRP 用作追踪剂，其 RZ 大于 3.0 者效果较佳。

克里斯滕森（Kristenson）等及拉威尔（LaVail）等于 1971 年和 1972 年先后将 HRP 用于追踪周围神经及中枢神经系统的纤维联系，创造了用 HRP 追踪神经元的技术。最初，HRP 仅作为逆行追踪剂使用，即将 HRP 注射于神经末梢所在部位，其被逆向传送至胞体，然后用组织化学方法对标记物进行反应，达到显示**逆行标记**（**retrograde labeling**）结果的目的。后来观察到 HRP 也可以被神经元的胞体摄入，顺行运送至末梢部位，因而 HRP 也可用作顺行追踪剂，**顺行标记**（**anterograde labeling**）轴突（图 3-3）。另外，麦修拉姆（Mesulam）于 1978 年创建了 HRP 的**跨节标记**（**transganglionic labeling**）法（图 3-3）。该技术将 HRP 注射于周围神经感觉末梢部位、感觉神经干、外周组织、内脏器官等部位后，HRP 可跨越初级传入神经元胞体（如背根神经节）被传送到其中枢突在脊髓背角的末梢部，将神经元全程显示出来。这种跨过感觉神经节内神经元胞

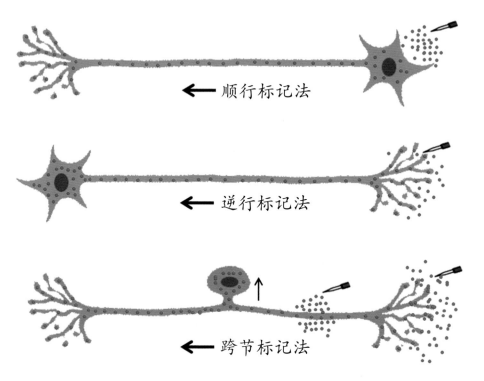

图 3-3　利用轴突运输原理进行神经纤维束路示踪的方式

体的运输叫作**跨节运送**（**transganglionic transport**），即跨过节细胞胞体的运输（图 3-3）。

注入组织或器官的 HRP 被神经末梢或神经元胞体摄入是实现其运输的先决条件。HRP 被摄入的主要方式包括：①**非特异性整体胞饮**（**bulk endocytosis**），即将 HRP 作为外源性物质通过内吞的方式无选择性地摄入；② HRP 和**麦芽凝集素**（**wheat germ agglutinin，WGA**）等共价偶联后形成 WGA-HRP 复合物，可大大提高其作为追踪剂的灵敏度。其机制可能是因为 WGA 作为一种植物凝集素，可与神经元细胞膜上的特异性膜受

体结合，因此 HRP 可通过 WGA 受体介导被胞饮入神经元；③将 HRP 与**霍乱毒素**（cholera toxin，CT）结合形成亲和性共价结合物（CT-HRP），通过霍乱毒素与胞膜上结合位点的介导进入神经元内（图 3-4）。由于游离 HRP、WGA-HRP、CT-HRP 等被摄入神经元的机制不同、受体种类不同或结合位点的差异，故可将几种 HRP 混合应用，每种 HRP 通过不同的途径进入胞体，可加强标记效果。

HRP 法的基本步骤是将 HRP 注射至实验动物神经系统或周围器官的一定部位，存活一定时间后灌注、固定动物，取材做冰冻切片，然后用

过氧化氢及呈色剂显示 HRP 反应产物。

显示 HRP 反应产物的方法有多种，但目前多选用 Mesulam（1978）以**四甲基联苯胺**（tetramethylbenzidine，TMB）为底物的反应方法（图 3-5A）。TMB 氧化产物呈深蓝色颗粒，在暗视野下呈金黄色。TMB 反应产物不稳定，但可用重金属盐（如钴、镍、钼、钨）对 TMB 反应产物进行稳定处理。1978 年以前，HRP 标记方法只用于神经元的逆标和顺标的研究，所用的反应底物为**二氨基联苯胺**（diaminobenzidine，DAB），反应产物呈棕黄色，比较稳定，但有致癌毒性，而 TMB 则无此毒性。

二、荧光素示踪法

荧光素示踪法（fluorescein tracing method）首先由库珀斯（Kuypers）于 1977 年介绍问世。此后，陆续发现了一些可供作束路追踪的荧光素，如**荧光金**（fluorogold，FG）主要用作逆向追踪（图 3-6）。按荧光素的标记部位可将荧光素分为两类：一类主要标记细胞核，如核黄（nuclear yellow）、二氨基黄（diamidino yellow）、双联苯胺（bisbenzimide）等，另一类主要标记细胞质，如固蓝（fast blue）、碘化丙啶（propidium iodide）等，多数荧光素属后者。不同的荧光素有不同的激发波长及发射波长，产生不同颜色的荧光，因此，可用两种以上的荧光素进行双重标记或多重标记。如有些神经元可通过其轴突分支投射到一个以上部位，向投射纤维不同终止部位注射不同荧光素，则在发出轴突分支的同一神经元胞体内可以见到一种以上的荧光标记。也可利用标记细胞核或细胞质的不同荧光素来做双重标记。双标或多标是荧光追踪的最大优点，但不同荧光素被逆行运输的速度差别甚大，在进行双标或多重标记时需注意此点。有些荧光素在到达胞体后有扩散出神经元而染出其周围胶质细

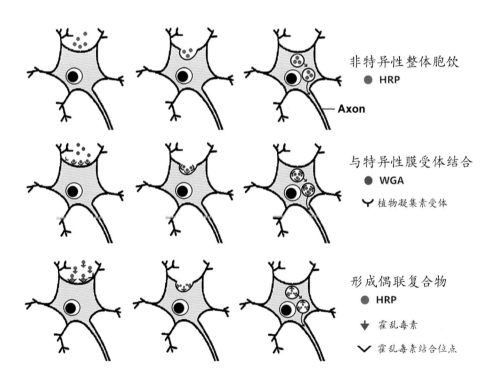

图 3-4 神经元摄取示踪剂的主要方式

Axon：轴突

非特异性整体胞饮
● HRP
— Axon

与特异性膜受体结合
● WGA
Y 植物凝集素受体

形成偶联复合物
● HRP
▼ 霍乱毒素
Y 霍乱毒素结合位点

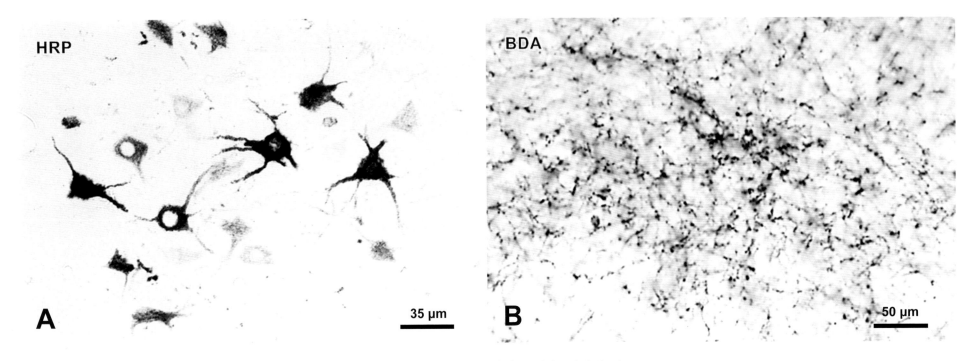

图 3-5　神经纤维束路的逆行标记法和顺行标记法

A：脊髓前角内的逆标运动神经元（HRP 逆行标记法）；B：臂旁核（parabrachial nucleus，PBN）内的顺标纤维和终末（BDA 顺行标记法）

胞的可能，因此选择合适的存活时间很重要。目前使用较多的是荧光金（FG），它在紫外线（323 nm）激发下发金黄色荧光（408 nm），属慢速运输类荧光素。FG 的特点是灵敏度高（其灵敏度不亚于 WGA-HRP），能较好地显示树突分支，只能标记细胞质；在胞体内分解慢，甚至在注射后存活 2 个月标记强度仍无明显变化；比较耐紫外线的照射，褪色比较慢；可以经受许多组织学染色处理，因而可以和 HRP、免疫组织化学等方法结合使用。目前，还有 FG 抗体，扩大了其应用范围。由于以上多种优点，FG 的应用较为广泛。

荧光素逆行示踪法的不足之处与 HRP 法基本相同。由于染料分子小，易于扩散，较 HRP 法更难以确定有效注射部位。在激发光照射下很快褪灭，是荧光素的一大缺点，因此，允许观察的时间较短，保存时间也有限。

三、菜豆凝集素顺行示踪法

菜豆凝集素（*Phaseolus vulgaris* agglutinin，PHA）属于植物凝集素，它是由 4 个 E 或 L 亚单位组成的糖蛋白，只有 L 亚单位（PHA-L）适用

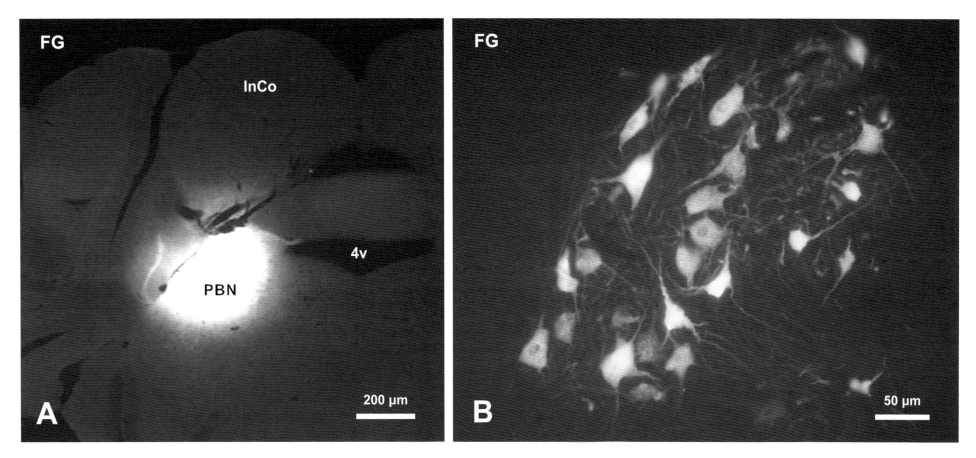

图 3-6 荧光素逆行标记法

A：臂旁核（PBN）内荧光金（FG）的注射区；B：脑干网状结构内 FG 逆行标记的神经元（FG 逆行标记法）。4v：第四脑室；InCo：下丘

于神经束路追踪。**菜豆凝集素 -L 亚单位顺行追踪法（PHA-L anterograde tracing method）**由格芬（Gerfen）和施瓦琴科（Sawchenko）于 1984 年首先报道。通常用含电解质的偏碱性溶剂将 PHA-L 配制成 2.5% 的溶液，通过间歇电流将 PHA-L 经**离子电渗透法（iontophoresis）**注入研究部位。

PHA-L 能通过与神经细胞膜特异性受体的结合、介导而被胞饮入神经元内，随轴浆流向末梢运输，故 PHA-L 只能用于顺行追踪。其优点是所显示的神经纤维末梢形态非常细致，基本上没有**过路纤维（passing fibers）**标记。常用抗 PHA-L 的抗体通过免疫组织化学方法显示其顺行标记的结果。

PHA-L 法结合逆行神经束路追踪剂（如荧光素、HRP 等）或结合靶神经元的免疫组织化学染色，可确定传入纤维与靶神经元的联系及其化学性质。

四、生物素化葡聚糖胺顺行示踪法

葡聚糖（dextran）是由肠系膜明串珠菌（*Leuconostoc mesenteroides*）产生的多聚体。葡聚糖的分子量大小不一，用作神经束路示踪研究的分子量一般在 3 kDa。葡聚糖与不同的标记物结合形成各种追踪剂，**生物素化葡聚糖胺（biotinylated dextran amine，BDA）** 为其典型代表，BDA 与**生物素（biotin）** 一样，具有能与**卵白素（avidin）** 紧密结合的特点。BDA 可用于顺行和逆行追踪，但顺行追踪结果优于逆行追踪（图 3-5B）。**BDA 顺行追踪法（BDA anterograde tracing method）** 的基本步骤与 PHA-L 顺行追踪法基本相似。**与卵白素（avidin）- 生物素（biotin）- 复合体（complex）法（ABC 法）** 中的生物素一样，切片上神经元（注射区）和神经纤维终末（标记区）内的 BDA 与卵白素之间可以直接结合，常用链接了过氧化物酶（如 HRP）或荧光素 [如得克萨斯红（Texas red）] 的卵白素与之孵育结合，通过组织化学反应或荧光显微镜观察来显示标记结果。BDA 用于顺行追踪法的优点是：注射部位局限、动物存活时间较 PHA-L 顺行追踪法短（2 d ～ 2 w）、显示反应程序较 PHA-L 顺行追踪法简单、灵敏度高、能充分显示轴突的分支及终末，且所显示的神经纤维末梢形态比较细致，能在光镜和电镜水平进行多重追踪标记。BDA 顺行追踪法可能标记损伤的过路纤维，也可能标记注射区周围完好无损的纤维。BDA 顺行追踪法与 HRP 逆行追踪法结合应用，可以观察两级神经元之间的间接纤维联系；如果在此基础上再结合免疫组化，还可观察两级神经元的神经活性物质及其受体。

五、同位素示踪法

同位素追踪技术（isotope tracing technique）是利用神经元轴浆运输现象进行放射性示踪剂标记并用**放射自显影法（autoradiography，ARG）** 显示神经元与神经元之间联系的方法。泰勒（Taylor）等于 1965 年向小鼠眼球玻璃体内注入氚（^{3}H）标记的亮氨酸，在视神经内发现顺行运输的放射性物质。考恩（Cowan）等于 1972 年首先将同位素追踪技术用于中枢神经系统的研究。此后，在很长一段时间内，同位素追踪技术在神经解剖学研究领域得到了广泛应用。但由于同位素具有放射性、生物安全性差、运输和操作困难、显影周期长等缺陷，20 世纪 90 年代之后，除为了在电子显微镜下区分标记产物的外观差异、进行多重标记等特殊目的外，已经几乎没有人使用同位素追踪技术了。

氚和 ^{14}C 是最常用的同位素，而最常用的标记物质为氚标记的亮氨酸、脯氨酸和赖氨酸等。将同位素标记的氨基酸注入目的核团内，可被胞体摄入并合成蛋白质向末梢方向运送。经过一定的存活时间后，灌注、固定动物、取脑做冰冻切片。随后将制成的切片涂原子核乳剂，使之感光成像，借此可以追踪被标记的轴突行径和终止部位。

六、基因重组活病毒示踪法

近年来，神经解剖学研究领域发展的突出特点是分子生物学研究方法的引入使该领域又焕发出了新的活力。利用**基因插入（knock-in）** 技术将**绿色荧光蛋白（green fluorescent protein，GFP）** 的基因嵌入**腺病毒（adenovirus）、禽类病毒（avian virus）、弹状病毒（rhabdovirus）** 等病毒的基因中，得到 *GFP* 基因重组病毒，再用这些病毒进行神经纤维联系的追踪研究，这是形态学手段与分子神经生物学方法结合的典范。GFP在蓝色光的激发下在体内可发出绿色荧光。由于 GFP 产生荧光无需任何底物或辅助因子，而且可耐受光漂白及福尔马林固定，所以能制成长期保存的标本。由于病毒有感染活性，将带有 *GFP* 基因的病毒注射到动物脑内的某一区域，只要一个神经元被一个病毒感染，随着病毒的逐渐增殖，*GFP* 基因的表达产物 GFP 便能够锚定到感染神经元的各个部位，包括轴突及其细小分支，经固定和切片后便能直接在荧光显微镜下观察。此后，如再用 GFP 抗体进行免疫细胞化学染色，GFP 标记的结果在明视野下也能准确地观察和进行二维或三维重塑，从而达到显示神经元完整轮廓的目的。由于这种方法标记快而准确、完整、不易褪色，能分别在荧光显微镜、激光共聚焦显微镜、普通光学显微镜及电子显微镜下观察，可用于不同功能神经元的形态学分析、化学构筑和纤维联系研究，尤其适用于某些特定功能的局部神经环路的研究。

应用 *GFP* 基因重组病毒标记技术并与其他形态学研究技术相结合，可以对神经元的形态学特点、神经元的基本形态特征与其性质（兴奋性或抑制性）之间的对应关系、不同感受性质（如伤害性感受与非伤害性信息）神经元在形态上的区别、向特定投射区投射的投射神经元的形态特征与投射部位之间的关系、投射神经元和中间神经元的形态特点、与特定功能有关的局部环路等进行研究。

GFP 基因重组病毒标记神经元技术的主要缺点和使用时的注意事项：① 病毒是活病毒，在使用过程中应注意无菌操作、消毒和防护；② 如存活期长，病毒可能有跨越神经元之间的突触并标记出第二级或第三级神经元的跨神经元标记问题，所以选择适当的存活期对于保证标记结果的准确性非常必要；③ 可能标记少量神经胶质细胞，应注意与神经元区别。

七、光遗传学技术

2005 年，美国斯坦福大学的迪赛罗思（Deisseroth）等发明了通过**光学技术**（optical technology）和**基因工程**（genetic engineering）相结合的手段来实现控制细胞行为的**光遗传学**（optogenetics）技术。该技术在**转基因重组病毒**（transgenic recombinant virus）的帮助下，将负责传输兴奋性阳离子流或抑制性阴离子流的**细菌视蛋白**（bacterial opsin）或**光敏感通道蛋白**（light sensitive channel protein）等**可见光控蛋白**（visible light-gated protein）表达在受电信号调节的动物细胞，如大脑皮质的锥体神经元；再将发射激光的光纤插入动物大脑，不同波长激光的脉冲刺激会使分别传输兴奋性的阳离子流或抑制性的阴离子流的视蛋白或光敏感通道蛋白兴奋，结果引起神经元的膜电位发生变化，导致神经元的兴奋或抑制，即相当于通过视蛋白和光敏感通道蛋白给神经元安装上**开关**（switch），用激光照射控制大脑皮质锥体神经元活动的"**开**"（on）与"**关**"（off），进而达到选择性地高度精确控制大脑皮质锥体神经元的兴奋和抑制行为（图 3-7）。该项技术目的性强、精确度高，具有独特的高时空分辨率和细胞类型特异性两大特点，能够依靠光刺激特异激活一群化学性质相同的神经元并同时可以看到它们所产生的效应，比传统的电刺激和记录增加了特异性和可视性，而且吸引了大量其他学科的人才涌入神经科学研究领域，促进了交叉学科发展。它克服了传统的只用电学手段控制细胞或有机体活动的许多缺点，为神经科学提供了一种变革性的研究手段。通过光遗传学工具，能够使人们更好地理解与行为、思维、情绪有关的大脑回路，也可帮助人们更好地了解癫痫、帕金森病等疾病的发病机制，促使产生一些比当前的治疗药物更具特异性的治疗概念和策略。近年来，光遗传学在复杂的生物学机制，尤其是脑科学、神经科学等领域的研究中得到了广泛应用。

2011 年，光遗传学技术除了被 *Nature Methods* 杂志评为 2010 年的年度方　　　　法外，还被誉为 21 世纪神经科学领域最有影响力的技术方法。

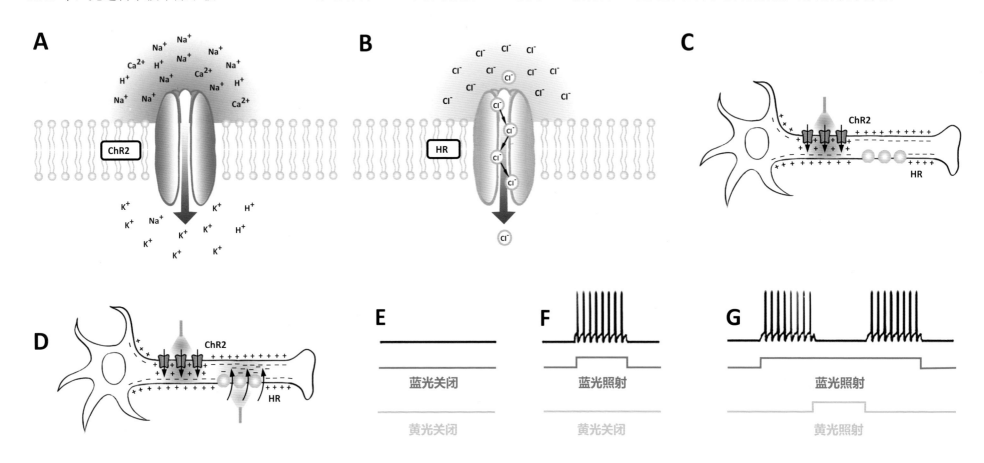

图 3-7　光遗传学技术原理示意图

光敏感基因表达的蛋白，如兴奋性通道视紫红质 -2（channelrhodopsin-2，ChR2；A）和抑制性嗜盐菌视紫红质（halorhodopsin，HR；B），都属于离子通道蛋白。两种通道蛋白在蓝光和黄光的照射下，可以处于开放状态，具有选择性将阳离子（A）和阴离子（B）运入细胞内的功能，从而改变神经元的膜电位和兴奋性。运用工具病毒载体将两种通道蛋白的基因转染到神经系统特定类型的神经元中，可以使其分别表达这些特殊类型的离子通道（C、D）。对于经过转染并表达 ChR2 和 HR 通道蛋白的神经元来说，在无光照射的情况下，神经元处于静息状态（E）；当用波长为 470 nm 的蓝光照射神经元时，光敏感阳离子通道开放，阳离子（K⁺、Na⁺ 等）内流（A、C），产生去极化，诱发动作电位，激活神经元（F）；在接受蓝光照射期间，同时再用波长为 590 nm 的黄光照射神经元时，光敏感阴离子通道开放，阴离子（Cl⁻）内流（B、D），产生超极化，阻断动作电位，抑制神经元（G）

第四章　神经纤维束路示踪技术的结果

第一节 逆行示踪剂标记

一、辣根过氧化物酶逆行示踪标记的结果

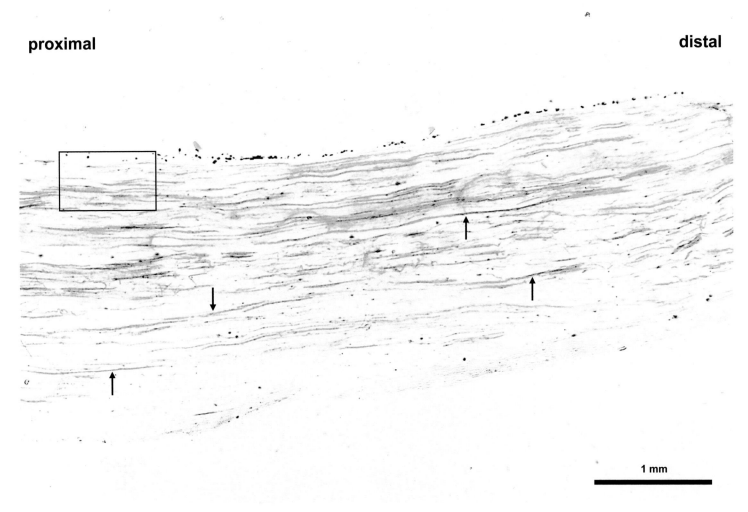

proximal   **distal**

1 mm

图 4-1-1 辣根过氧化物酶标记方法（1）

将示踪剂麦芽凝集素 - 辣根过氧化物酶（wheat germ agglutinin-horseradish peroxidase，WGA-HRP）注射入右侧坐骨神经（sciatic nerve，ScN）后，
在右侧坐骨神经内可见 WGA-HRP 标记的神经纤维（黑直箭头）。黑框内部分的高倍像见图 4-1-2。distal：远侧；proximal：近侧。大鼠，坐骨神经，
钨酸钠（sodium tungstate，ST）作为稳定剂的四甲基联苯胺（tetramethylbenzidine，TMB）显色法呈色

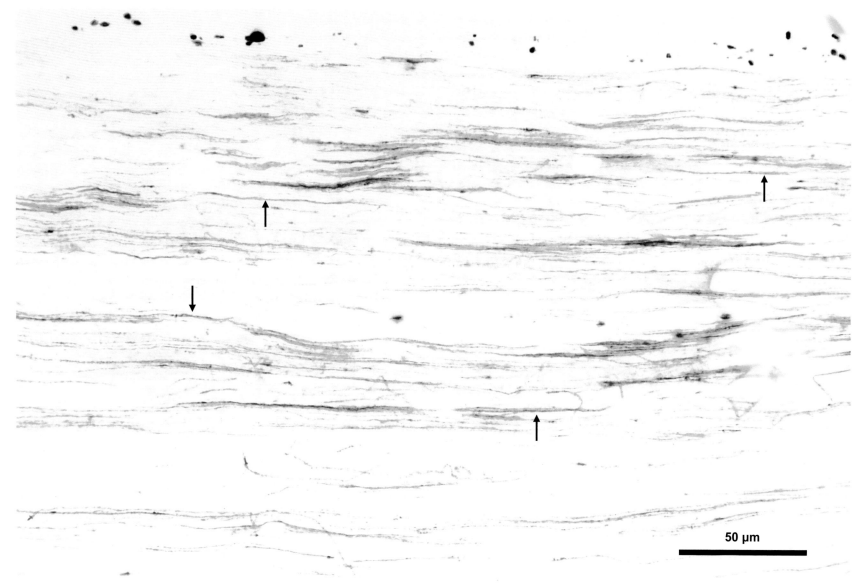

图 4-1-2　辣根过氧化物酶标记方法（2）

图 4-1-1 中黑框内部分的高倍像，显示将示踪剂 WGA-HRP 注射入右侧坐骨神经后，右侧坐骨神经内 WGA-HRP 标记的神经纤维（黑直箭头）。大鼠，坐骨神经，ST 作为稳定剂的 TMB 显色法呈色

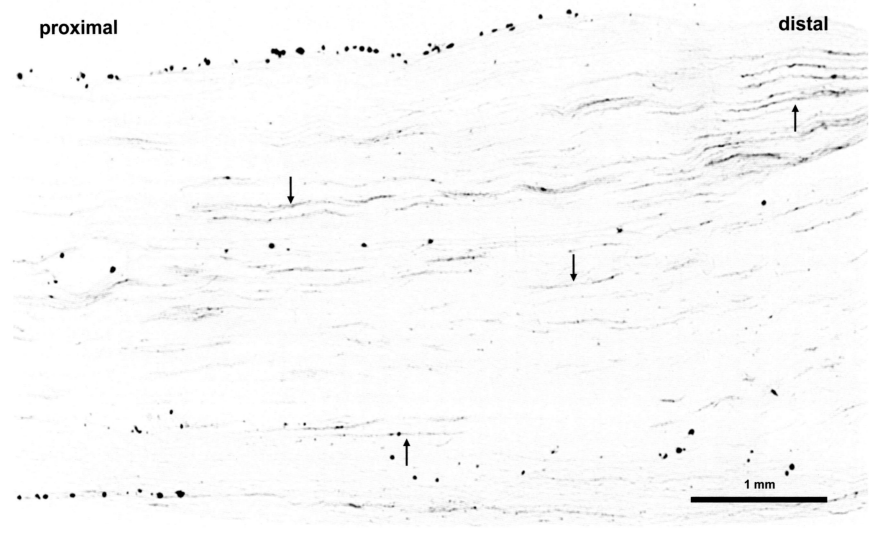

proximal   **distal**

1 mm

图 4-1-3　辣根过氧化物酶标记方法（3）

将示踪剂 WGA-HRP 注射入右侧坐骨神经后，在右侧坐骨神经内可见 WGA-HRP 标记的神经纤维（黑直箭头）。distal：远侧；proximal：近侧。大鼠，坐骨神经，ST 作为稳定剂的 TMB 显色法呈色后经过二氨基联苯胺（diaminobenzidine，DAB）和重金属镍［硫酸镍铵（ammonium nickel sulfate，ANS）］加强法稳定反应产物。进行稳定反应产物反应的目的在于进行与其他方法（如示踪法或免疫组织化学染色法）相结合的双标或三标染色及电镜观察

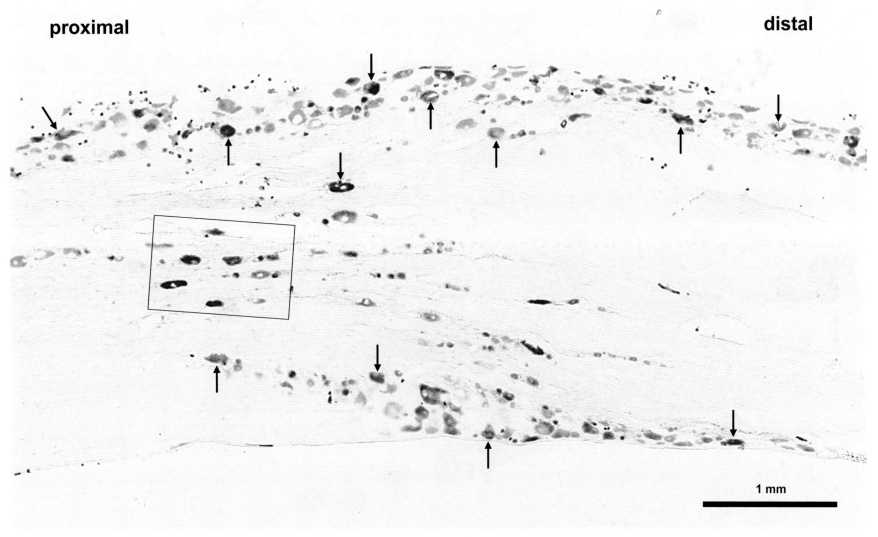

图 4-1-4　辣根过氧化物酶标记方法（4）

将示踪剂 WGA-HRP 注射入右侧坐骨神经后，在右侧背根节（dorsal root ganglion，DRG）内可见 WGA-HRP 逆行标记的神经元（黑直箭头）。黑框内部分的高倍像见图 4-1-5。distal：远侧；proximal：近侧。大鼠，背根节，ST 作为稳定剂的 TMB 显色法呈色

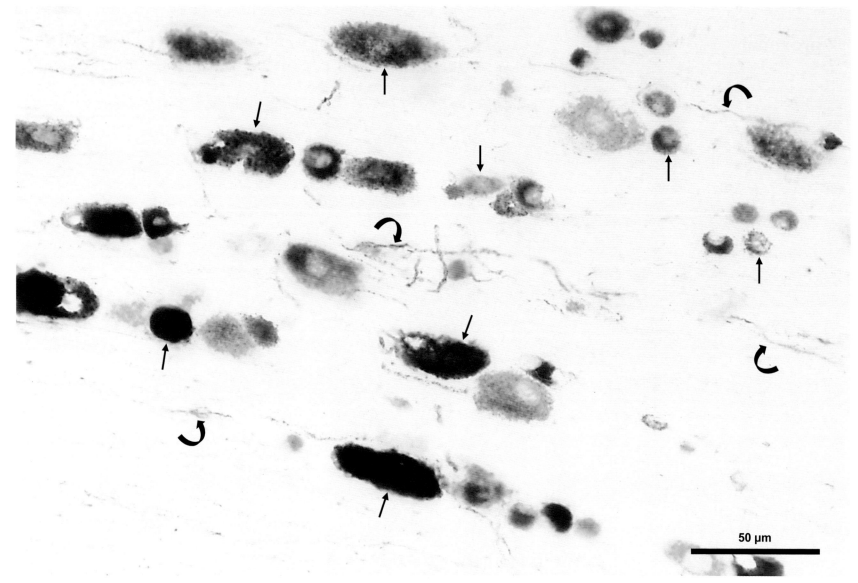

图 4-1-5　辣根过氧化物酶标记方法（5）

图 4-1-4 中黑框内部分的高倍像，显示将示踪剂 WGA-HRP 注射入右侧坐骨神经后，右侧背根节内 WGA-HRP 逆行标记的神经元（黑直箭头）和神经突起（neurite process，proc；黑弯箭头）。大鼠，背根节，ST 作为稳定剂的 TMB 显色法呈色

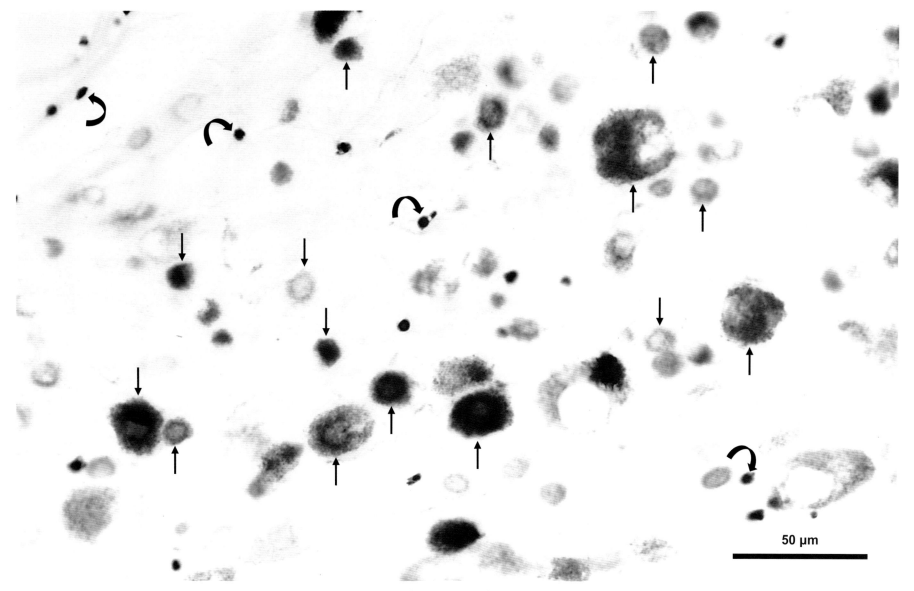

50 μm

图 4-1-6　辣根过氧化物酶标记方法（6）

将示踪剂 WGA-HRP 注射入右侧坐骨神经后，在右侧背根节内可见 WGA-HRP 逆行标记的神经元（黑直箭头）和一些非特异性着色的血细胞（blood cell；黑弯箭头）。大鼠，背根节，ST 作为稳定剂的 TMB 显色法呈色后经过 DAB 和硫酸镍铵加强法稳定反应产物。进行稳定反应产物反应的目的如图 4-1-3 所述

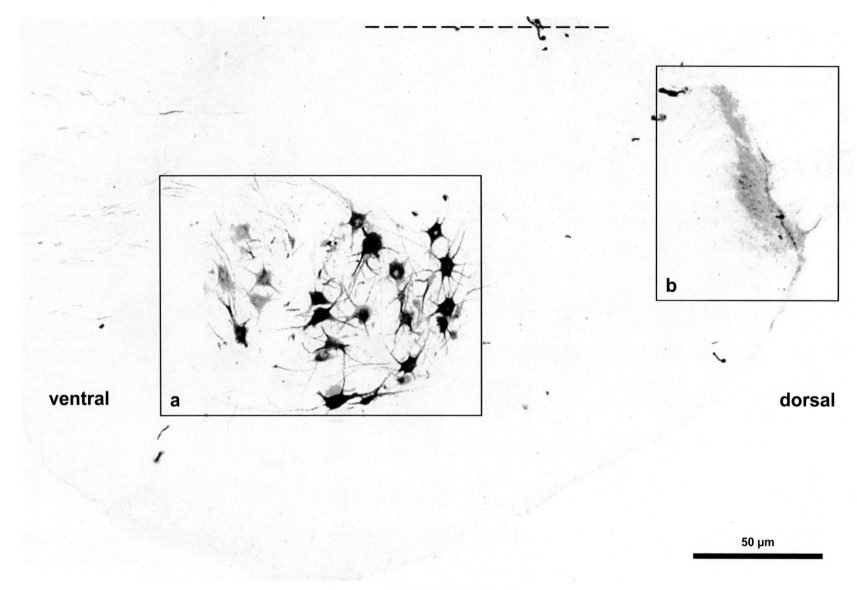

ventral

dorsal

50 μm

图 4-1-7 辣根过氧化物酶标记方法（7）

将示踪剂 WGA-HRP 注射入右侧坐骨神经后，在右侧脊髓前角（anterior horn，AntH）内可见 WGA-HRP 逆行标记的神经元（a 框），在右侧脊髓后角（posterior horn，PostH）内可见 WGA-HRP 跨节标记的神经纤维（nerve fiber，NF）和终末（terminal，t；b 框）。黑框 a、b 内部分的高倍像见图 4-1-8 和图 4-1-9。黑直虚线：脊髓冠状切面的中线。dorsal：背侧；ventral：腹侧。大鼠，脊髓，ST 作为稳定剂的 TMB 显色法呈色

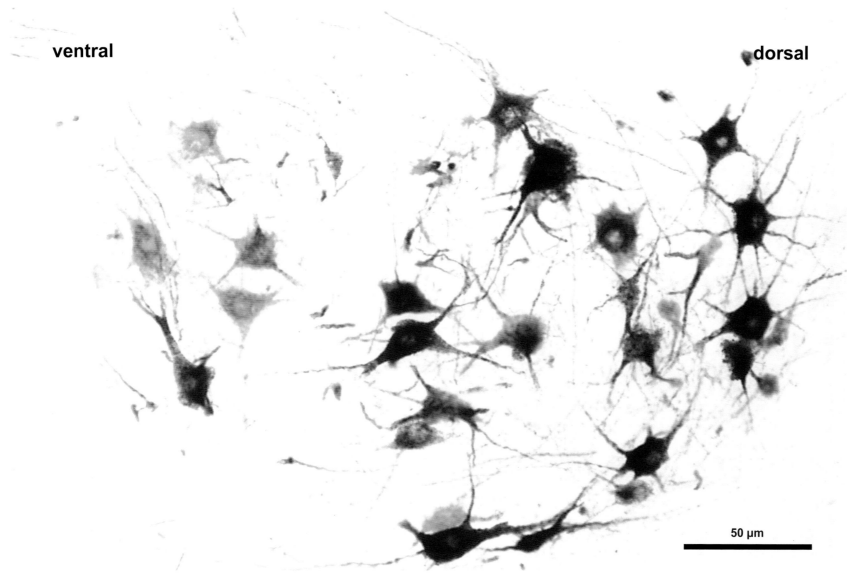

ventral　　　　　　　　　　　　　　　　　　　　　**dorsal**

50 μm

图 4-1-8　辣根过氧化物酶标记方法（8）

图 4-1-7 中黑框 a 内部分的高倍像，显示将示踪剂 WGA-HRP 注射入右侧坐骨神经后，右侧脊髓前角内 WGA-HRP 逆行标记的神经元。dorsal：背侧；ventral：腹侧。大鼠，
脊髓，ST 作为稳定剂的 TMB 显色法呈色

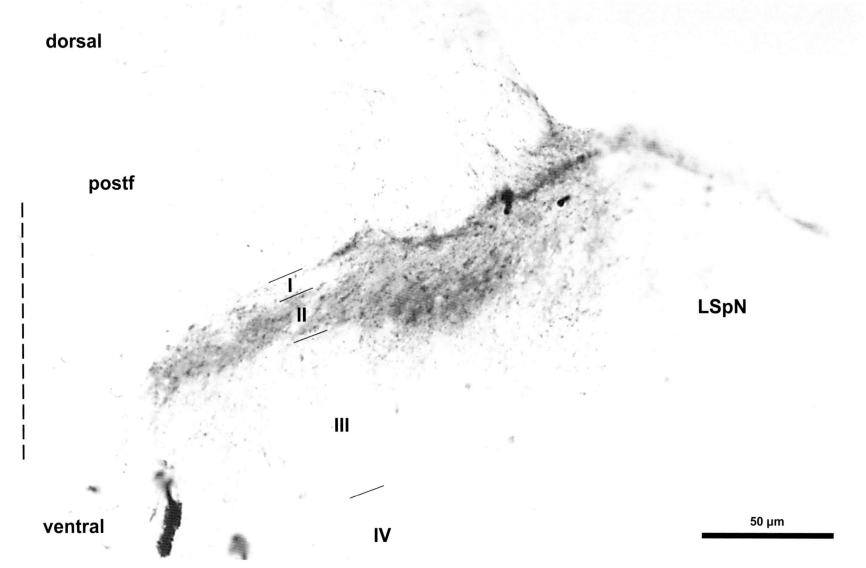

图 4-1-9　辣根过氧化物酶标记方法（9）

图 4-1-7 中黑框 b 内部分的高倍像，显示将示踪剂 WGA-HRP 注射入右侧坐骨神经后，右侧脊髓后角内的 WGA-HRP 跨节标记的初级传入神经纤维（primary afferent nerve fiber，PANF）和终末。黑直虚线：脊髓冠状切面的中线。Ⅰ～Ⅳ：Ⅰ～Ⅳ层；dorsal：背侧；LSpN：外侧脊核；postf：后索；ventral：腹侧。大鼠，脊髓，ST 作为稳定剂的 TMB 显色法呈色

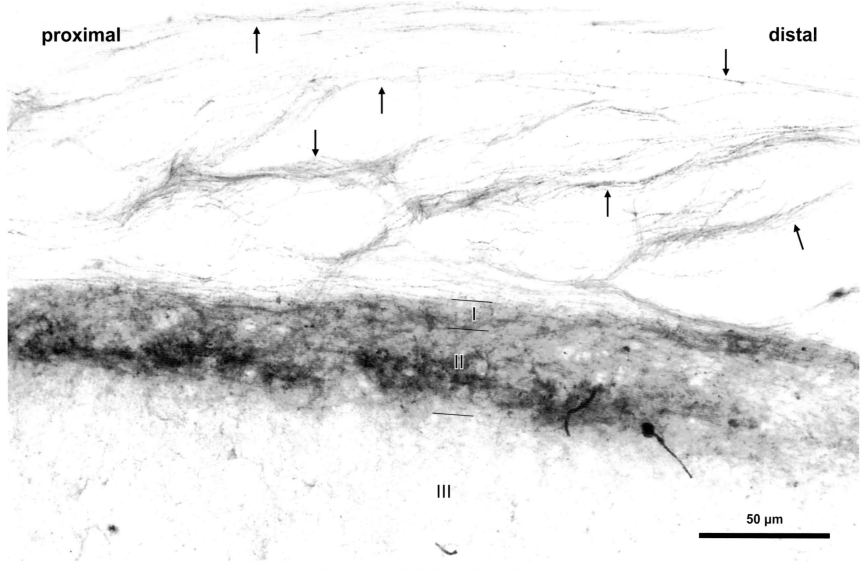

图 4-1-10　辣根过氧化物酶标记方法（10）

将示踪剂 WGA-HRP 注射入右侧坐骨神经后，在右侧脊髓矢状切面上可见 WGA-HRP 跨节标记并行向脊髓后角（PostH）的初级传入神经纤维（PANF；黑直箭头）及在后角浅层（Ⅰ 和 Ⅱ 层）内的 WGA-HRP 跨节标记的神经纤维和终末。Ⅰ～Ⅲ：Ⅰ～Ⅲ层；distal：远侧；proximal：近侧。大鼠，脊髓，ST 作为稳定剂的 TMB 显色法呈色

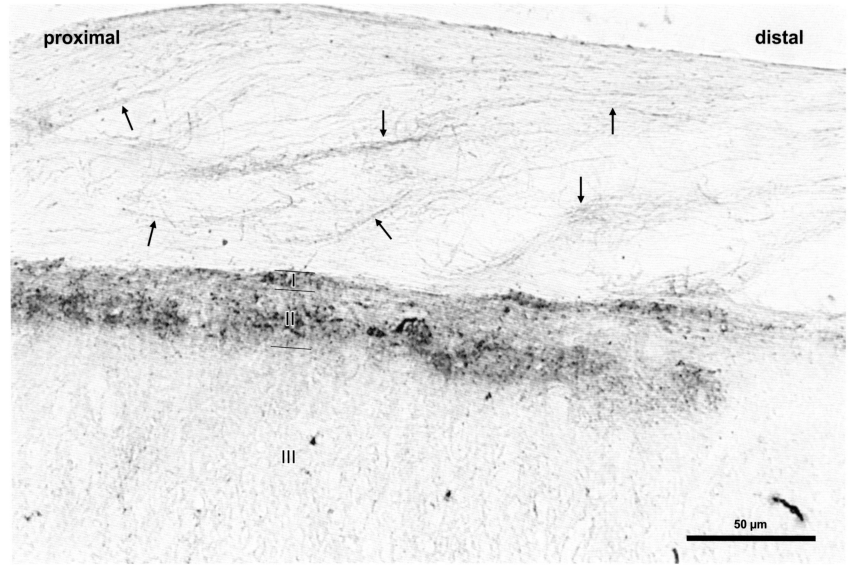

图 4-1-11　辣根过氧化物酶标记方法（11）

将示踪剂 WGA-HRP 注射入右侧坐骨神经后，在右侧脊髓矢状切面上可见 WGA-HRP 跨节标记并行向脊髓后角的初级传入神经纤维（PANF；黑直箭头）及在后角浅层（Ⅰ和Ⅱ层）内的 WGA-HRP 跨节标记的神经纤维和终末。Ⅰ～Ⅲ：Ⅰ～Ⅲ层；distal：远侧；proximal：近侧。大鼠，脊髓，ST 作为稳定剂的 TMB 显色法呈色后经过 DAB 和硫酸镍铵加强法稳定反应产物

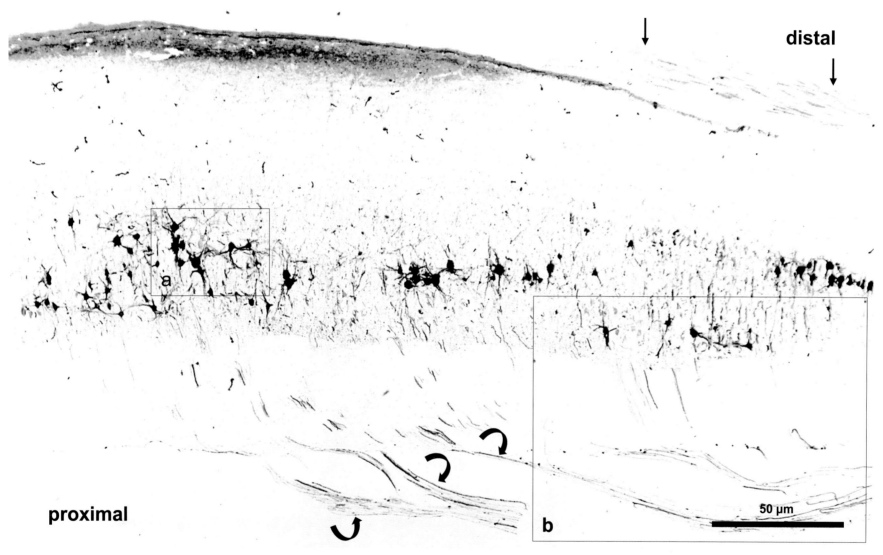

图 4-1-12　辣根过氧化物酶标记方法（12）

将示踪剂 WGA-HRP 注射入右侧坐骨神经后，在右侧脊髓前角内可见 WGA-HRP 逆行标记的神经元、后角浅层（Ⅰ和Ⅱ层）内的 WGA-HRP 跨节标记的神经纤维和终末、WGA-HRP 跨节标记并行向脊髓后角的初级传入神经纤维（PANF；黑直箭头），以及 WGA-HRP 标记并离开脊髓前角位于前根（anterior root，antr）内的运动神经纤维（motor nerve fiber，MNF；黑弯箭头）。黑框 a、b 内部分的高倍像见图 4-1-13 和图 4-1-14。distal：远侧；proximal：近侧。大鼠，脊髓，ST 作为稳定剂的 TMB 显色法呈色

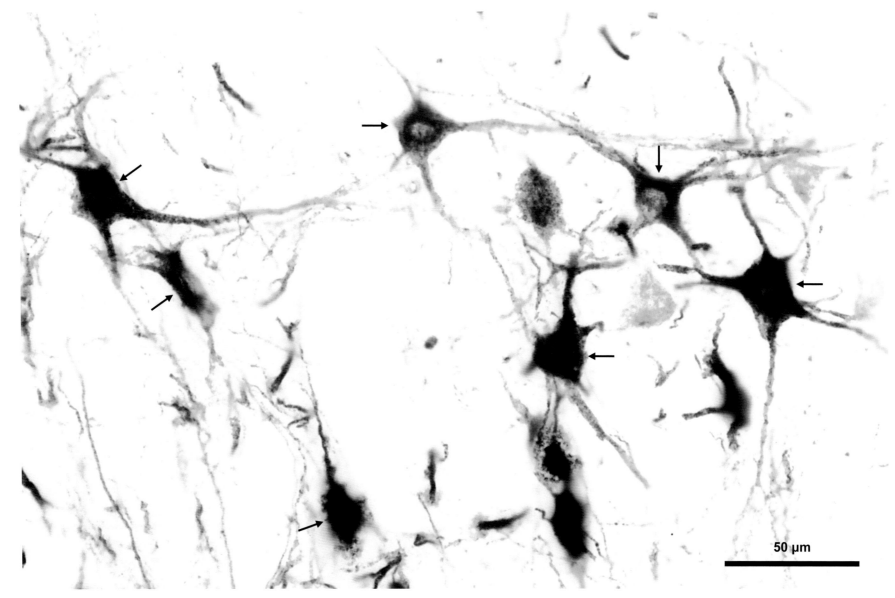

图 4-1-13   辣根过氧化物酶标记方法（13）

图 4-1-12 中黑框 a 内部分的高倍像，显示将示踪剂 WGA-HRP 注射入右侧坐骨神经后，右侧脊髓前角内 WGA-HRP 逆行标记脊髓前角的运动神经元（motor neuron，MtN；黑直箭头）。大鼠，脊髓，ST 作为稳定剂的 TMB 显色法呈色

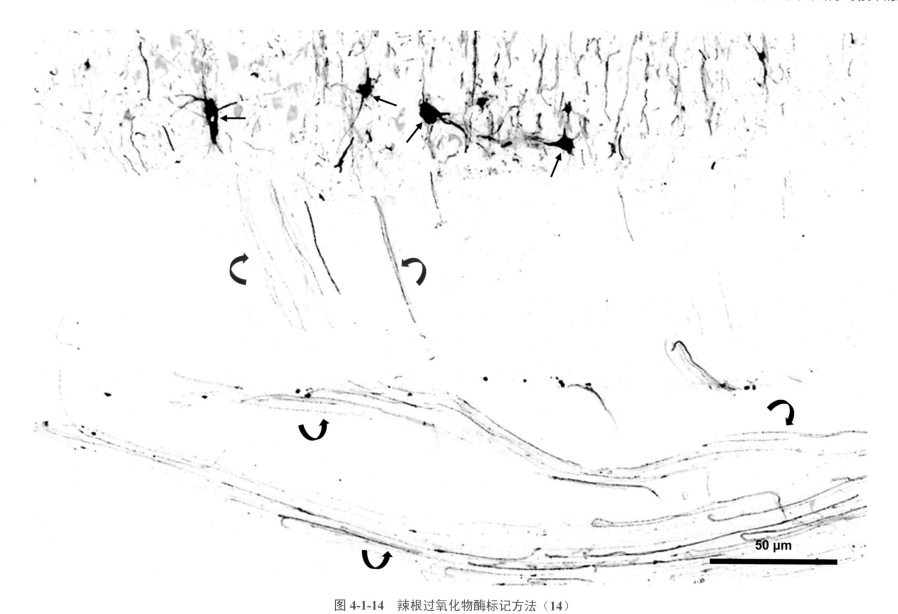

图 4-1-14 辣根过氧化物酶标记方法（14）

图 4-1-12 中黑框 b 内部分的高倍像，显示将示踪剂 WGA-HRP 注射入右侧坐骨神经后，右侧脊髓前角内 WGA-HRP 逆行标记的脊髓前角运动神经元（MtN；黑直箭头）、白质内 WGA-HRP 标记的运动神经纤维（MNF；红弯箭头），以及 WGA-HRP 标记并离开脊髓前角位于前根内的运动神经纤维（黑弯箭头）。大鼠，脊髓，ST 作为稳定剂的 TMB 显色法呈色

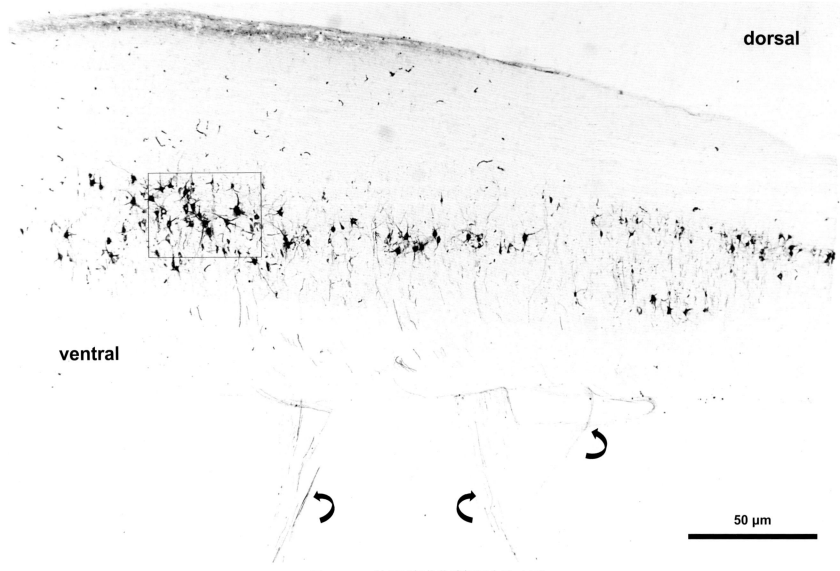

图 4-1-15　辣根过氧化物酶标记方法（15）

将示踪剂 WGA-HRP 注射入右侧坐骨神经后，在右侧脊髓矢状切面上可见脊髓后角浅层内的 WGA-HRP 跨节标记的神经纤维和终末、脊髓前角内的 WGA-HRP 逆标神经元，以及 WGA-HRP 标记并离开脊髓前角位于前根内的运动神经纤维（MNF；黑弯箭头）。黑框内部分的高倍像见图 4-1-16。dorsal：背侧；ventral：腹侧。大鼠，脊髓，ST 作为稳定剂的 TMB 显色法呈色后经过 DAB 和硫酸镍铵加强法稳定反应产物

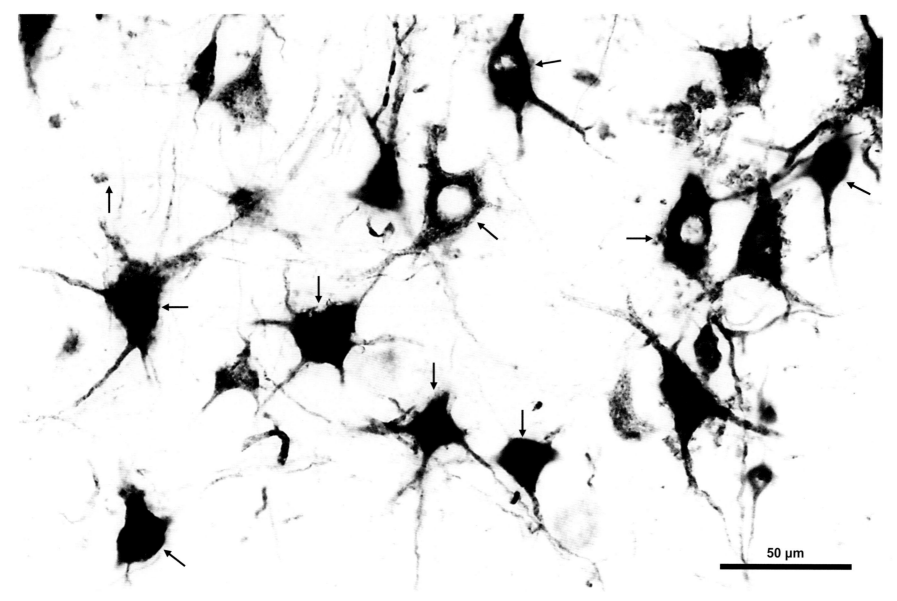

图 4-1-16 辣根过氧化物酶标记方法（16）

图 4-1-15 中黑框内部分的高倍像，显示将示踪剂 WGA-HRP 注射入右侧坐骨神经后，右侧脊髓前角内 WGA-HRP 逆行标记的脊髓前角运动神经元（MNF；黑直箭头）。大鼠，
脊髓，ST 作为稳定剂的 TMB 显色法呈色后经过 DAB 和硫酸镍铵加强法稳定反应产物

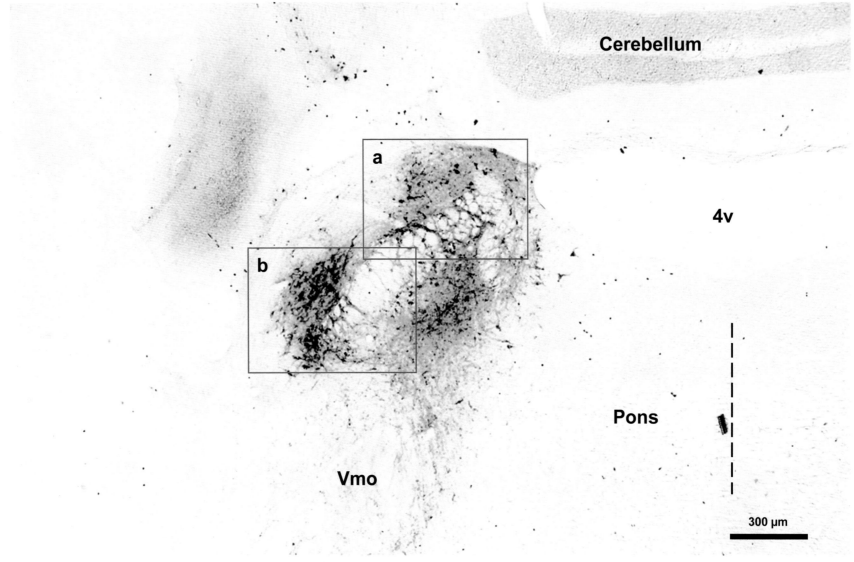

图 4-1-17 辣根过氧化物酶标记方法（17）

将示踪剂 WGA-HRP 注射入右侧杏仁中央核（central amygdaloid nucleus，CeA）后，在左侧脑桥背外侧区内可见 WGA-HRP 逆行标记的神经元和顺行标记的神经纤维及终末。黑框 a、b 内部分的高倍像见图 4-1-18 和图 4-1-19。黑直虚线：脑桥冠状切面的中线。4v：第四脑室；Cerebellum：小脑；Pons：脑桥；Vmo：三叉神经运动核。大鼠，脑桥，ST 作为稳定剂的 TMB 显色法呈色

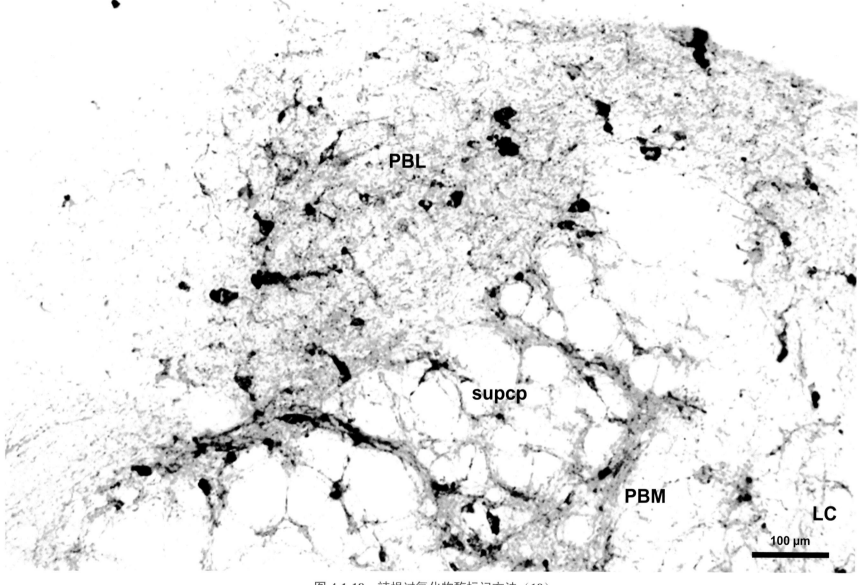

图 4-1-18 辣根过氧化物酶标记方法（18）

图 4-1-17 中黑框 a 内部分的高倍像，显示将示踪剂 WGA-HRP 注射入右侧杏仁中央核后，在左侧脑桥背外侧区内可见 WGA-HRP 逆行标记的神经元和顺行标记的神经纤维及终末。LC：蓝斑核；PBL：臂旁外侧核；PBM：臂旁内侧核；supcp：小脑上脚。大鼠，脑桥，ST 作为稳定剂的 TMB 显色法呈色

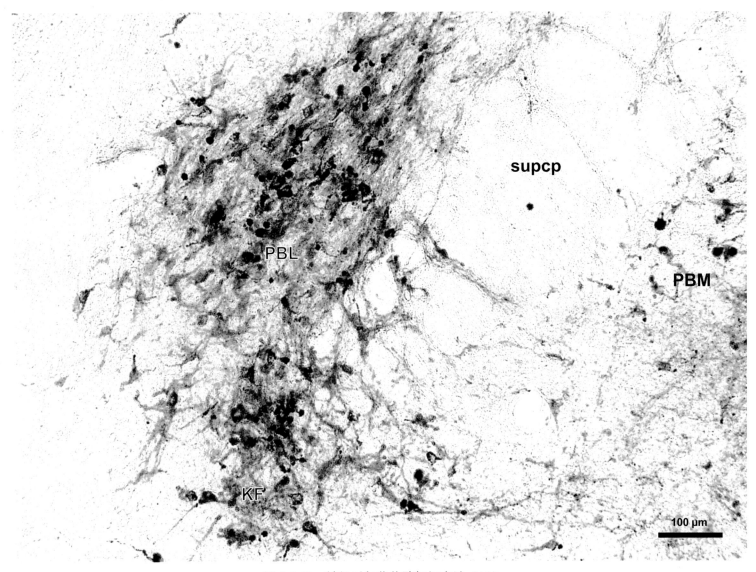

图 4-1-19　辣根过氧化物酶标记方法（19）

图 4-1-17 中黑框 b 内部分的高倍像，显示将示踪剂 WGA-HRP 注射入右侧杏仁中央核后，在左侧脑桥背外侧区内可见 WGA-HRP 逆行标记的神经元和顺行标记的神经纤维及终末。KF：KF 核；PBL：臂旁外侧核；PBM：臂旁内侧核；supcp：小脑上脚。大鼠，脑桥，ST 作为稳定剂的 TMB 显色法呈色

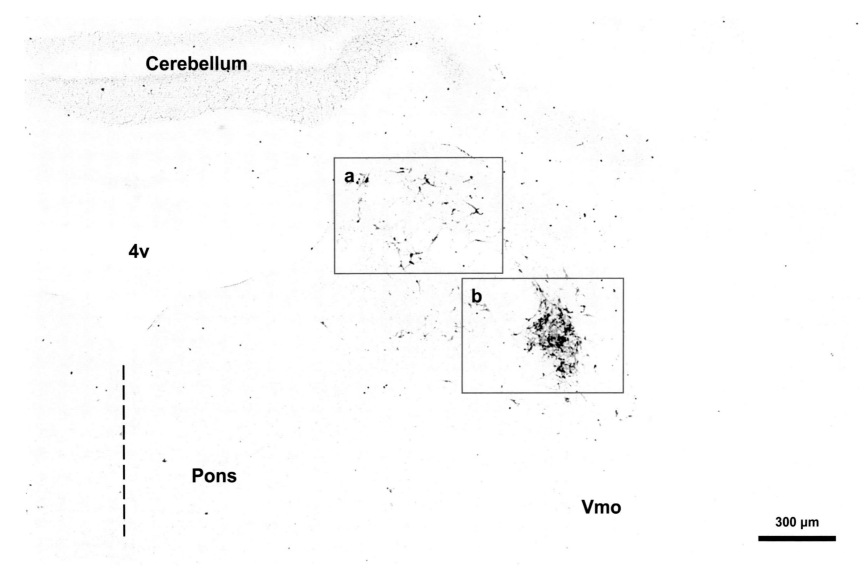

图 4-1-20　辣根过氧化物酶标记方法（20）

将示踪剂 WGA-HRP 注射入右侧杏仁中央核后，在右侧脑桥背外侧区内可见 WGA-HRP 逆行标记的神经元和顺行标记的神经纤维及终末。黑框 a、b 内部分的高倍像见图 4-1-21 和图 4-1-22。黑直虚线：脑桥冠状切面的中线。4v：第四脑室；Cerebellum：小脑；Pons：脑桥；Vmo：三叉神经运动核。大鼠，脑桥，ST 作为稳定剂的 TMB 显色法呈色

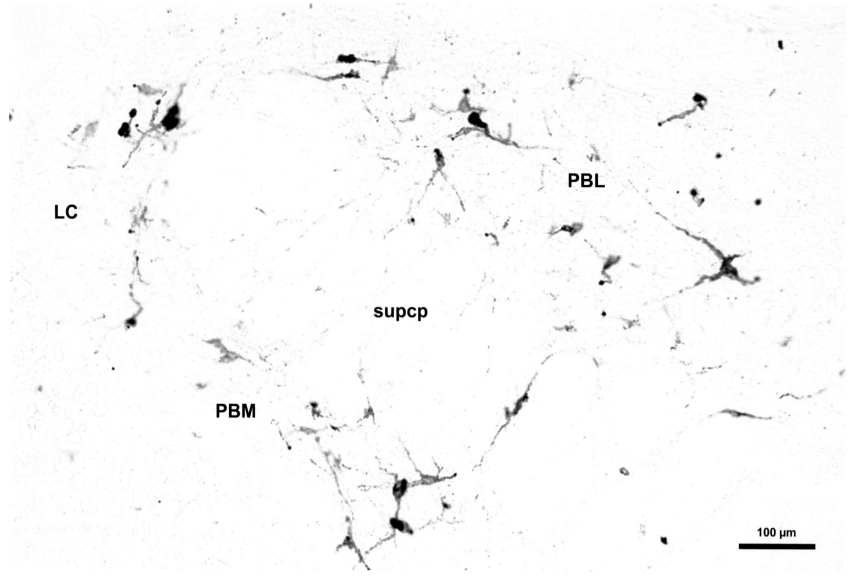

图 4-1-21　辣根过氧化物酶标记方法（21）

图 4-1-20 中黑框 a 内部分的高倍像，显示将示踪剂 WGA-HRP 注射入右侧杏仁中央核（CeA）后，在右侧脑桥背外侧区内可见 WGA-HRP 逆行标记的神经元和顺行标记的神经纤维及终末。LC：蓝斑核；PBL：臂旁外侧核；PBM：臂旁内侧核；supcp：小脑上脚。大鼠，脑桥，ST 作为稳定剂的 TMB 显色法呈色

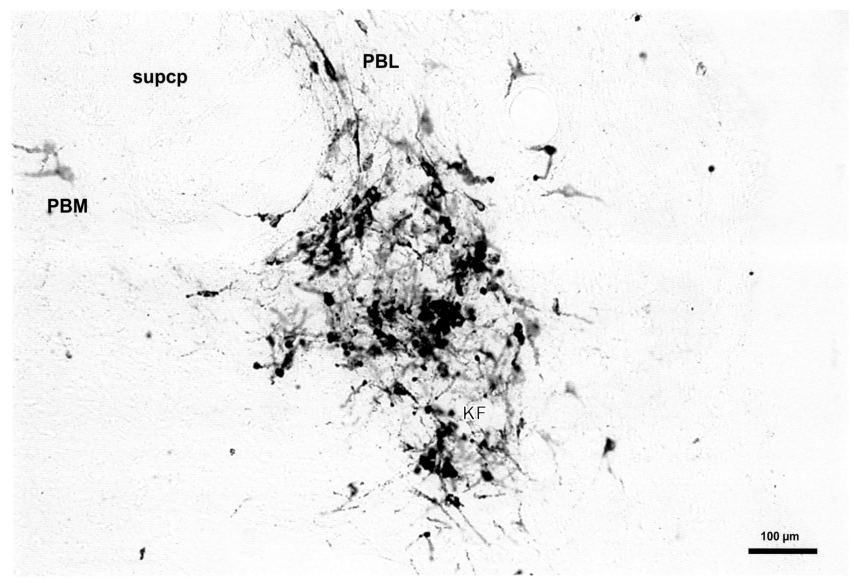

图 4-1-22　辣根过氧化物酶标记方法（22）

图 4-1-20 中黑框 b 内部分的高倍像，显示将示踪剂 WGA-HRP 注射入右侧杏仁中央核后，在右侧脑桥背外侧区内可见 WGA-HRP 逆行标记的神经元和顺行标记的神经纤维及终末。KF: KF 核；PBL：臂旁外侧核；PBM：臂旁内侧核；supcp：小脑上脚。大鼠，脑桥，ST 作为稳定剂的 TMB 显色法呈色

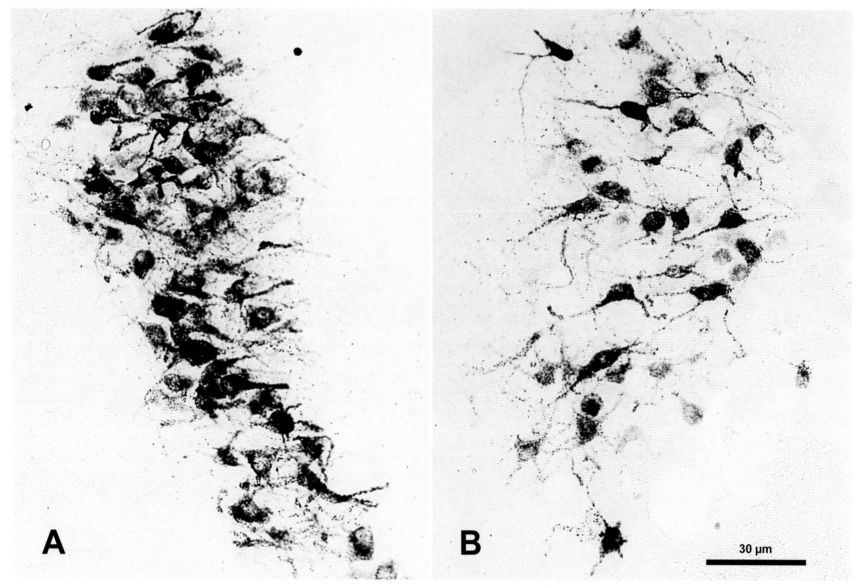

图 4-1-23　辣根过氧化物酶标记方法（23）

将逆行示踪剂 WGA-HRP 注射至左侧岛叶皮质（insular cortex，IC）后，在同侧蓝斑核（locus coeruleus，LC；A）和对侧蓝斑核（B）均可见到 WGA-HRP 逆标神经元，且同侧的逆标神经元数量多于对侧。大鼠，脑桥，硝普钠（sodium nitroprusside，SNP）作为稳定剂的 TMB 显色法呈色

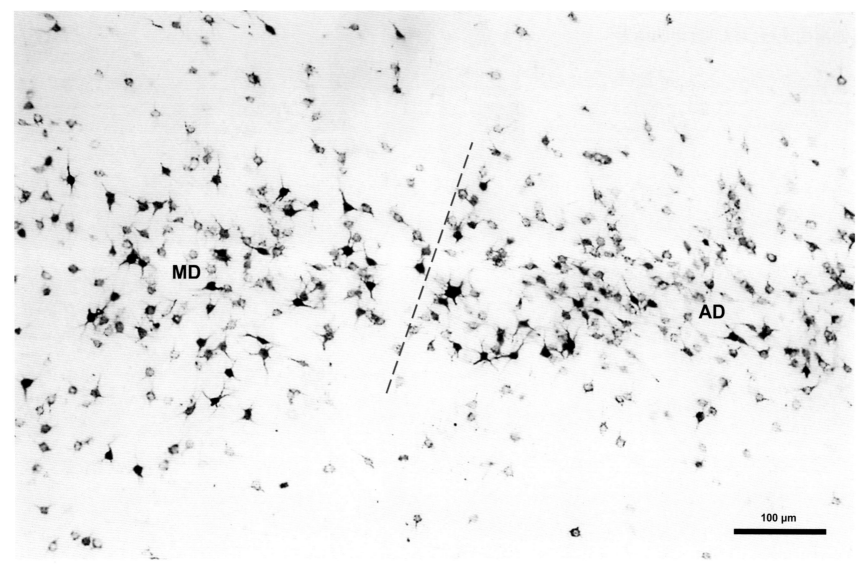

图 4-1-24　辣根过氧化物酶标记方法（24）

将逆行示踪剂 WGA-HRP 注射至右侧中扣带回皮质（middle cingulate cortex，MCC）后，在右侧丘脑内背侧核（mediodorsal nucleus of thalamus，MD）和前背侧丘脑核（anterodorsal thalamic nucleus，AD）内可见 WGA-HRP 逆标神经元。红色虚线：MD 与 AD 的分界线。大鼠，间脑，硫酸镍铵增强的 DAB 显色反应的 WGA 抗体免疫组织化学染色法

二、其他常用逆行示踪剂标记的结果

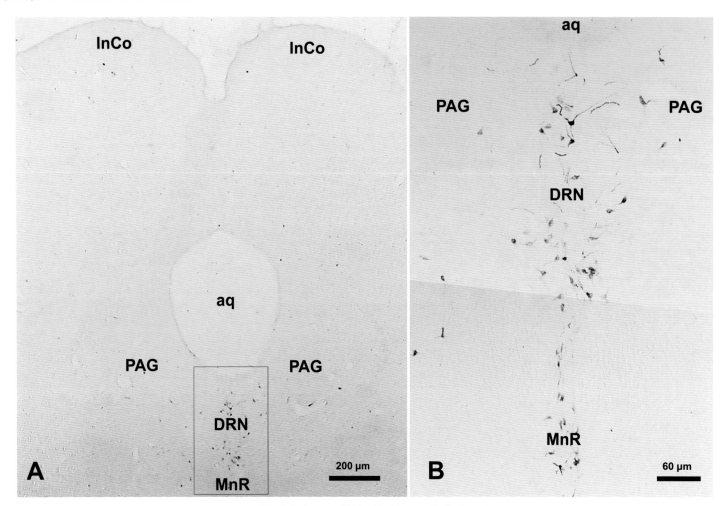

图 4-1-25　霍乱毒素 B 亚单位逆行神经纤维束路示踪法（1）

将逆行示踪剂霍乱毒素 B 亚单位（cholera toxin B subunit，CTB）注入右侧岛叶皮质后，在中缝背核（dorsal raphe nucleus，DRN）和中缝正中核（median raphe nucleus，MnR）内可见较多的 CTB 逆标神经元，而在导水管周围灰质（periaqueductal gray matter，PAG）腹外侧区内仅可见稀疏的散在分布的 CTB 逆标神经元。与注射区同侧的上述结构中的 CTB 逆标神经元数量略多于对侧。图 B 为图 A 中黑框内部分的高倍像。aq：导水管；InCo：下丘。大鼠，中脑，硫酸镍铵增强的 DAB 显色反应的 CTB 抗体免疫组织化学染色法

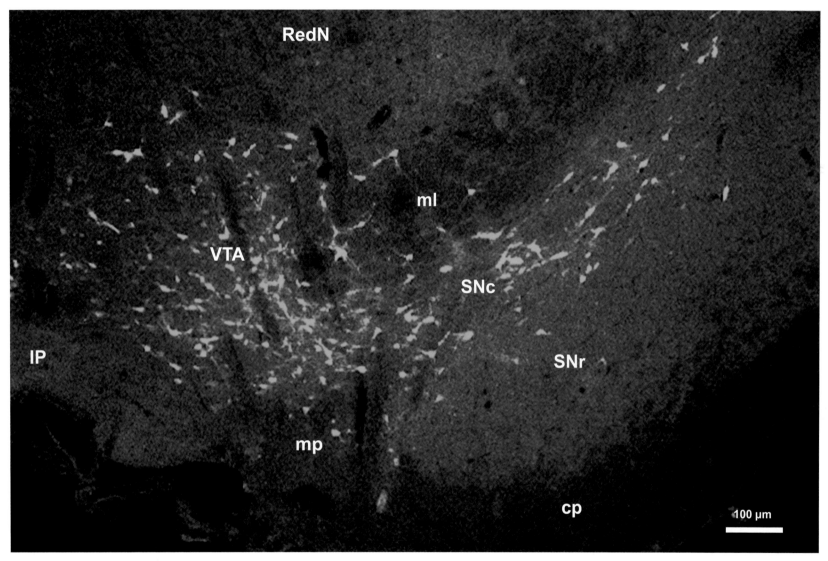

图 4-1-26　霍乱毒素 B 亚单位逆行神经纤维束路示踪法（2）

将逆行示踪剂霍乱毒素 B 亚单位（CTB）注入右侧伏核（nucleus accumbens，NAc）后，在右侧腹侧被盖区［ventral tegmental area，VTA；亦称蔡氏腹侧被盖区（ventral tegmental area of Tsai），1925 年由我国著名学者蔡翘教授发现并命名］和黑质致密部（substantia nigra compact part，SNc）内可见 CTB 逆行标记的神经元。cp：大脑脚；IP：脚间核；ml：内侧丘系；mp：乳头体脚；RedN：红核；SNr：黑质网状部。大鼠，中脑，Alexa488 显色的免疫荧光组织化学染色法

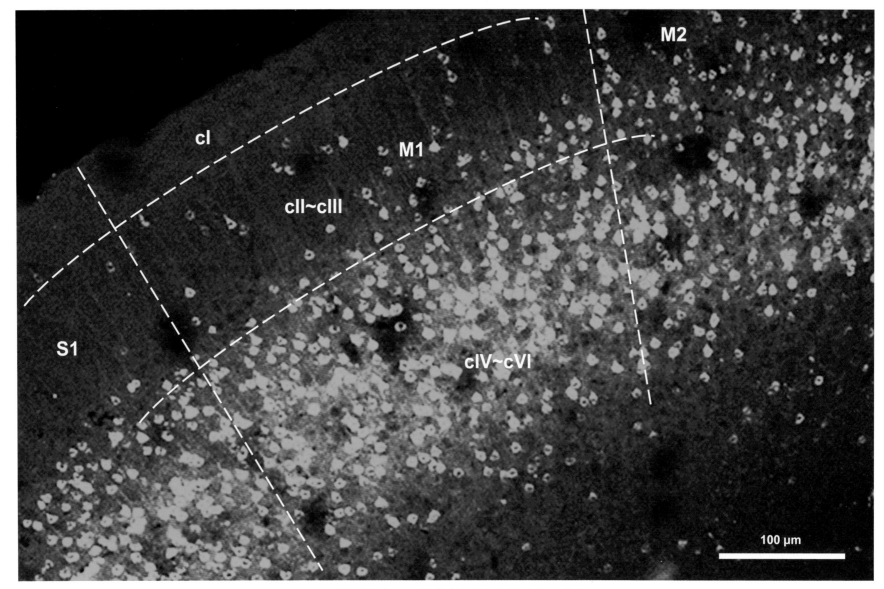

图 4-1-27　霍乱毒素 B 亚单位逆行神经纤维束路示踪法（3）

将逆行示踪剂霍乱毒素 B 亚单位（CTB）注入右屏状核（claustrum，CLA）后，在左侧初级躯体感觉皮质（primary somatic sensory cortex，S1）、初级躯体运动皮质（primary somatic motor cortex，M1）和次级躯体运动皮质（secondary somatic motor cortex，M2）内均可见密集分布的 CTB 逆标神经元。c I ～ cVI：大脑皮质 I ～VI层。小鼠，大脑，Alexa488 显色的免疫荧光组织化学染色法

图 4-1-28 四甲基罗丹明逆行神经纤维束路示踪法

将逆行示踪剂四甲基罗丹明（tetramethyl rhodamine，TMR）注入右侧伏核后，在腹侧被盖区（VTA）和黑质致密部（SNc）内可见散在分布的 TMR 逆行标记神经元的细胞体。大鼠，中脑，硫酸镍铵增强的 DAB 显色反应的 TMR 抗体免疫组织化学染色法

图 4-1-29　荧光金逆行神经纤维束路示踪法

将逆行示踪剂荧光金（fluorogold，FG）注入右侧后扣带回皮质（posterior cingulate cortex，PCC）后，在腹侧被盖区（VTA）和黑质致密部（SNc）内可见散在分布的 FG 逆行标记神经元细胞体。SNr：黑质网状部。大鼠，间脑，硫酸镍铵增强的 DAB 显色反应的免疫组织化学染色法

第二节　顺行示踪剂标记

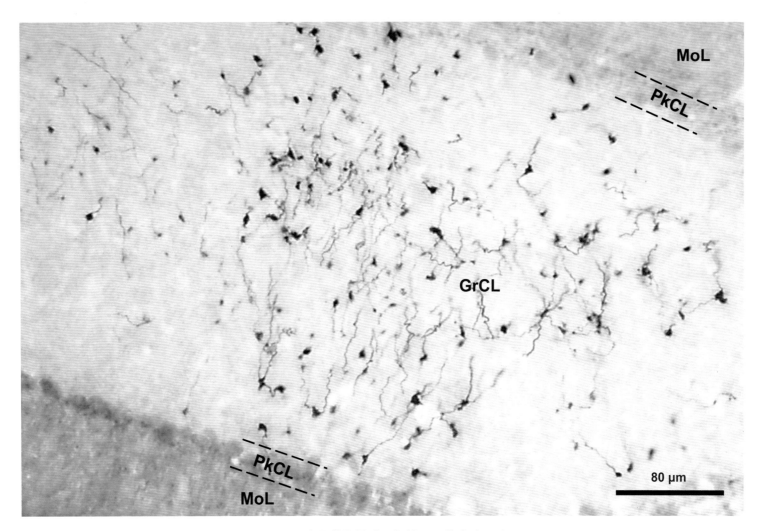

图 4-2-1　生物素化葡聚糖胺顺行神经纤维束路示踪法（1）

将顺行示踪剂生物素化葡聚糖胺（biotinylated dextran amine，BDA）注入右侧下橄榄核后，在小脑皮质的颗粒细胞层（GrCL）内可见密集的 BDA 顺行标记苔藓纤维（mossy fiber，MoF）及其末端呈玫瑰花瓣状膨大的终末。MoL：小脑皮质分子层；PkCL：浦肯野细胞层。大鼠，小脑，DAB 显色反应的免疫组织化学染色法

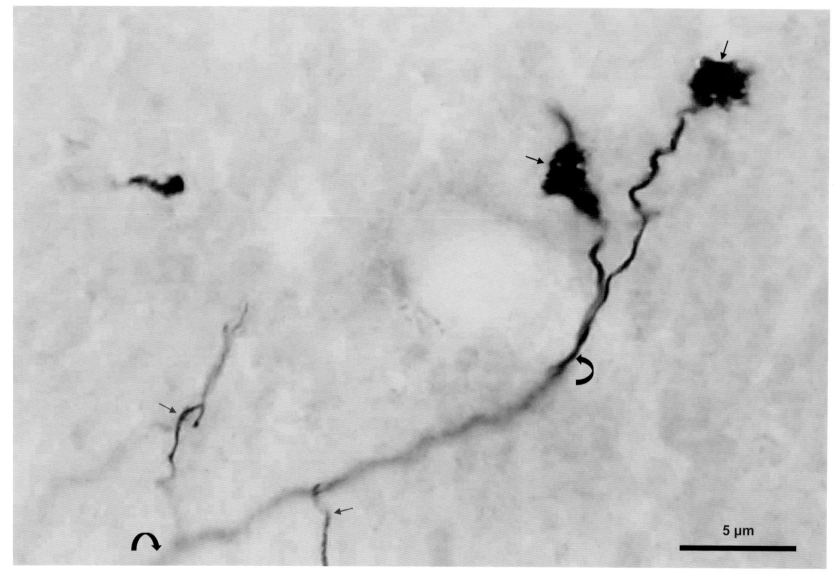

图 4-2-2　生物素化葡聚糖胺顺行神经纤维束路示踪法（2）

图 4-2-1 所示小脑皮质颗粒细胞层内 BDA 顺行标记的一根苔藓纤维（MoF；黑弯箭头）的高倍像，可见该纤维在行走的途中发出分支（红直箭头），其终末部位呈玫瑰花瓣状（黑直箭头）。该玫瑰花瓣状的终末参与小脑突触小球（synaptic glomerulus，SynG）的构成。大鼠，小脑，DAB 显色反应的免疫组织化学染色法

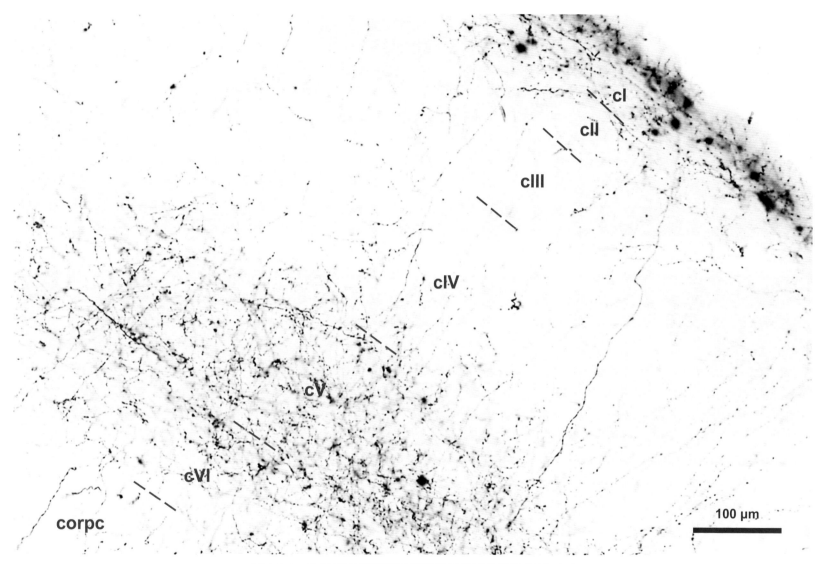

图 4-2-3 生物素化葡聚糖胺顺行神经纤维束路示踪法（3）

将顺行示踪剂 BDA 注入右侧丘脑中央外侧核（thalamic centrolateral nucleus，TCLN）后，在右侧大脑次级躯体运动皮质（M2）的大脑皮质分子层（cⅠ）、内锥体细胞层（cⅤ）和大脑皮质多形层（cⅥ）内可见密集的 BDA 顺行标记的神经纤维和终末，而外颗粒层（cⅡ）到内颗粒层（cⅣ）之间的 BDA 顺标纤维和终末则很稀疏。红色虚线示大脑皮质的分层界线。cⅠ：大脑皮质分子层；cⅢ：外锥体细胞层。corpc：胼胝体。大鼠，顶叶，硫酸镍铵增强的 DAB 显色反应的免疫组织化学染色法

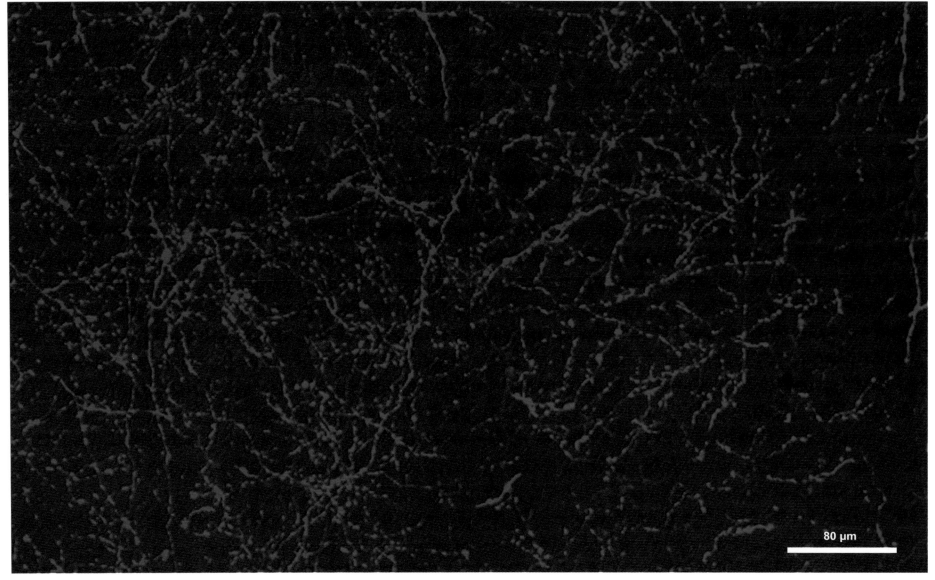

图 4-2-4 生物素化葡聚糖胺顺行神经纤维束路示踪法（4）

将顺行示踪剂 BDA 注入右侧丘脑室旁核（thalamic paraventricular nucleus，PVT）后在右侧杏仁中央核内可见密集的 BDA 顺行标记的神经纤维和终末。大鼠，间脑，Alex594 标记的免疫荧光组织化学染色法

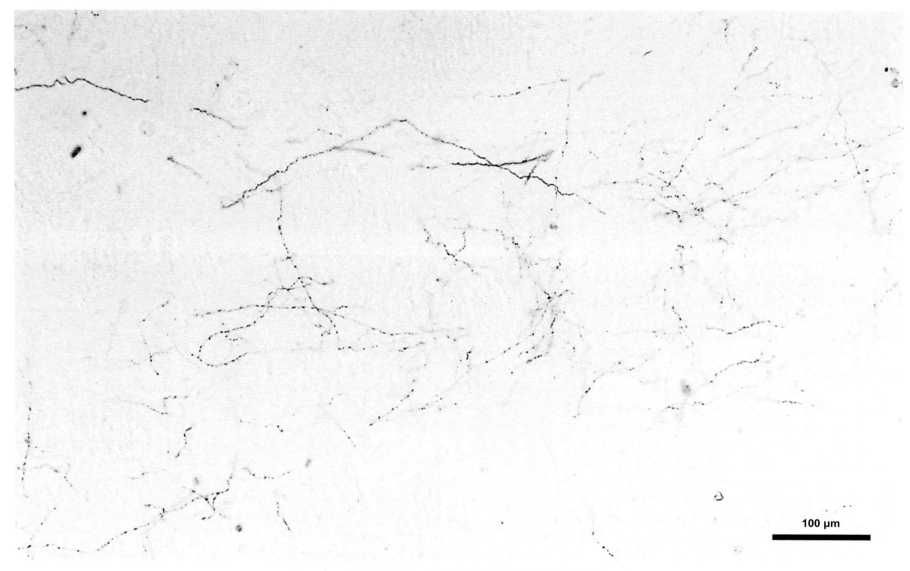

图 4-2-5　菜豆凝集素 L 亚单位顺行神经纤维束路示踪法（1）

将顺行示踪剂菜豆凝集素 L 亚单位（*Phaseolus vulgaris*-leucoagglutinin，PHA-L）注入右侧臂旁核（PBN）后，在右侧延髓网状结构（reticular formation，RetFm）外侧部内可见稀疏的 PHA-L 顺行标记的神经纤维和终末，PHA-L 顺标纤维的结构比较清晰，在近终末段的标记纤维上常有呈串珠状排列的膨体（varicosity，VC）。大鼠，延髓，硫酸镍铵增强的 DAB 显色反应的免疫组织化学染色法

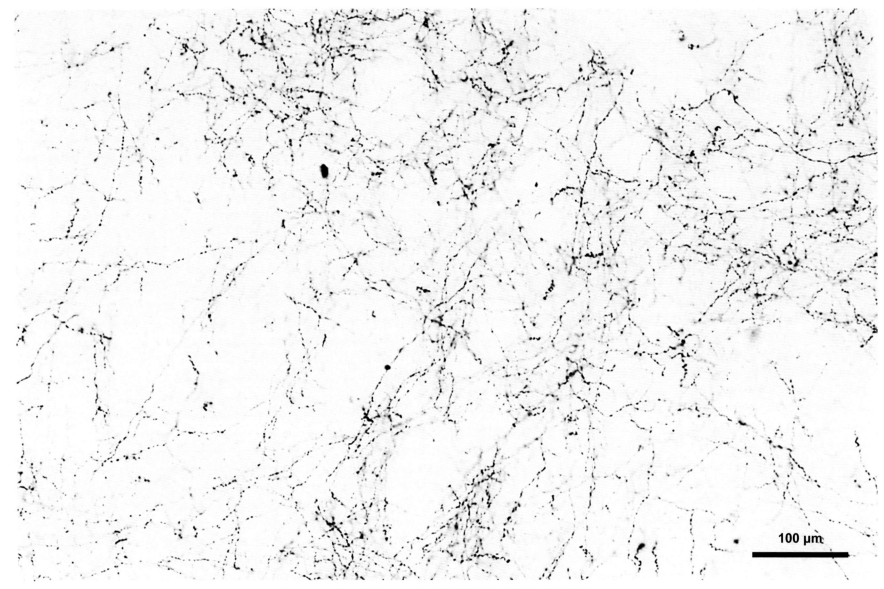

图 4-2-6 菜豆凝集素 L 亚单位顺行神经纤维束路示踪法（2）

将顺行示踪剂 PHA-L 注入右侧大脑次级躯体运动皮质后，在右侧尾壳核（caudate putamen，CPu）内侧部内可见密集的 PHA-L 顺行标记的神经纤维和终末。大鼠，基底神经核，硫酸镍铵增强的 DAB 显色反应的免疫组织化学染色法

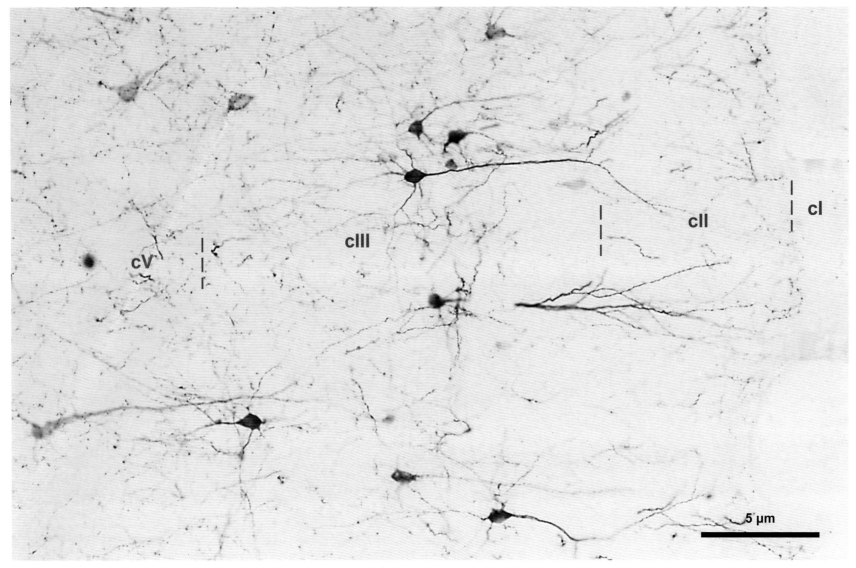

图 4-2-7　病毒顺行神经纤维束路示踪法（1）

将顺标病毒（rAAV-hSyn-EGFP-WPRE-SV40pA）注入左侧前扣带回皮质（anterior cingulate cortex，ACC）的注射区，可见散在的顺标病毒感染和标记的神经元细胞体主要位于外锥体细胞层（cⅢ）。cⅠ：大脑皮质分子层；cⅡ：外颗粒层；cⅤ：内锥体细胞层。注意，ACC 处缺乏内颗粒层（cⅣ）。小鼠，大脑，硫酸镍铵增强的 DAB 显色反应的免疫组织化学染色法

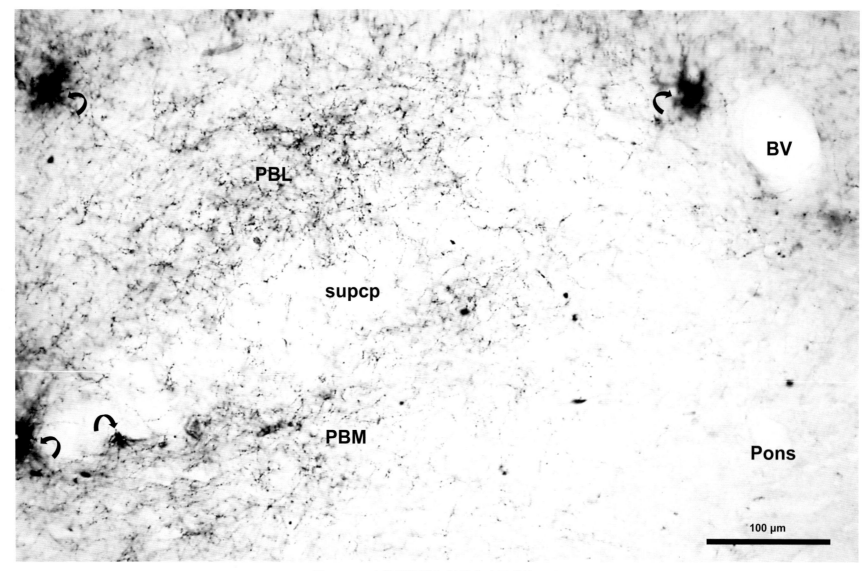

图 4-2-8　病毒顺行神经纤维束路示踪法（2）

将顺标病毒（rAAV-hSyn-EGFP-WPRE-SV40pA）注入左侧屏状核后，在左侧臂旁外侧核（lateral parabrachial nucleus，PBL）和臂旁内侧核（medial parabrachial nucleus，PBM）内可见病毒顺行标记的神经纤维和终末，以及活化（activated）的神经胶质细胞（neuroglia cell，NGC；黑弯箭头）。BV：血管；Pons：脑桥；supcp：小脑上脚。小鼠，脑桥，硫酸镍铵增强的 DAB 显色反应的免疫组织化学染色法

第三节　荧光素示踪剂标记

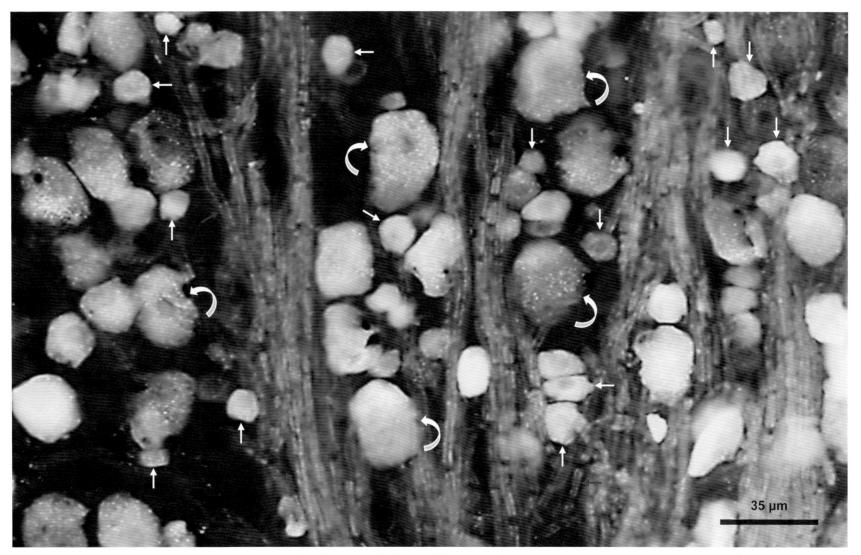

图 4-3-1　荧光素的逆行标记示踪法（1）

将逆行示踪剂荧光金（FG）注入左侧坐骨神经后，在左侧的脊髓背根节内可见到大型（白弯箭头）和小型（白直箭头）神经节细胞（神经元），以及呈竹节状的有髓神经纤维（MyF；红直箭头）。大鼠，背根节，荧光素逆行标记法

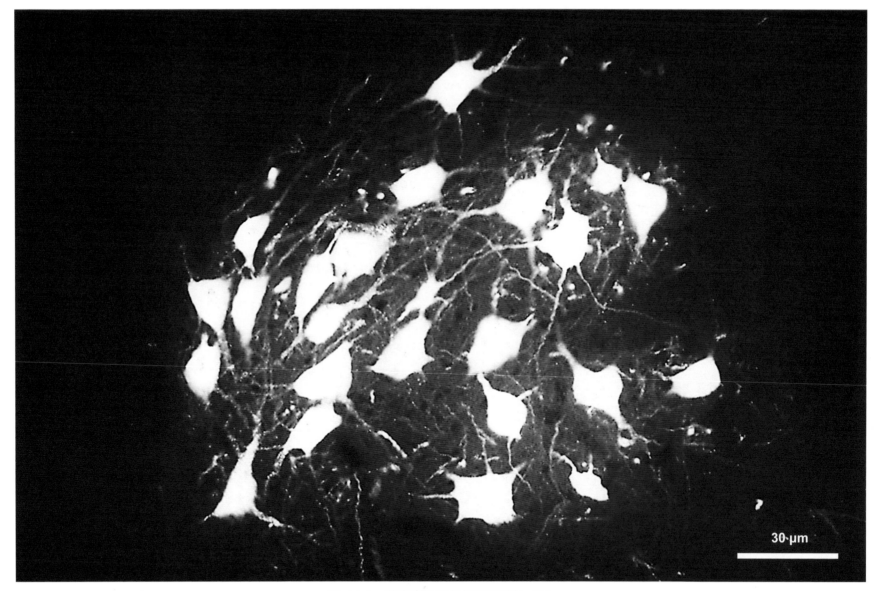

图 4-3-2　荧光素的逆行标记示踪法（2）

将逆行示踪剂 FG 注入左侧坐骨神经后，在左侧的脊髓前角内可见到 FG 逆标运动神经元的细胞体及其突起。大鼠，脊髓腰段，荧光素逆行标记法

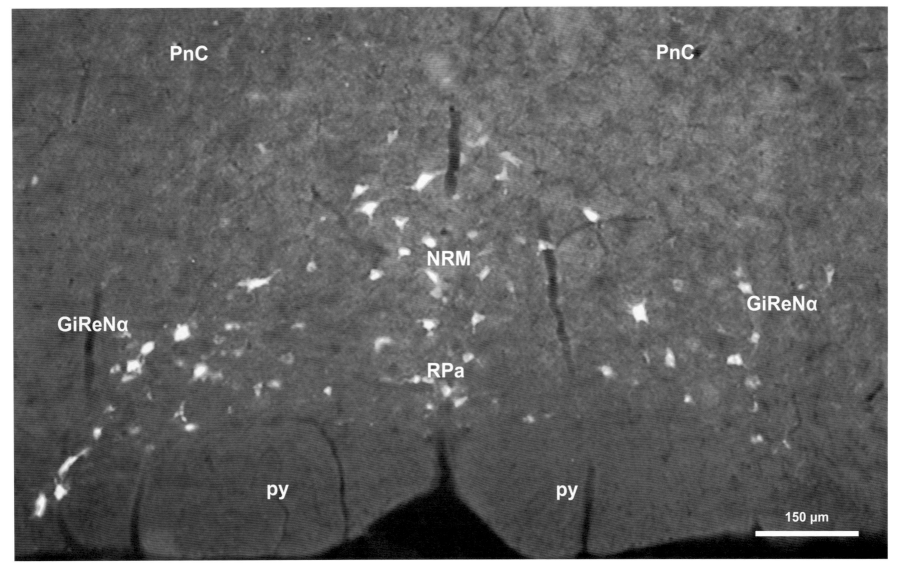

图 4-3-3 荧光素的逆行标记示踪法（3）

将逆行示踪剂 FG 注入左侧脊髓后角浅层（Ⅰ层和Ⅱ层）后，在延髓的中缝大核（nucleus raphe magnus，NRM）、中缝苍白核（nucleus raphe pallidus, RPa）及其周围的巨细胞网状核 α 部（gigantocellular reticular nucleus pars α，GiReNα）内可见到稀疏分布的 FG 逆标神经元，与注射区同侧（左侧）的上述结构内的逆标神经元数量略多于对侧（右侧）。PnC：脑桥尾侧网状核；py：锥体。大鼠，延髓，荧光素逆行标记法

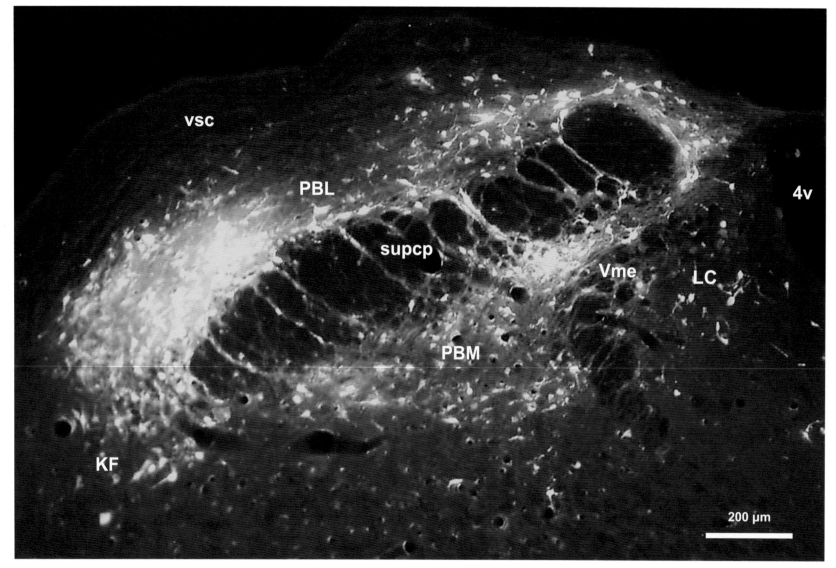

图 4-3-4　荧光素的逆行标记示踪法（4）

将逆行示踪剂 FG 注入左侧岛叶皮质后，在左侧的臂旁外侧核（PBL）和臂旁内侧核（PBM）内可见到密集分布的 FG 逆标神经元，在 KF 核（Kölliker-Fuse nucleus，KF）、蓝斑核（LC）等结构内仅可见到稀疏分布的 FG 逆标神经元。4v：第四脑室；Vme：三叉神经中脑核；supcp：小脑上脚；vsc：脊髓小脑腹侧束。小鼠，脑桥，荧光素逆行标记法

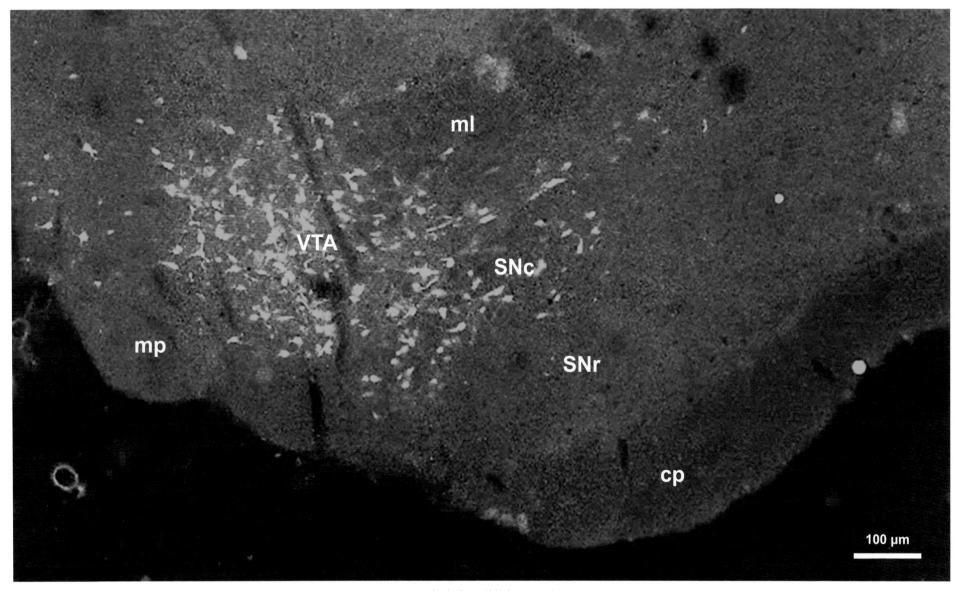

图 4-3-5 荧光素的逆行标记示踪法（5）

将逆行示踪剂 FG 注入右侧伏核后，在右侧腹侧被盖区（VTA）和黑质致密部（SNc）内可见较密集分布的 FG 逆标神经元细胞体。cp: 大脑脚; ml: 内侧丘系; mp: 乳头体脚; SNr: 黑质网状部。大鼠，中脑，异硫氰酸荧光素（FITC）显色的免疫荧光组织化学染色法

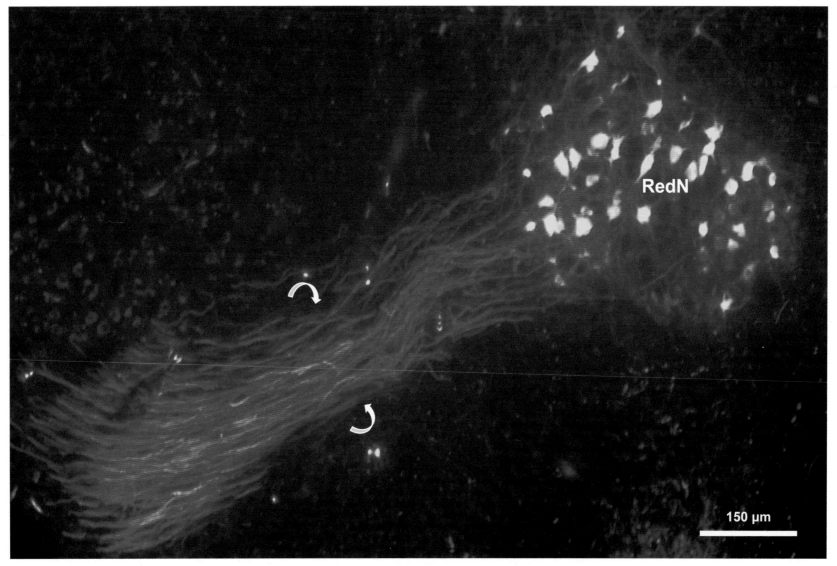

图 4-3-6　荧光素的逆行标记示踪法（6）

将逆行示踪剂四甲基罗丹明（TMR）注入左侧脊髓灰质（gray matter，GM）后，在右侧的红核（red nucleus，RedN）大细胞部内可见到密集分布的 TMR 逆标神经元，
以及由这些神经元发出的传出纤维束交叉到对侧（白弯箭头）并形成红核脊髓束（rubrospinal tract）投射到脊髓前角。大鼠，中脑，荧光素逆行标记法

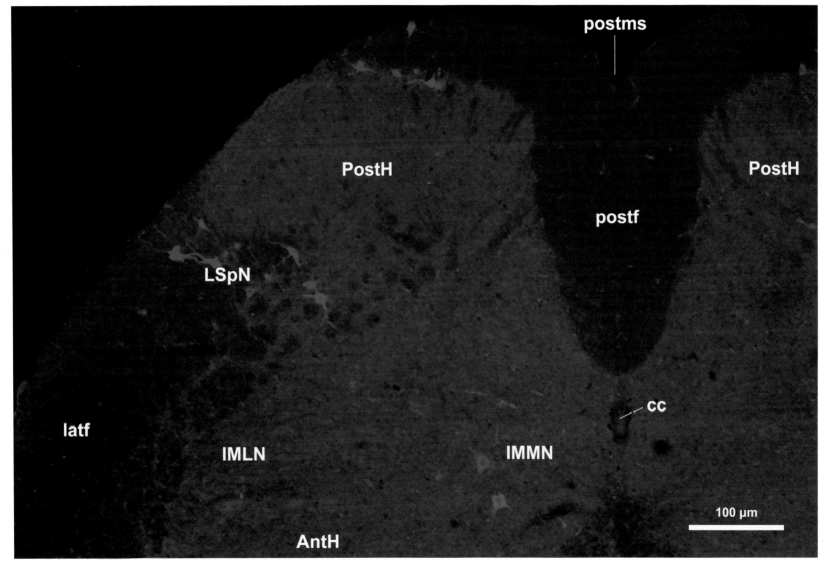

图 4-3-7　荧光素的逆行标记示踪法（7）

将逆行示踪剂 TMR 注射到左侧臂旁外侧核后，TMR 逆标神经元主要见于与注射区同侧（左侧）的脊髓后角（PostH）浅层和外侧脊核（lateral spinal nucleus，LSpN），在中间带内侧核（intermediomedial nucleus，IMMN）内仅可见少量 TMR 逆标神经元。AntH：前角；cc：中央管；IMLN：中间带外侧核；latf：外侧索；postf：后索；postms：后正中沟。大鼠，脊髓颈段，荧光素逆行标记法

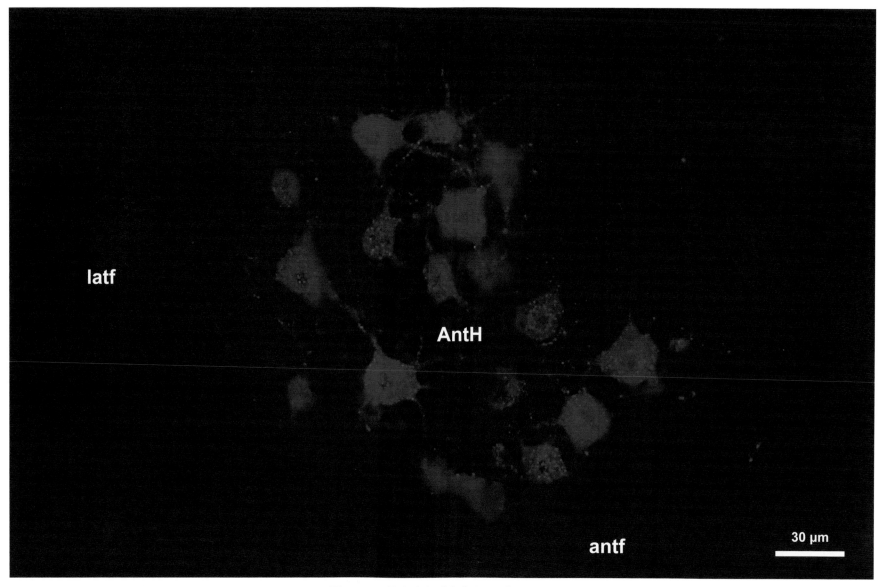

图 4-3-8 荧光素的逆行标记示踪法（8）

将逆行示踪剂 TMR 注射到左侧坐骨神经后，TMR 逆标神经元仅见于与注射区同侧（左侧）的脊髓前角（AntH）。antf：前索；latf：外侧索。大鼠，脊髓腰段，荧光素逆行标记法

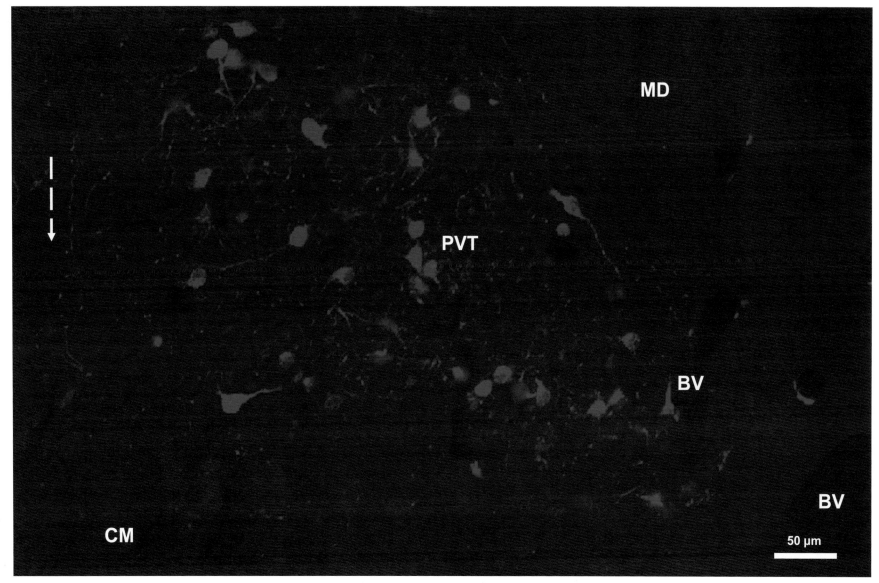

图 4-3-9 荧光素的逆行标记示踪法（9）

将逆行示踪剂 TMR 注射入右侧杏仁中央核后，在右侧丘脑室旁核（PVT）内可见到形态各异并向杏仁中央核投射的 TMR 逆标红色神经元。白直虚线箭头示中线的位置。
BV：血管；CM：中央内侧核；MD：丘脑内背侧核。大鼠，间脑，荧光素逆行标记法

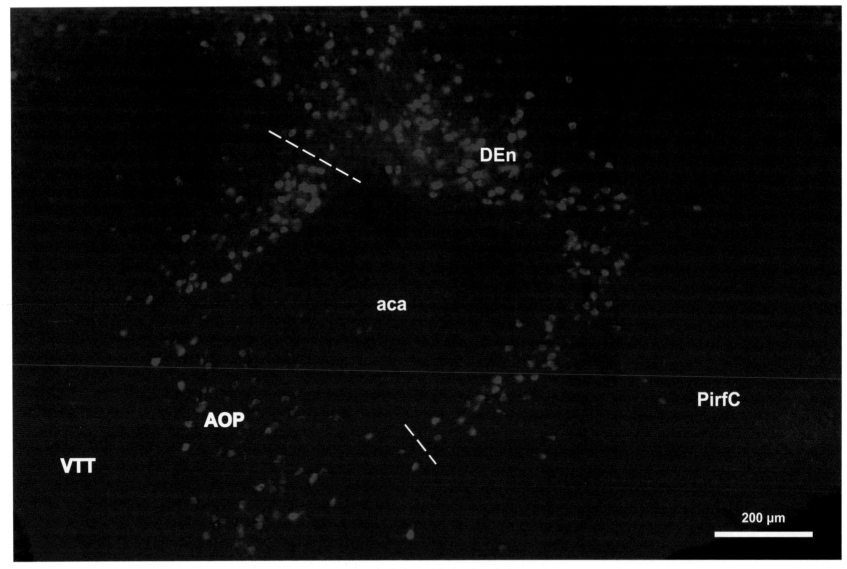

图 4-3-10　荧光素的逆行标记示踪法（10）

将逆行示踪剂红色荧光素标记的霍乱毒素 B 亚单位（CTB）注射入右内侧前额叶皮质后，CTB 逆行标记神经元主要见于围绕在右侧前连合前肢（anterior part of anterior commissure，aca）周围的前嗅核后部（posterior part of anterior olfactory nucleus，AOP）和背侧内梨状核（dorsal entopiriform nucleus，DEn）。白色虚线示 AOP 与 DEn 的分界线。PirfC：梨状皮质；VTT：顶盖腹侧带。小鼠，前脑基底部，Alexa594 显色的免疫荧光组织化学染色法

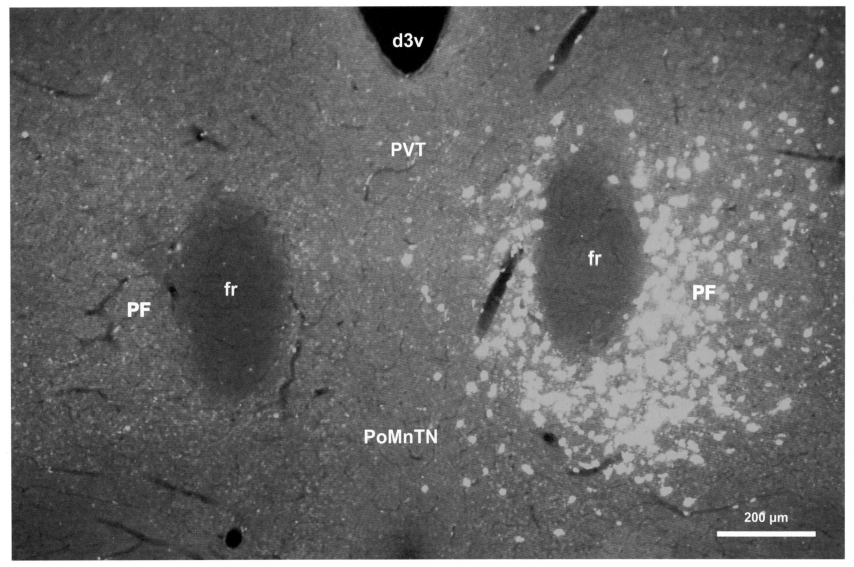

图 4-3-11　荧光素的逆行标记示踪法（11）

将逆行示踪剂绿色荧光素微球（green fluorescent microbead，GFMB）注射入右侧岛叶皮质后，可在右侧丘脑束旁核（parafascicular thalamic nucleus，PF）区内见到 GFMB 逆行标记的神经元细胞体。GFMB 的标记特点是神经元细胞体内的标记物呈颗粒状，且标记的神经突起较短。d3v：第三脑室背侧部；fr：后曲束（fasciculus retroflexus，亦称缰核脚间束）；PoMnTN：后正中丘脑核；PVT：丘脑室旁核。小鼠，间脑，荧光素逆行标记法

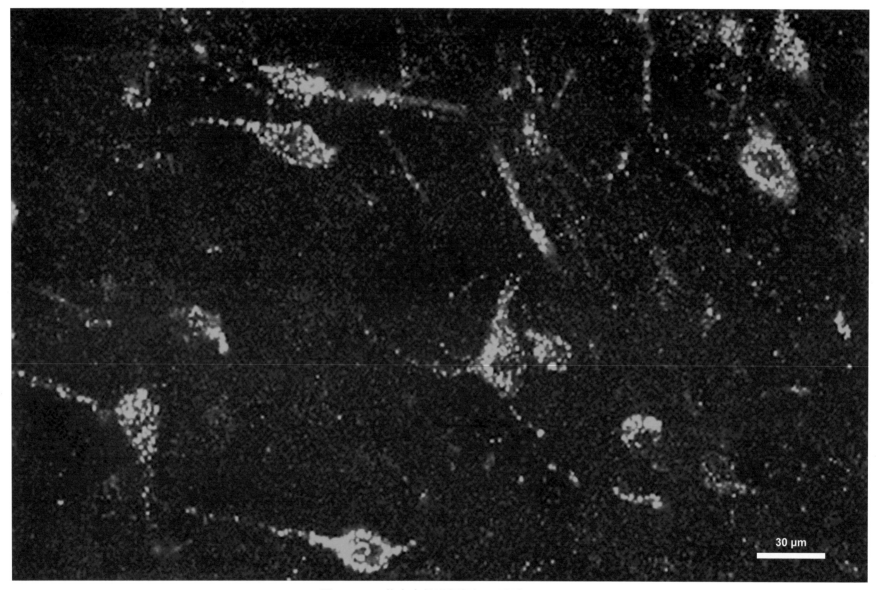

图 4-3-12　荧光素的逆行标记示踪法（12）

将逆行示踪剂绿色荧光素微球（GFMB）注入左侧岛叶皮质后，在左侧的腹侧被盖区内可见到稀疏分布的 GFMB 逆标神经元。大鼠，中脑，荧光素标记塑料微球的逆行标记法

第四节 活病毒示踪剂标记

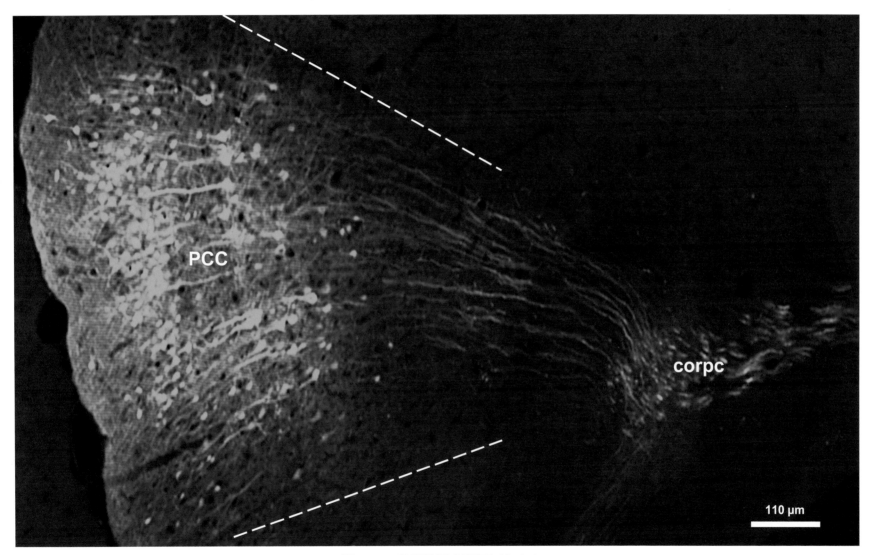

PCC

corpc

110 μm

图 4-4-1 基因重组病毒标记法（1）

将病毒（AAV2/9-CaMKII-EYFP）注射到右侧后扣带回皮质（PCC）32 天后，在 PCC 内见到的病毒感染神经元显示的注射区（injection site），病毒感染标记神经元的传出纤维（efferent fiber）呈束状聚集并进入胼胝体（corpus callosum，corpc）。白色虚线示 PCC 的范围。小鼠，前脑背侧部，基因重组病毒顺行标记法

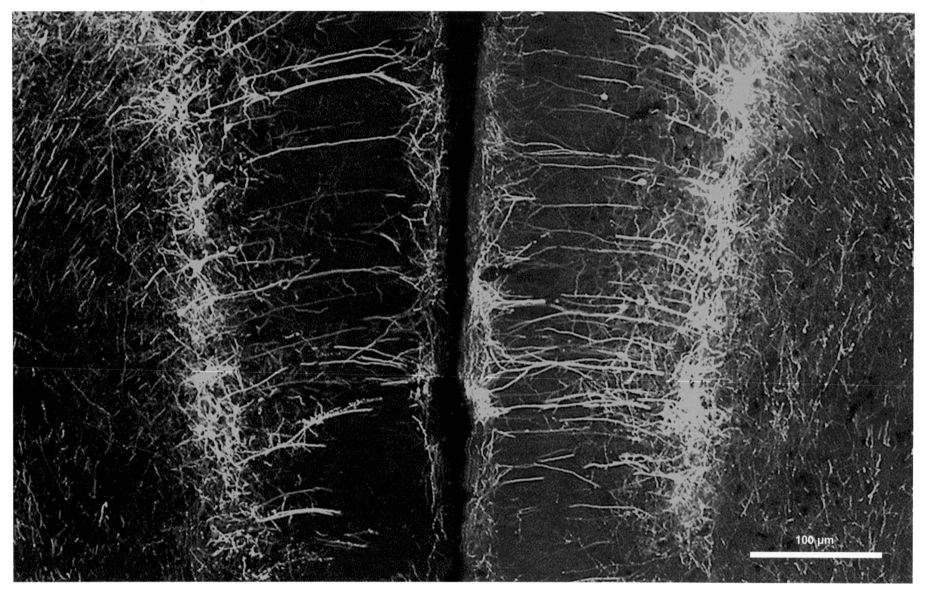

图 4-4-2 基因重组病毒标记法（2）

将逆标病毒（rAAV2/R-hSyn-EGFP-WPRE-SV40pA）注入双侧岛叶皮质后，在双侧内侧前额叶（medial prefrontal cortex，mPFC）内可见病毒逆行标记的神经元。小鼠，前脑背侧部，基因重组病毒逆行标记法

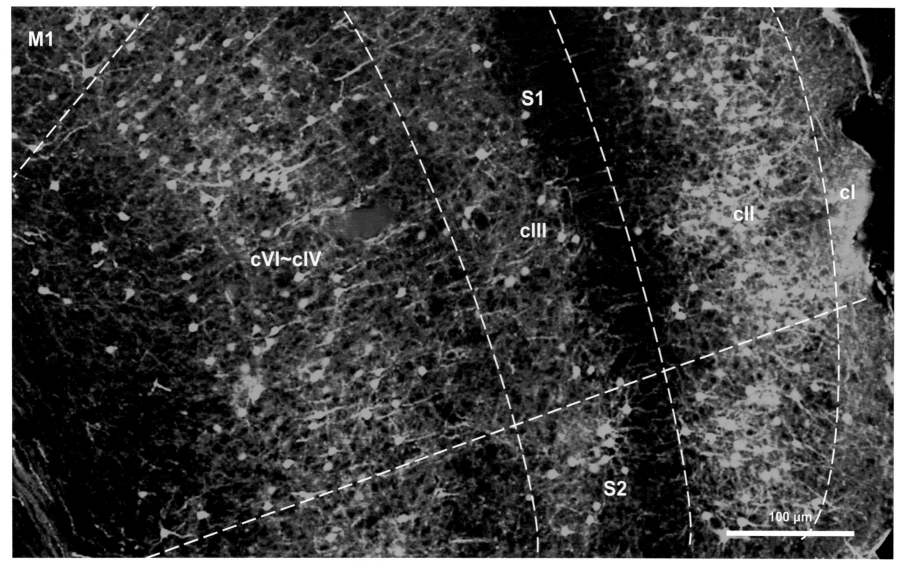

图 4-4-3　基因重组病毒标记法（3）

将顺标跨单突触病毒（rAAV2/1-hSyn-EGFP-WPRE-SV40pA）注入左侧的内侧前额叶后，在右侧初级躯体感觉皮质（S1）、次级躯体感觉皮质（secondary somatic sensory cortex，S2）和初级躯体运动皮质（M1）内可见病毒顺行标记的神经元。白色虚线示脑区及皮质分层界限。cⅠ～ cⅥ：大脑皮质Ⅰ～Ⅵ层。小鼠，大脑，基因重组病毒顺行跨突触标记法

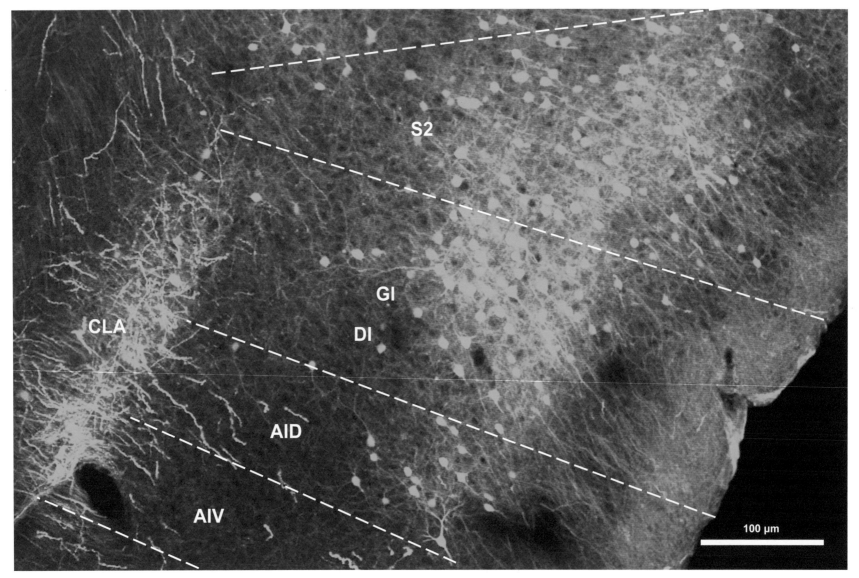

图 4-4-4 基因重组病毒标记法（4）

将顺标跨单突触病毒（rAAV2/1-hSyn-EGFP-WPRE-SV40pA）注入右侧前扣带回皮质后，在右侧岛叶皮质、屏状核（claustrum，CLA）和次级躯体感觉皮质（S2）内可见病毒顺行标记的神经元。白色虚线示皮质各区域的界限。AID：岛叶皮质背侧无颗粒区；AIV：岛叶皮质腹侧无颗粒区；DI：岛叶皮质无颗粒区；GI：岛叶皮质颗粒区。小鼠，大脑，基因重组病毒顺行跨突触标记法

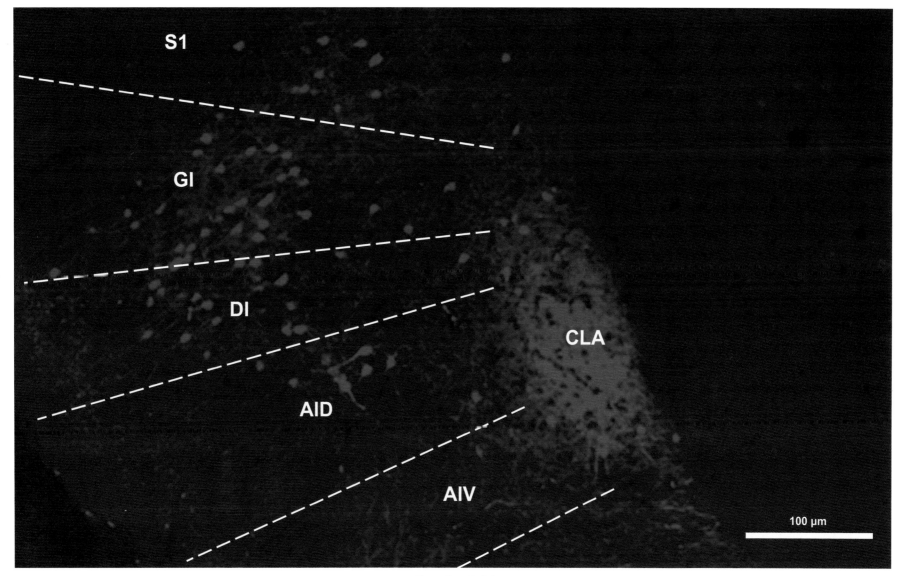

图 4-4-5　基因重组病毒标记法（5）

将逆标病毒（rAAV2/R-hSyn-mCherry-WPRE-hGHpA）注入左侧前扣带回皮质后，在左侧屏状核（CLA）、岛叶皮质和初级躯体感觉皮质（S1）内可见病毒逆行标记的神经元。白色虚线示岛叶皮质分区的界限。AID：岛叶皮质背侧无颗粒区；AIV：岛叶皮质腹侧无颗粒区；DI：岛叶皮质无颗粒区；GI：岛叶皮质颗粒区。小鼠，大脑，基因重组病毒逆行标记法

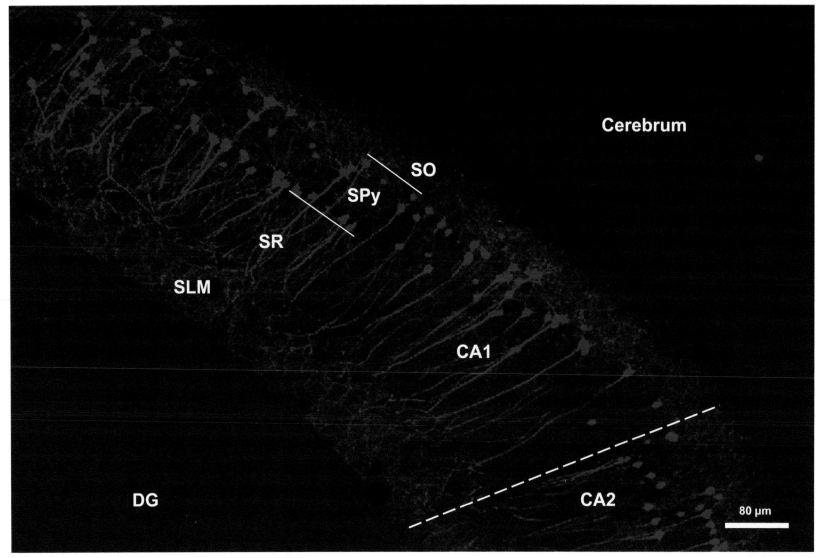

图 4-4-6　基因重组病毒标记法（6）

将狂犬病毒辅助病毒（AAV2/9-DIO-GFP-TVA 混合 AAV2/9-DIO-RVG）和 RV-EnvA-ΔG-dsRed 病毒先后注射到 PV-Cre 小鼠左侧内侧前额叶后，在右侧海马 CA1 区（CA1）和 CA2 区（CA2）的始层（stratum oriens，SO）、锥体细胞层（stratum pyramidalis，SPy）、辐射层（stratum radiatum，SR）和腔隙分子层（stratum lacunosum-moleculare，SLM）内可见病毒逆行标记的神经元。白直虚线示海马 CA1 区与 CA2 区之间的分界线；白色实线示分层界限。Cerebrum：大脑；DG：齿状回。小鼠，海马，基因重组病毒逆行标记法

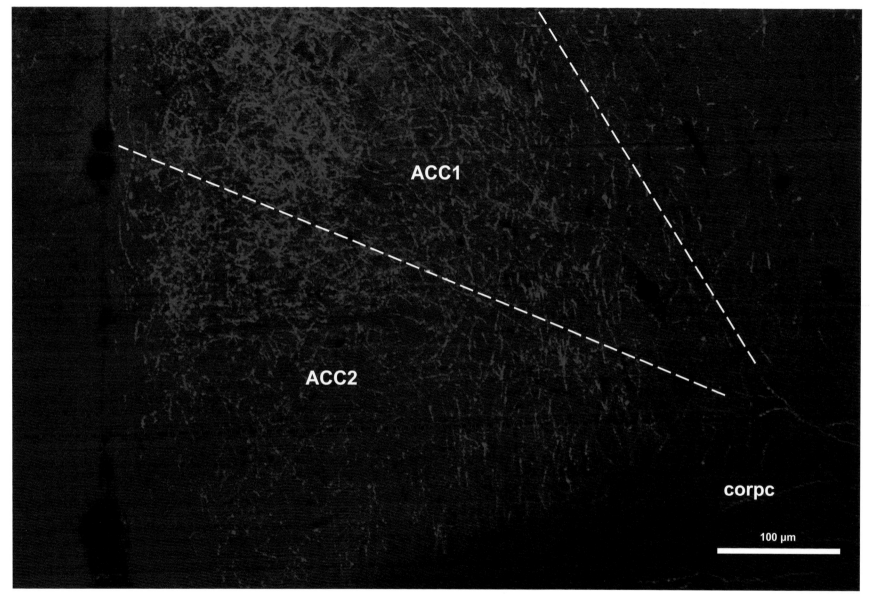

图 4-4-7　基因重组病毒标记法（7）

将顺标病毒（AAV2/9-EF1α-DIO-mCherry-WPRE-hGHpA）注入 Vglut2-Cre 小鼠右侧岛叶皮质后，在右侧前扣带回皮质（ACC）的两个亚区（ACC1 亚区和 ACC2 亚区）内可见病毒顺行标记的神经纤维和终末。白色虚线示 ACC1 亚区的界限。corpc：胼胝体。小鼠，前脑背侧部，基因重组病毒顺行标记法

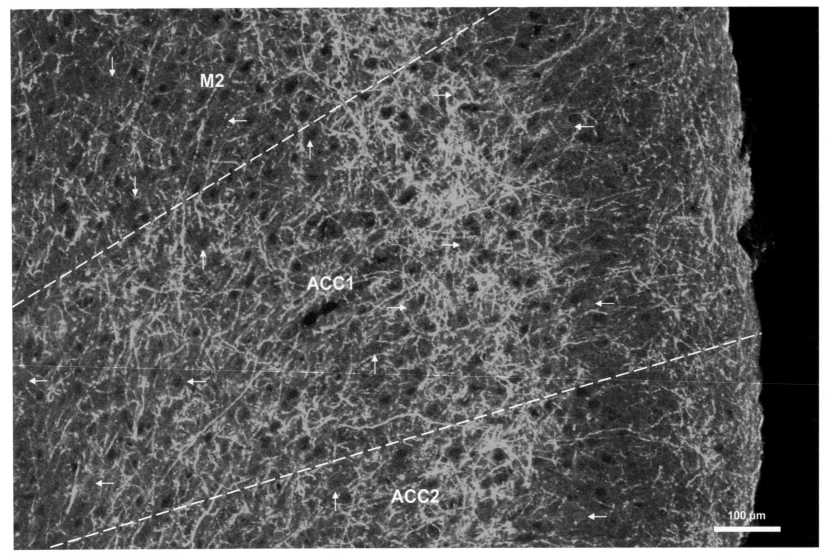

图 4-4-8 基因重组病毒标记法（8）

在 2,4- 二硝基氟苯（2,4-dinitrofluorobenzene，DNFB）诱导的慢性痒模型 C57 小鼠左侧后扣带回皮质（PCC）内注射 AAV2/9-CaMKII-EYFP 病毒，32 天后于同侧前扣带回皮质（ACC）平面的 1 亚区（ACC1）和 2 亚区（ACC2）及次级躯体运动皮质（M2）内观察到病毒顺行标记的神经纤维和终末，亦可见急性痒刺激诱发神经元表达并染成红色的 FOS 蛋白（FOS protein，FOS）位于细胞核内（白直箭头）。白直虚线示 M2、ACC1 亚区及 ACC2 亚区的分界线。小鼠，大脑，基因重组病毒顺行标记法

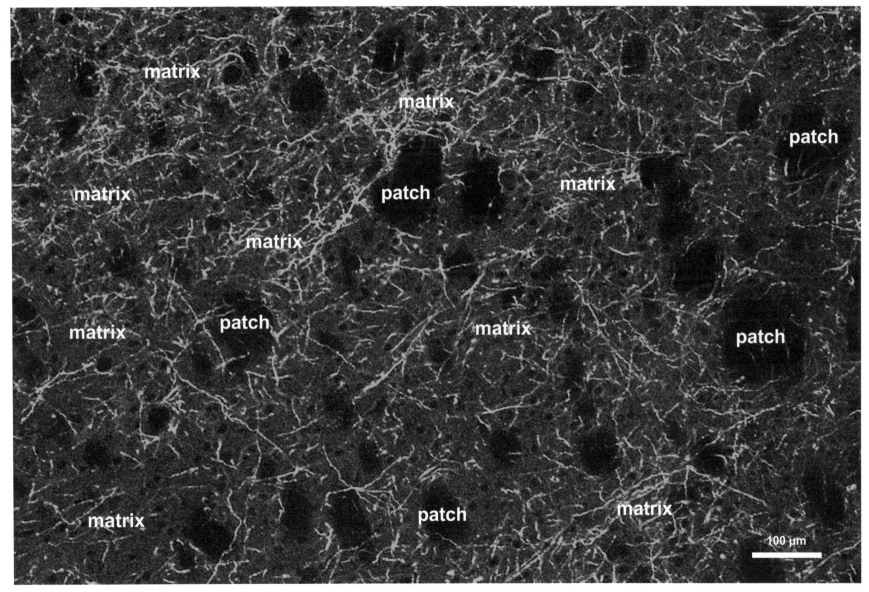

图 4-4-9　基因重组病毒标记法（9）

将顺行示踪剂 AVV2/1-CaMKII-EYFP 基因重组病毒注射至初级躯体运动皮质后，在尾壳核内可见病毒顺行标记的神经纤维和终末，这些标记神经纤维和终末集中在基质样结构（matrix）内，斑片状结构（patch）内无标记。小鼠，基底神经核，基因重组病毒顺行标记法

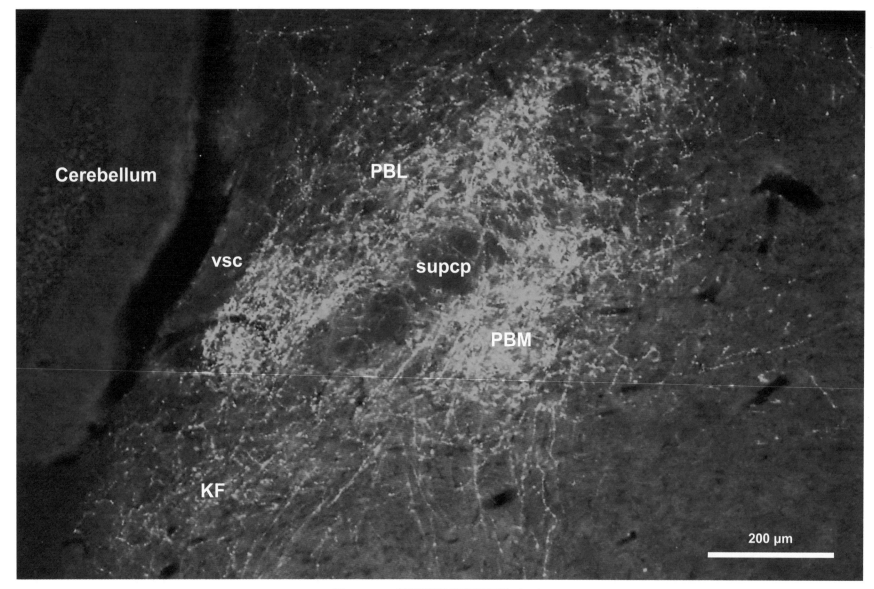

图 4-4-10 基因重组病毒标记法（10）

将顺标病毒（rAAV2/1-hSyn-EGFP-WPRE-SV40pA）注入左侧屏状核后，在左侧臂旁核内可见病毒顺行标记的神经纤维和终末。Cerebellum：小脑；KF：KF 核；PBL：臂旁外侧核；PBM：臂旁内侧核；vsc：脊髓小脑腹侧束；supcp：小脑上脚。小鼠，脑桥，基因重组病毒顺行标记法

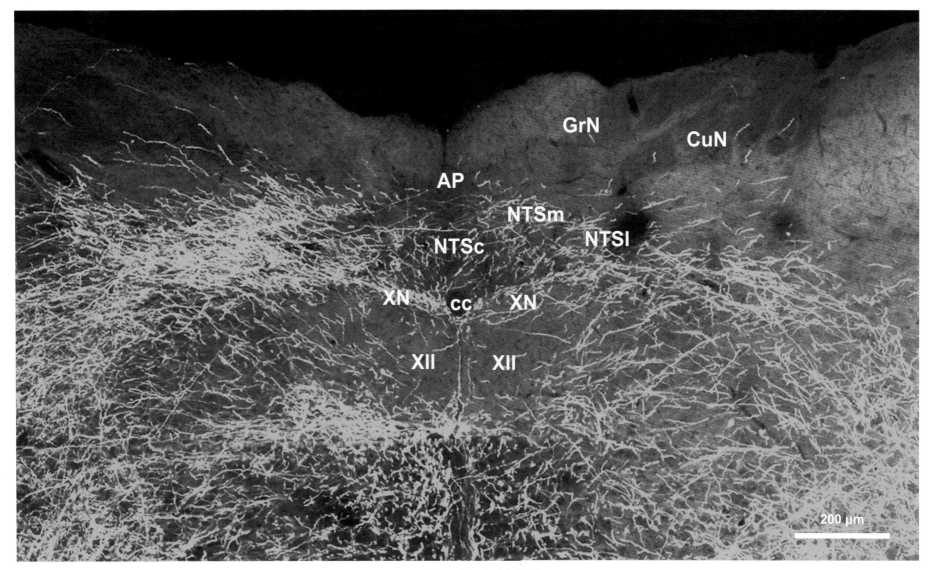

图 4-4-11 基因重组病毒标记法（11）

将顺标病毒（rAAV2/1-hSyn-EGFP-WPRE-SV40pA）注入左侧前扣带回皮质后，在孤束核（nucleus tractus solitarii，NTS）内可见病毒顺行标记的神经纤维和终末。XN：迷走神经背侧运动核；XII：舌下神经核；AP：最后区；cc：中央管；CuN：楔束核；GrN：薄束核；NTSc：孤束核连合亚核；NTSl：孤束核外侧亚核；NTSm：孤束核内侧亚核。小鼠，延髓，基因重组病毒顺行标记法

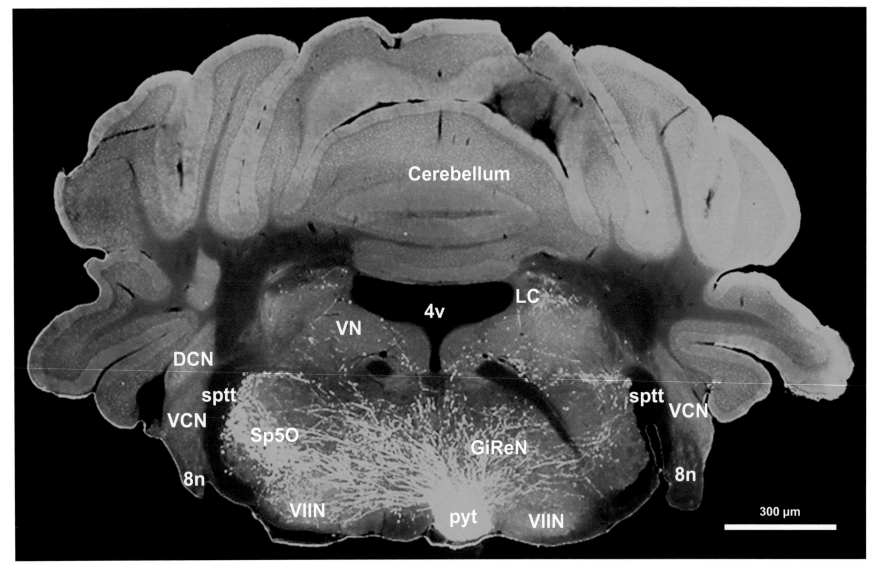

图 4-4-12　基因重组病毒标记法（12）

将顺标病毒（rAAV2/1-hSyn-EGFP-WPRE-SV40pA）注入右侧前扣带回皮质后，在脑桥冠状切面内可见病毒顺行标记的神经纤维和终末。4v：第四脑室；8n：前庭蜗神经根；ⅦN：面神经核；Cerebellum：小脑；DCN：蜗背侧核；GiReN：巨细胞网状核；LC：蓝斑核；pyt：锥体束；Sp5O：三叉神经脊束核吻侧亚核；sptt：三叉脊束；VCN：蜗腹侧核；VN：前庭核。小鼠，脑干和小脑，基因重组病毒顺行标记法

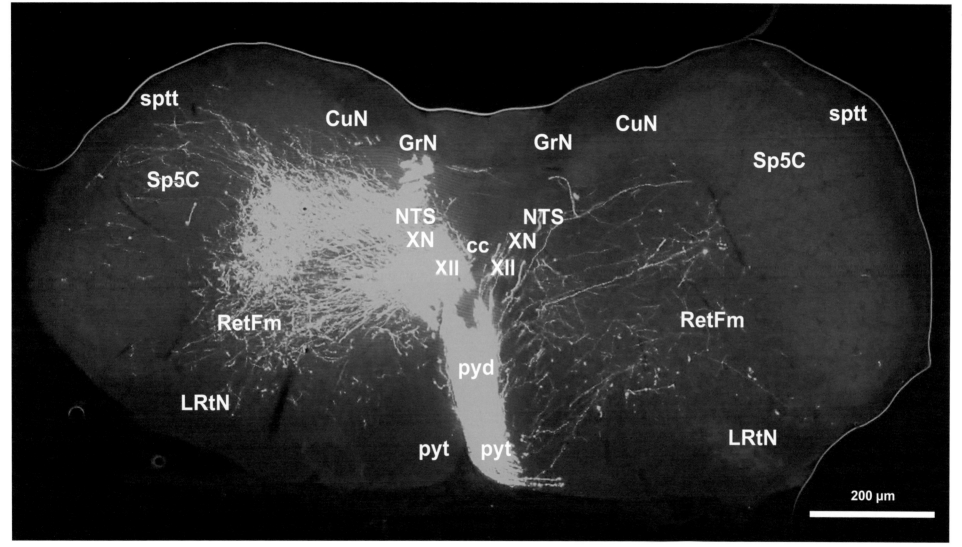

图 4-4-13 基因重组病毒标记法（13）

将顺标病毒（rAAV2/1-hSyn-EGFP-WPRE-SV40pA）注入右侧前扣带回皮质后，在延髓锥体交叉（pyramidal decussation，pyd）平面的冠状切面上可见病毒顺行标记的神经纤维和终末。XN：迷走神经背侧运动核；XII：舌下神经核；cc：中央管；CuN：楔束核；GrN：薄束核；LRtN：外侧网状核；NTS：孤束核；pyt：锥体束；pyd：锥体交叉；RetFm：网状结构；Sp5C：三叉神经脊束核尾侧亚核；sptt：三叉脊束。小鼠，延髓，基因重组病毒顺行标记法

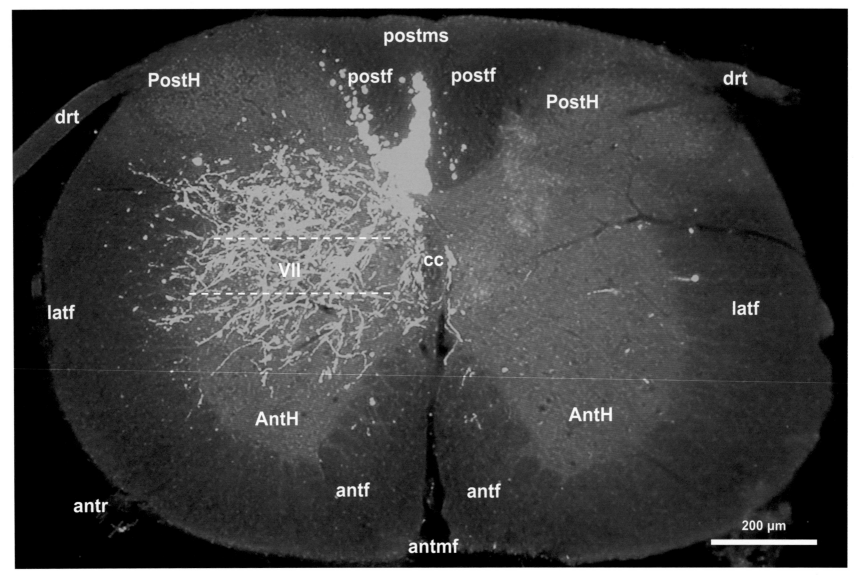

图 4-4-14　基因重组病毒标记法（14）

将顺标病毒（rAAV2/1-hSyn-EGFP-WPRE-SV40pA）注入右侧前扣带回皮质后，在脊髓内可见病毒顺行标记的神经纤维和终末。白色虚线示灰质第 7 层（Ⅶ）的边界。antf：前索；AntH：前角；antmf：前正中裂；antr：前根；cc：中央管；drt：后根；postf：后索；PostH：后角；postms：后正中沟；latf：外侧索。小鼠，脊髓，基因重组病毒顺行标记法

第五节　神经束路示踪技术的综合应用

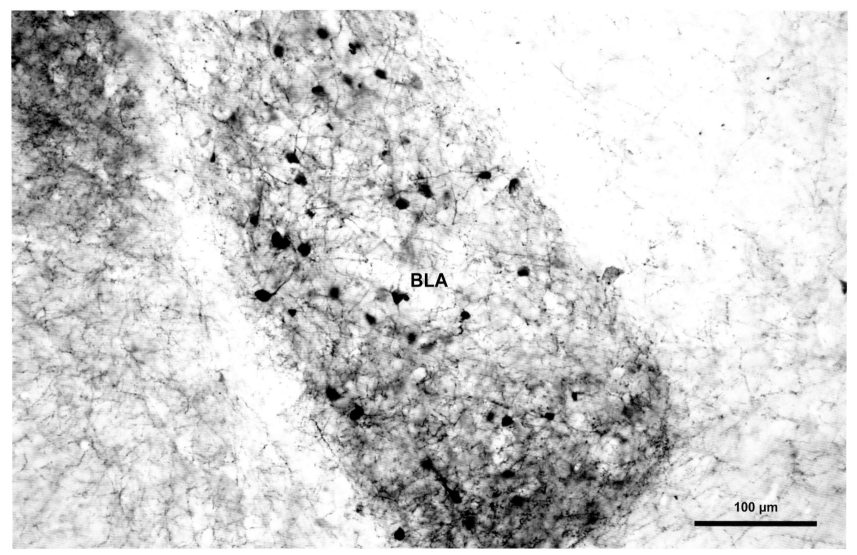

图 4-5-1　杏仁基底外侧核内神经元的传出投射（1）

将顺标跨单突触病毒（rAAV2/1-hSyn-EGFP-WPRE-SV40pA）注入左侧屏状核后，在左侧杏仁基底外侧核（basolateral amygdaloid nucleus，BLA）内可见病毒逆行标记神经元的细胞体，以及神经纤维和终末。小鼠，杏仁核，硫酸镍铵增强的 DAB 反应显示的基因重组病毒逆行标记法

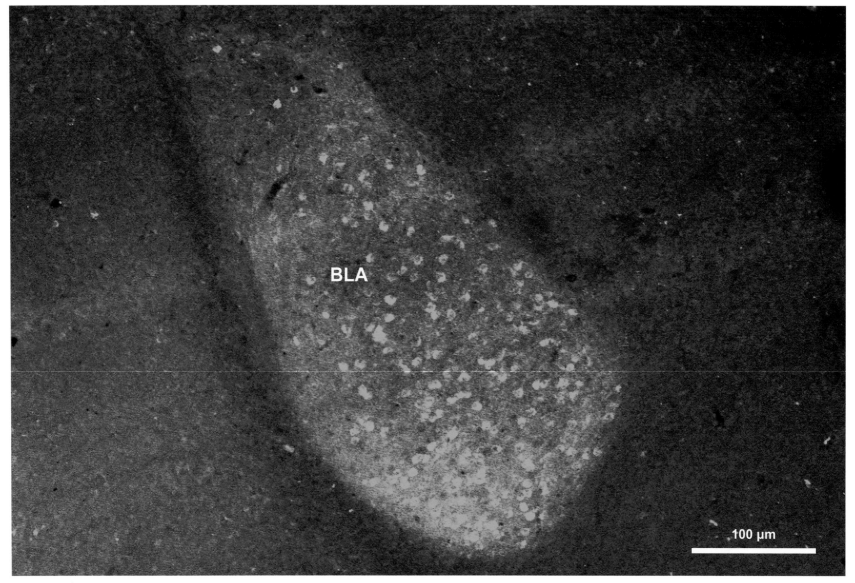

图 4-5-2　杏仁基底外侧核内神经元的传出投射（2）

将逆行示踪剂霍乱毒素 B 亚单位（CTB）注射入左侧屏状核后，在左侧杏仁基底外侧核（BLA）内可见 CTB 逆行标记神经元的细胞体。小鼠，杏仁核，Alexa488 显色的免疫荧光组织化学染色法

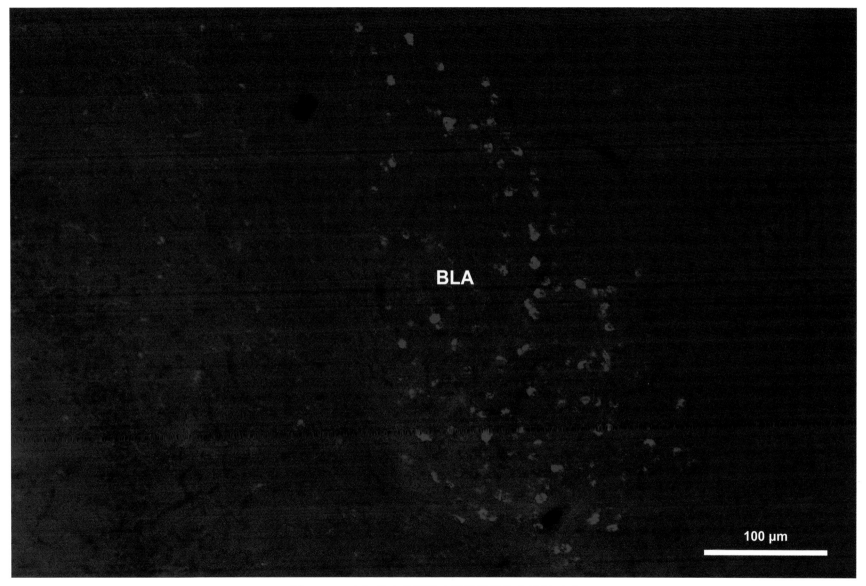

图 4-5-3　杏仁基底外侧核内神经元的传出投射（3）

将示踪剂红色荧光素微球（red fluorescent microbead，RFMB）注射入左侧屏状核后，在左侧杏仁基底外侧核（BLA）内可见 RFMB 逆行标记神经元的细胞体。小鼠，杏仁核，
Alexa594 显示的荧光素微球逆行标记法

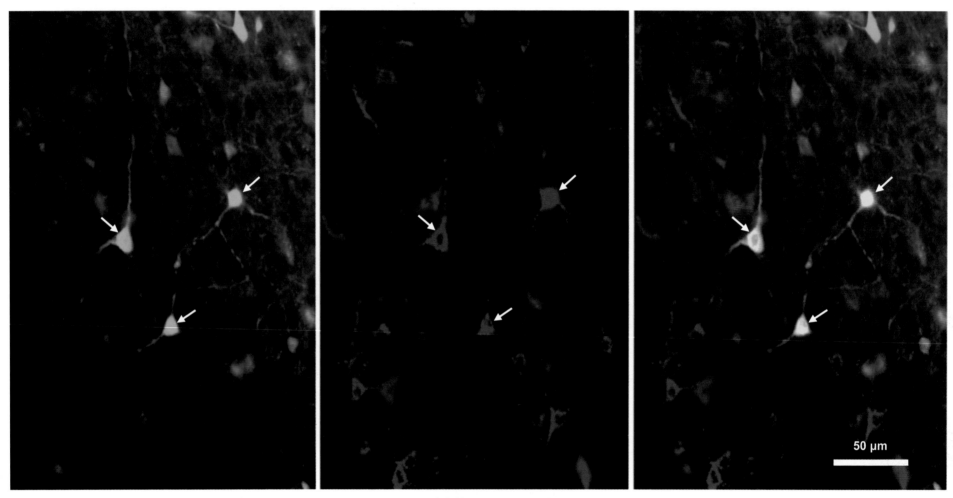

图 4-5-4　臂旁核内神经元的分支投射

分别将逆行示踪剂荧光金（FG）注入丘脑室旁核和霍乱毒素 B 亚单位（CTB）注射到导水管周围灰质后，在臂旁外侧核内可见 FG 逆标神经元（绿色）、CTB 逆标神经元（红色）和 FG/CTB 双标神经元（橘黄色，白直箭头）。小鼠，脑桥，免疫荧光组织化学双标染色法

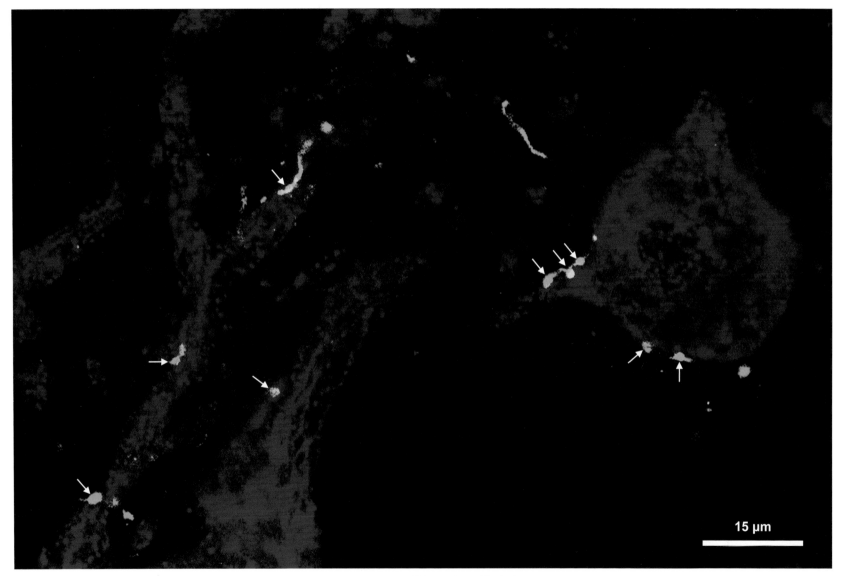

图 4-5-5　运动神经元的纤维联系

将顺行示踪剂菜豆凝集素 L 亚单位（PHA-L）和逆行示踪剂霍乱毒素 B 亚单位（CTB）分别注射到左侧臂旁核和左侧咬肌（masseter muscle，MM），经过免疫荧光组织化学双重染色，在左侧三叉神经运动核（trigeminal motor nucleus，Vmo）内可见来自臂旁核的 PHA-L 顺标终末（绿色）与支配咬肌的三叉神经运动神经元（MtN；红色）之间形成密切接触（白直箭头）。大鼠，脑桥，免疫荧光组织化学双标染色法

185

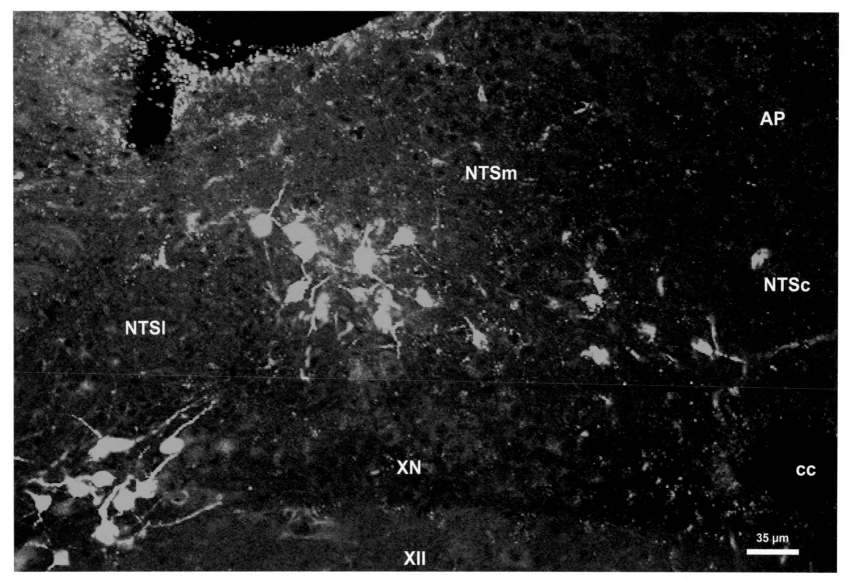

图 4-5-6　孤束核内神经元的分支投射（1）

将逆行示踪剂荧光金（FG）注射入左侧下丘脑室旁核（paraventricular hypothalamic nucleus，PVN）后，左侧孤束核（NTS）内可见 FG 逆行标记的神经元胞体。
XN：迷走神经背侧运动核；XII：舌下神经核；AP：最后区；cc：中央管；NTSc：孤束核连合亚核；NTSl：孤束核外侧亚核；NTSm：孤束核内侧亚核。小鼠，延髓，
Alexa488 显色的免疫荧光组织化学染色法

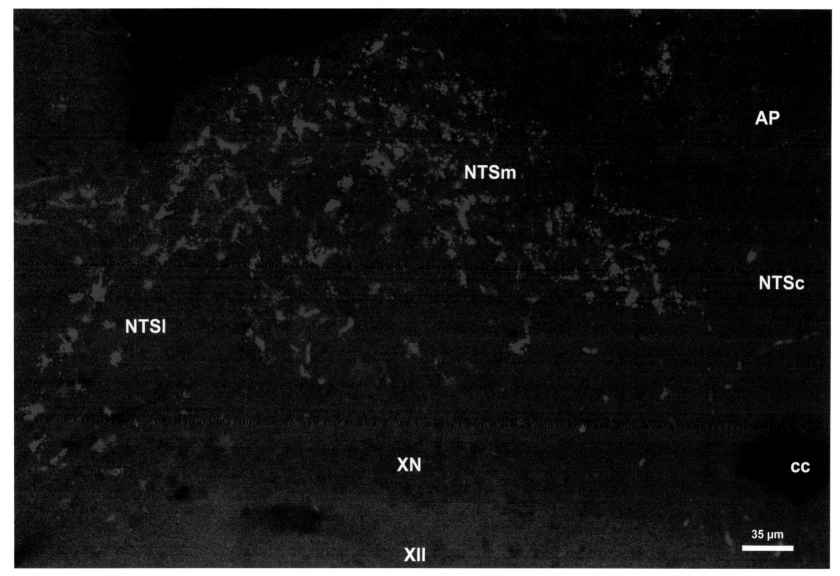

图 4-5-7　孤束核内神经元的分支投射（2）

将逆行示踪剂红色荧光素微球（RFMB）注射入左侧臂旁核（PBN）后，左侧孤束核内可见 RFMB 逆行标记神经元的细胞体。XN：迷走神经背侧运动核；XII：舌下神经核；AP：最后区；cc：中央管；NTSc：孤束核连合亚核；NTSl：孤束核外侧亚核；NTSm：孤束核内侧亚核。小鼠，延髓，Alexa594 显色的免疫荧光组织化学染色法

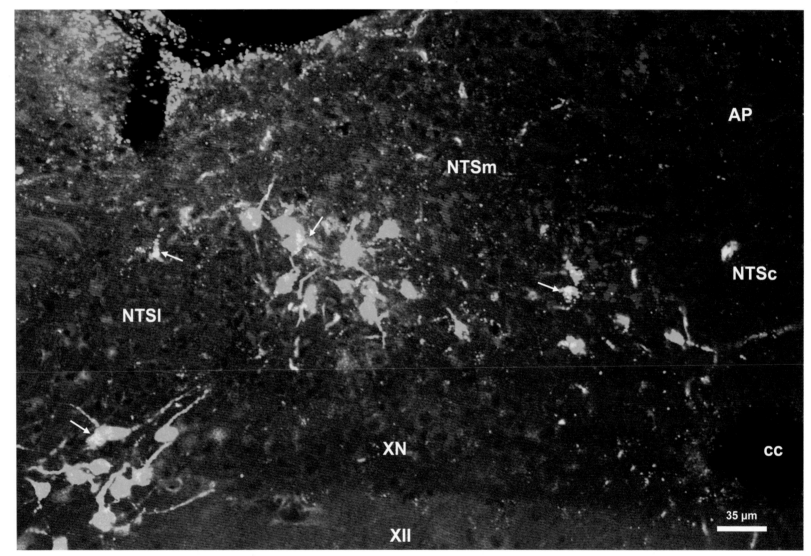

图 4-5-8　孤束核内神经元的分支投射（3）

图 4-5-6 和图 4-5-7 的重叠像。分别将逆行示踪剂荧光金（FG）注射入左侧下丘脑室旁核和红色荧光素微球（RFMB）注射入左侧臂旁核后，左侧孤束核内可见 FG 逆行标记的神经元胞体（绿色）、RFMB 逆行标记的神经元胞体（红色）和两者的双标神经元（橘黄色，白直箭头）。XN：迷走神经背侧运动核；XII：舌下神经核；AP：最后区；cc：中央管；NTSc：孤束核连合亚核；NTSl：孤束核外侧亚核；NTSm：孤束核内侧亚核。小鼠，延髓，免疫荧光组织化学双标染色法

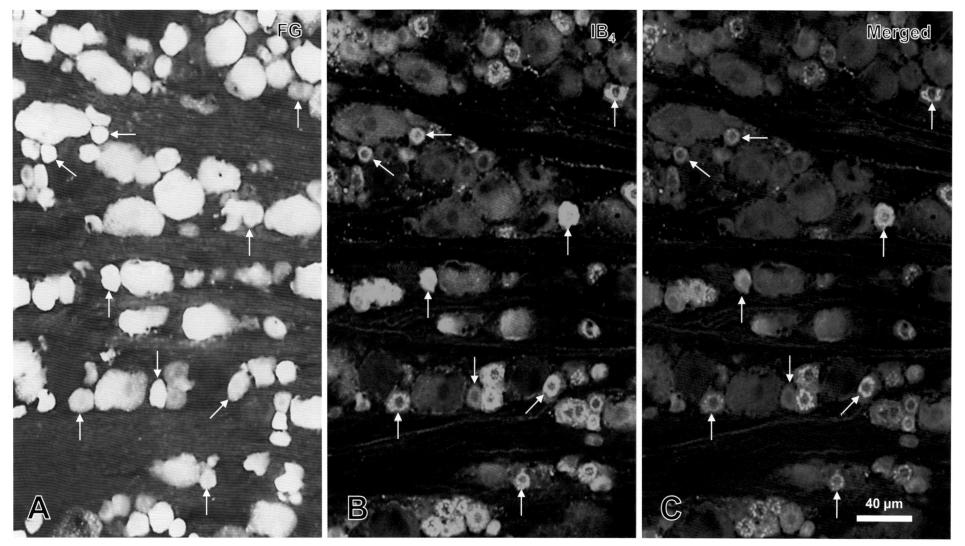

图 4-5-9 感觉神经元的分类

将逆行示踪剂荧光金（FG）注射到左侧坐骨神经再经过抗植物凝集素 B₄ 亚单位（plant lectin B₄，IB₄）的免疫荧光组织化学染色后，在左侧背根节内可见 FG 逆标假单极神经元（pseudounipolar neuron，PUN；A）、IB₄（痛信息感受和传递神经元的标志物）阳性假单极神经元（B）和 FG 标记并呈 IB₄ 阳性的双标神经元（白直箭头）。图 C 为图 A 和图 B 的叠加（Merged）像。大鼠，背根节，免疫荧光组织化学双标染色法

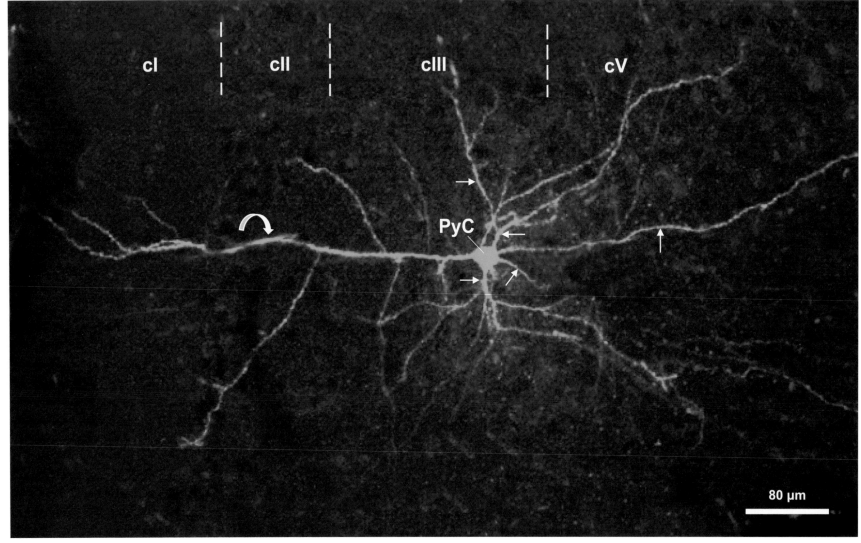

图 4-5-10　细胞内电泳注射标记的神经元（1）

在对前扣带回皮质的神经元进行膜片钳记录（patch clamp recording）的过程中，将细胞内标记的示踪剂生物活素 [biocytin；与生物素（biotin）属于同一类物质] 通过电泳注射入记录神经元（recording neuron）的细胞体内，再经过细胞质、轴突和树突运输的方式，将生物活素运输到神经元的突起，最后用卵白素标记的绿色荧光素（avidin-Alexa488）与生物活素结合的 ABC 法显示该记录锥体细胞（PyC）的细胞体、顶树突（白弯箭头）、基树突（白直箭头）等突起。c I：大脑皮质分子层；c II：外颗粒层；c III：外锥体细胞层；c V：内锥体细胞层。注意，ACC 处的大脑皮质缺乏内颗粒层（c IV）。白色虚线示皮质的分层界限。小鼠，额叶，Alexa488 显色的 ABC 法染色法

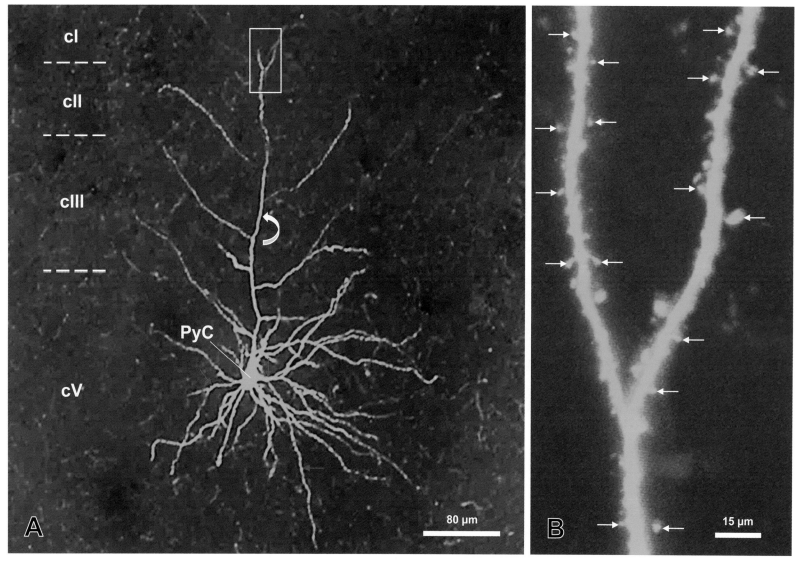

图 4-5-11　细胞内电泳注射标记的神经元（2）

在对岛叶皮质的神经元进行膜片钳记录时，将生物活素电泳注射入记录的锥体细胞（神经元），最后用荧光素标记的 ABC 法显示该记录的锥体细胞（PyC）、顶树突（A；白弯箭头）、基树突（A；红直箭头）等突起。图 B 为图 A 白框内部分的高倍像，可见顶树突上有密集的树突棘（B；白直箭头）。白色虚线示皮质的分层界限。cⅠ：大脑皮质分子层；cⅡ：外颗粒层；cⅢ：外锥体细胞层；cV：内锥体细胞层。大鼠，岛叶皮质，Alexa485 显色的 ABC 法染色法

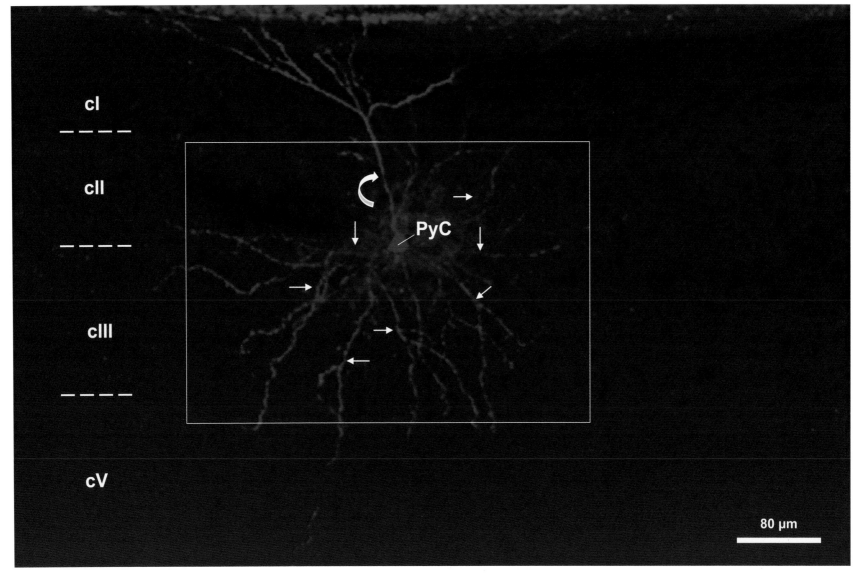

图 4-5-12 细胞内电泳注射标记的神经元（3）

在对前扣带回皮质的神经元进行膜片钳记录时，将生物活素电泳注射入记录的锥体细胞，最后用荧光素标记的 ABC 法显示该记录的锥体细胞（PyC）、顶树突（白弯箭头）、基树突（白直箭头）等突起。白框内部分的高倍像见图 4-5-13。白色虚线示皮质的分层界限。c I：大脑皮质分子层；cII：外颗粒层；cIII：外锥体细胞层；cV：内锥体细胞层。小鼠，额叶，Alexa594 显色的 ABC 法染色法

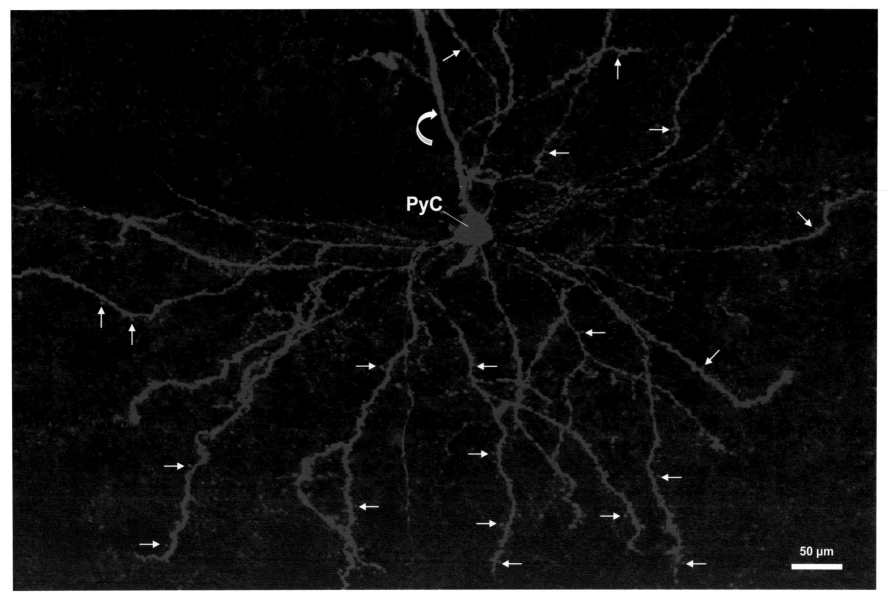

图 4-5-13　细胞内电泳注射标记的神经元（4）

图 4-5-12 中白框内部分的高倍像，显示该细胞内标记锥体细胞（PyC）的细胞体、顶树突（白弯箭头）和树突上的树突棘（白直箭头）。小鼠，额叶，Alexa594 显色的 ABC 法染色法

第五章　化学神经解剖学技术

组织化学（histochemistry）或细胞化学（cytochemistry）是介于组织学（histology）或细胞学（cytology）与化学（chemistry）之间的一门科学。组织（细胞）化学是指使用组织（细胞）学和化学的方法来确定组织（细胞）的化学成分，并使之可视化（visualization）。进入20世纪70年代以来，神经系统的组织化学研究取得了飞速发展，以至于形成了化学神经解剖学（chemical neuroanatomy）这门独立的学科。作为现代神经科学研究方法，组织化学法中最主要的是免疫组织化学（immunohistochemistry）技术，其中包括了免疫细胞化学（immunocytochemistry）技术。

免疫组织化学技术是利用免疫学（immunology）的抗体（antibody）与抗原（antigen）结合的原理及组织化学技术对组织、细胞特定抗原或抗体进行定位（localization）和定量（quantity）研究的技术。因为抗原与抗体的结合是高度特异的，所以免疫组织化学方法具有高度的特异性、灵敏性和精确性。免疫组织化学染色的抗原通常是肽或蛋白质类物质，有数量不等的抗原决定簇（antigenic determinant）。抗原决定簇由暴露于抗原表面、在空间上相邻的3～8个氨基酸组成。一个抗原上可以有多个抗原决定簇。故由此产生的抗血清中可能含有针对不同决定簇的抗体，此类抗体称为多克隆抗体（polyclonal antibody）；用杂交瘤技术可以制成针对单个决定簇的抗体，称单克隆抗体（monoclonal antibody）。因为抗体仅识别特定的抗原决定簇，而不识别抗原本身，因此，不同物质只要有相同的抗原决定簇，均可被同一抗体识别，在免疫组织化学中就存在抗体的特异性（specificity）及交叉反应（cross reaction）问题。

由于在组织和细胞内进行的抗原抗体反应一般是不可见的，需要用标记的方法将某种标记物质或荧光素结合到抗体上，再用组织化学方法显示此标记物质或在荧光显微镜下观察荧光素发出的荧光。用这些标记的抗体可以在组织切片上鉴别是否发生了特异的抗原抗体反应，并可对与抗体结合的抗原物质进行定位。

20世纪70年代就有人将免疫组织化学技术引入了脑研究领域，用于定位神经元内所含的神经活性物质及其受体，给神经形态学研究开辟了新途径，形成了新的学科分支——化学神经解剖学。该分支主要研究各类神经活性物质在脑内的分布、含不同种类神经活性物质神经元的投射状态及其相互作用，并对各种神经活性物质的合成酶及受体开展定位、定性相结合的研究。化学神经解剖学技术是探索脑的结构和功能关系的有效方法。用原位分子杂交技术在基因水平观察神经活性物质及其合成酶和受体的定位分布、神经活性物质及其受体的mRNA在不同刺激条件下的表达变化，该方法是神经形态学（神经组织学、神经解剖学）向分子生物学方向渗透发展的划时代标志。本章主要介绍化学神经解剖学的基本原理和操作的注意事项。

第一节　神经活性物质及其受体

一、神经活性物质

神经元中所含的具有生理活性的物质，可以统称为神经活性物质。人们开始认识的神经活性物质都曾被命名为化学传递物质（chemical transmitter substance）或神经传递物质（neurotransmitting substance），简称递质（transmitter），并认识到突触（synapse）部位的神经信息传递是以这些化学物质为媒介实现的。化学物质从突触前成分释放于突触间隙内，与突触后膜的特定受体（receptor）结合，使膜的离子通透性改变而引起新的变化，导致神经元发生兴奋或抑制作用。

第一个提出化学传递学说概念的是剑桥大学医学生埃利奥特（Elliott）。他于 1904 年就报道了"冲动到达交感神经末梢时，**肾上腺素（adrenaline）**作为兴奋物质而被释放"的发现。在 Elliott 的影响下，科学家们发现的神经传递物质越来越多，并且证明脑和脊髓存在的活性物质种类远较存在于内脏神经者多，除乙酰胆碱（acetylcholine）和肾上腺素之外，还有属于单胺类的儿茶酚胺类的一些物质（多巴胺、去甲肾上腺素等）和 **5- 羟色胺〔5-hydroxytryptamine，5-HT；亦称血清素（serotonin）〕**，还有**组胺（histamine）**等；属于氨基酸的 γ- 氨基丁酸、甘氨酸、谷氨酸和天冬氨酸等。20 世纪 70 年代又发现了很多种类的**神经肽（neuropeptide）**，因而神经活性物质的种类更为繁多。一般将早期发现的活性物质称为**经典递质（classical transmitter）**，而将和神经传递有关的神经肽统称为**肽类递质（peptide transmitter）**。

经典递质都是小分子物质（表 5-1）。它们既可在轴突终末合成，也可在胞体合成而后经轴突运输到轴突终末以囊泡的形式贮存、备用。多数经典递质在释放后有可被重摄取、重利用的特点，此点对实现快速反应的机制（如血压、呼吸调节）十分有利。

以往曾根据经典递质的特性总结出下列几点作为神经传递物质的必备条件：①合成传递物质的原料和合成酶都存在于神经终末（突触前成分）中，在酶的作用下进行生物合成；②神经终末内的传递物质存在于突触小泡内；③神经受到刺激时，由终末释放出有效量的传递物质进入突触间隙，作用于突触后膜上的受体产生效应；④在与神经终末相接的突触后膜上存在着传递物质的特异受体；⑤传递物质和受体发生作用后出现特异的生理"灭活"（失活）现象，使作用迅速终止；⑥刺激神经时或对突触后膜直接给予某种物质时，它们对于药物阻断突触后膜所引起的反应或生理灭活的反应都基本相同。

表 5-1　小分子神经活性物质的主要类型

分类	中文名	英文名
胆碱能系统	乙酰胆碱	acetylcholine，ACh
生物胺能系统	去甲肾上腺素	norepinephrine，NE
	肾上腺素	epinephrine，E
	多巴胺	dopamine，DA
	5- 羟色胺	5-hydroxytryptamine，5-HT
	组胺	histamine，His
氨基酸能系统	γ- 氨基丁酸	γ-aminobutyric acid，GABA
	天冬氨酸	aspartate，Asp
	谷氨酸	glutamate，Glu
	甘氨酸	glycine，Gly
嘌呤能系统	腺苷	adenosine，Ad
	腺苷三磷酸	adenosine triphosphate，ATP
	腺苷二磷酸	adenosine diphosphate，ADP
	腺苷一磷酸	adenosine monophosphate，AMP

尽管如此，经典传递物质中也有并不完全具备上述所有条件者。

近 40 年来，已经发现了大量神经肽（表 5-2）。有些肽大体上符合上述传递物质的条件，大多数肽甚至比传递物质具有更高的生物活性，既能从突触释放实现调节作用（如脑啡肽），又能从非突触部位通过**容积传输（volume transmission）**对邻近或远隔部位靶组织的功能活性进行大范围调节。神经肽和经典递质的主要区别是神经肽只在胞体内合成，经轴

表 5-2　神经肽按家族来源的分类

家族	中文名	英文名	家族	中文名	英文名
阿片肽家族	内吗啡肽	endomorphin	促胰液素家族	促胰液素	secretin
	脑啡肽	enkephalin，ENK		胰高血糖素	glucago
	强啡肽	dynorphin，Dyn		血管活性肠肽	vasoactive intestinal polypeptide，VIP
	β- 内啡肽	β-endorphin，β-End		抑胃肽	gastric inhibitory peptide，GIP
	孤啡肽	orphanin-FQ，O-FQ		生长激素释放因子	growth hormone releasing factor，GHRF
神经垂体激素家族	血管升压素	vasopressin，Vasp	胰岛素家族	胰岛素	insulin，Ins
	催产素	oxytocin，OT		胰岛素样生长因子	insulin-like growth factor，IGF
	P 物质	substance P，SP	生长抑素家族	生长抑素	somatostatin，STT
	K 物质	substance K，SK		胰多肽	pancreatic polypeptide，PPP
速激肽家族	泡蛙肽	physalaemin	胃泌素家族	胃泌素	gastrin
	耳腺蛙肽	uperolein		胃泌素释放激素	gastrin releasing peptide，GRP
	铃蟾肽	bombesin		缩胆囊素	cholecystokinin，CCK

突运输到神经终末以小泡的形式贮存、备用。由于轴浆运输是一个缓慢的过程，所以限制了神经肽在快速反应和持久剧烈活动中的调节作用。

此外，体内还有一些化学性质、生物合成、贮存和作用与上述各类物质不同的非典型神经活性物质，如**一氧化氮（nitric oxide，NO）、环氧合酶（cyclooxygenase，COX）、花生四烯酸（arachidonic acid，AA）、D-丝氨酸（D-serine）**等。很多神经激素也在神经传递中起作用。这些激素在特定的神经元内合成、释放，通过血液循环到达靶组织，与特异性膜受体或细胞质受体结合而发挥范围广、时程长的调节效应。但这些物质中有些既是激素又是递质。近几年来已证明一个神经元内并不只含一种活性物质，已在许多部位发现两种以上神经活性物质共存于一个神经元内的现象。神经活性物质种类繁多，其生物学特性及作用机制也不相同。因而，有人将具备上述传递物质条件的活性物质总称为神经传递物质（递质），而将不完全具备上述条件者称为**神经调制物质（或神经修饰物质）（neuromodulator）**。也有人将传递物质和调制物质合称为**神经调节物质（neuroregulator）**。近年来进一步发现神经元也能在非突触部位通过胞吐的形式释放所含的神经活性物质（非突触释放），经细胞外液或 / 和脑脊液扩散，与邻近组织或 / 和远隔部位靶细胞上的受体结合，产生特异的生物学效应。因此，施密特（Schmitt）1984 年建议将在神经元和神经元之间（或神经元和效应器之间）进行信息传递的物质总称为**神经信息物质**（**neural informational substance**）。

二、受体

神经活性物质担负着在神经元间传递信息的作用，在其作用的神经元上（内）存在着能特异性地与某一种活性物质结合而使其发挥调节效应的物质，叫作受体。受体是活性物质发挥作用的结构基础。受体能够识别具有特定构造的化学物质并与之特异地结合，两者结合的复合体可产生生物学效应。

受体不仅分布在细胞体的胞膜上，也存在于树突、轴突等的膜上，还存在于细胞核和细胞质内（儿茶酚胺类和肽类等亲水性物质的受体存在于胞膜上，类固醇激素等疏水性物质的受体存在于细胞核或细胞质内）。一个神经元上可以有多种受体。

自 1970 年杨（Young）和库哈尔（Kuhar）创建用同位素**放射自显影法**（**autoradiography，ARG**）检测受体存在和分布的方法以来，对受体的研究有了长足的发展。在受体的分布和定位、调节机制、亚单位的划分和提纯等方面的研究都十分活跃。**配体**（**ligand**）是与受体有亲和力的物质的总称，其中也包括常用的受体**拮抗剂**（**antagonist**）和**激动剂**（**agonist**）。配体和受体有很大的亲和力，用标记的配体可以较方便地检测出组织中的受体分布，因为是在离体组织切片上的结合实验，可不必担心不能通过血 - 脑屏障的问题，也不必担心配体在到达结合位点之前被代谢分解。

第二节 化学神经解剖学技术的基本原理

将神经组织内所含的活性物质经过一定的技术处理，使之在光学显微镜或电子显微镜下可视化，借以对各种活性物质进行形态学上的定位和定性相结合的研究，是神经解剖学的主要研究手段之一。

最初致力于神经活性物质可视化并对各种单胺类物质进行形态学上的定位研究工作的是瑞典学派。1962 年法尔克（Falck）和黑拉普（Hillarp）创建了**组织荧光显色法**（**tissue fluorescence displaying method**），也称**法尔克 - 黑拉普显色法**（**Falck-Hillarp displaying method**）。该法用**甲醛**（**formaldehyde，FA**）诱发神经组织内的单胺类物质（儿茶酚胺类的多巴胺和去甲肾上腺素及吲哚胺类的 5-HT）使之发生荧光，并在荧光显微镜下对其进行观察。儿茶酚胺类物质发绿色荧光，5-HT 发黄色荧光。1964 年道斯绰姆（Dahlstrom）和富克塞（Fuxe）发表了用此方法研究脑内单胺类物质分布的论文，发现 5-HT 主要存在于脑干的中缝系统，而儿茶酚胺类则分布于脑干的外侧部分。他们将含儿茶酚胺神经元的聚集处划分为 A1 ～ A13 等 13 个区（后来又补充了 A14 ～ A16 区）；含 5-HT 的神经元集聚处划分为 B1 ～ B9 区。这些区域虽然和细胞构筑学上的核团位置不完全一致，但为研究脑内活性物质的定位分布开创了先例。1972 年比约克隆德（Björklund）等又建立了使用**乙醛酸**（**glyoxylic acid，GA**）的**诱发荧光法**（**induced fluorescence method**），明显提高了此法的灵敏度。20 世纪 60 ～ 70 年代，诱发荧光法对神经组织内单胺类神经元的发现作出了重要贡献。

每种化学成分都必须用有高度特异性的组织化学技术处理。因而在组织化学中陆续产生了各种各样对不同化学成分进行反应的不同方法。理想的反应方法不仅要对它所反应的物质具有特异性，而且要求有较高的敏感性，还要求具有经过处理的物质的数量不减少、位置不改变、周围结构保持良好，且易于与同时反应的阳性产物相区别等条件。在神经科学中常用的是对神经元中的某些酶的反应方法，如**单胺氧化酶**（**monoamine oxidase，MAO**）、**酸性磷酸酶**（**acid phosphatase，ACP**）、**琥珀酸脱氢酶**（**succinate dehydrogenase，SDH**）、**乙酰胆碱酯酶**（**acetylcholinesterase，AChE**）等。

免疫组织化学技术继承了组织化学技术的上述特点，利用特异性的抗体［或称**抗血清**（**antiserum**）］使之与组织内的特定抗原牢固结合，然后通过一定的反应方法使之可视化，以供显微镜观察。抗体是**免疫球蛋白**（**immunoglobulin，Ig**），可分为 IgG、IgA、IgM、IgD 和 IgE 等 5 类，其中 IgG 最为常用。特异性抗体由特定的抗原诱导而产生。抗原是能刺激机体产生免疫反应的物质，它具有与相应抗体或致敏淋巴细胞产生反应的特异性。这种特异性是免疫反应的最大特点。将抗原注入动物活体，使之产生与其发生反应的特异性抗体，经过提取、精制备用。当对组织中某种抗原物质进行检测时，将此抗体加于切片上即可使之与特异性抗原结合。在神经组织中很多酶类（如多巴胺 -β- 羟化酶和胆碱乙酰化酶等）、神经肽、经典递质、受体蛋白，以及类固醇类等都可作为抗原。显微镜不能直接辨认抗原 - 抗体反应形成的免疫复合物，必须对复合物进行呈色反应。为了判断某种物质是否存在和对该物质进行一般的定量，可用**放射免疫分析技术**（**radioimmunoassay，RIA**）进行检测。但这种方法还不能确定物质存在于组织的哪些细胞内及其具体的存在（分布）状态；因此，作为定性和定位结合的手段，最常用的是免疫组织化学技术。

第三节　免疫组织化学技术

进行免疫组织化学反应时，可以将组织切片铺贴在载玻片上，也可将切片漂浸于反应液中，两者无实质差别，但前者的敏感性略差。

免疫组织化学方法分为**直接法**（**direct method**）（图 5-1A）和**间接法**（**indirect method**）（图 5-1B）。将标记物质直接标记在特异性第一抗体上的方法叫直接法；间接法不需直接标记特异抗体（第一抗体），而是标记第二或第三抗体。免疫组织化学方法一般用的标记物质有荧光素、酶、铁蛋白、生物素、纳米金颗粒及放射性核素等。目前，光学显微镜下的免疫组织化学最常用的是**辣根过氧化物酶**（**horseradish peroxidase，HRP**）标记的**过氧化物酶抗过氧化物酶**（**peroxidase antiperoxidase，PAP**）**法**（**PAP method**）、**卵白素（抗生物素）- 生物素 - 过氧化物酶复合体**（**avidin-biotin-horseradish peroxidase complex，ABC**）**法**（**ABC method**）和**免疫荧光组织化学**（**immunofluorescent histochemistry**）方法（图 5-1）。

一、免疫荧光组织化学法

用于免疫组织化学反应的抗体主要为 IgG。根据产生第一抗体的动物种属不同，用抗不同种属动物 IgG 的抗体作为第二抗体，标以荧光素（图 5-1B）。最常用的荧光物质有**异硫氰酸荧光素**（**fluorescein isothiocyanate，FITC**），激发光波长 490 nm，发射光波长 530 nm（图 5-3A）；**得克萨斯红**（**Texas red，TR**），激发光波长 550 nm，发射光波长 615 nm（图 5-2A）；**罗丹明**（**rhodamine，TRITC**），激发光波长为 580 nm，发射光波长为 610 nm。用特异性第一抗体与组织中的抗原结合后，再用荧光素标记的第二抗体与第一抗体结合并显示它们的结合部位（图 5-2A，图 5-3A）。

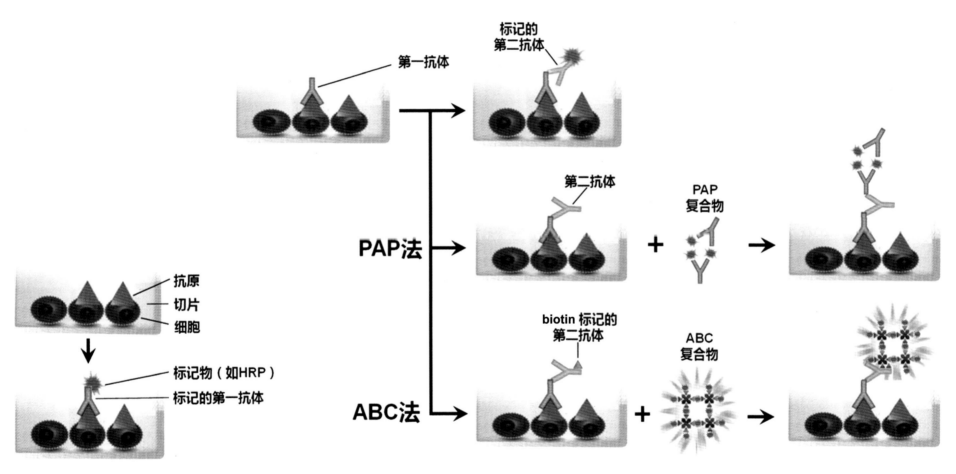

图 5-1 免疫组织（细胞）化学的反应方式

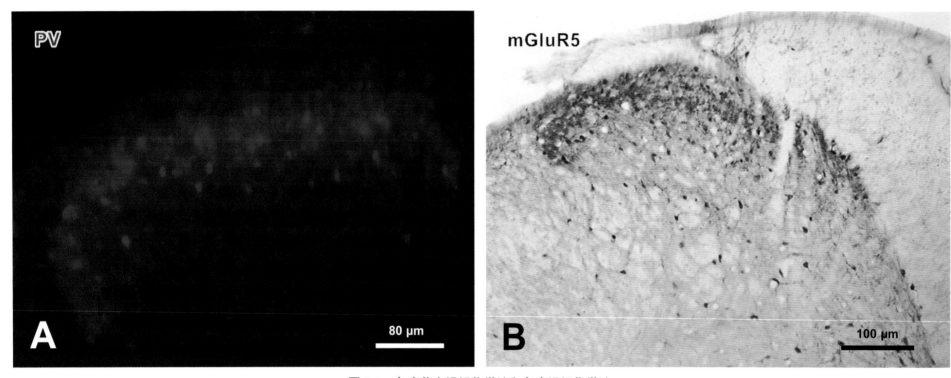

图 5-2　免疫荧光组织化学法和免疫组织化学法

脊髓后角内小清蛋白（parvalbumin，PV）［A，免疫荧光组织化学染色法（immunofluorescence histochemical staining method，IFHC）］和代谢型谷氨酸受体 5（metabotropic glutamate receptor 5，mGluR5）［B，免疫组织化学染色法（immunohistochemical staining method，IHC）］阳性结构的分布

二、PAP 法

施特恩博格（Sternberger）于 1970 年在前人工作的基础上创建了**过氧化物酶抗过氧化物酶法**（**PAP method**）（图 5-1B）。PAP 是用针对 HRP 的抗体与 HRP 结合而成的一种复合物。每个 PAP 复合物含 2 个抗 HRP 的 IgG 分子及 3 个 HRP 分子。PAP 法需用三次抗体。首先用特异的第一抗体孵育组织切片，其次用抗第一抗体（IgG）的抗体（如羊抗兔 IgG）

作桥接（故第二抗体又称桥抗），然后用 PAP 与桥抗结合。桥抗 IgG 分子的两个 Fab 段中的一个与第一抗体结合，另一个与 PAP 结合。桥抗的两个 Fab 段是相同的，因此第一抗体及 PAP 中的抗 HRP 抗体必须来自同一种动物。最后，用 HRP 反应的底物来显示 PAP。有若干种底物可供选择，产生不同颜色反应。最常用的是**二氨基联苯胺**（**diaminobenzidine，DAB**），形成棕色反应产物（图 5-2B）。显色时应随时镜检，直至显色满意为止。PAP 法简化了操作，较间接荧光法提高了灵敏度，所用第一抗

体的浓度低于免疫荧光组织化学法。

三、ABC 法

1981 年许世明（Hsu）等创建了比 PAP 法更为灵敏的 **ABC 法**（**ABC method**）（图 5-1B）。从卵白中提取的**卵白素**（**avidin**；或称抗生物素）与**生物素**（**biotin**；或称维生素 H）之间具有很强的特异性亲和力，这种亲和力较抗原 - 抗体反应间的亲和力大 100 万倍且不易分离。用于 ABC 法的第一抗体和一般免疫组织化学技术所用的第一抗体无异，但第二抗体是生物素标记的 IgG，它可与已经结合切片或组织中抗原的第一抗体发生结合反应。第三抗体是将生物素标记的 HRP 预先在体外与卵白素进行结合反应制成的卵白素 - 生物素 -HRP 复合物。染色时，使此复合物与第二抗体上标记的生物素进行结合反应，此时复合物的卵白素即成为生物素标记的第二抗体和生物素标记的 HRP 之间的桥梁，使两者牢固结合。此复合物约含 20 个 HRP 分子，因而可产生高强度反应。此外，还可将生物素与各种荧光素结合制成复合体，用于 ABC 法的免疫荧光组织化学染色。ABC 法具有灵敏度高、背景染色淡、操作较简便等优点。

四、蛋白 A 法

这是一种利用金黄色葡萄球菌细胞壁上的**蛋白 A**（**protein A**，**PA**）能和多种哺乳动物血清中的 IgG 的 Fc 片段结合而产生沉淀的特点进行反应的方法。此法预先将 HRP 与蛋白 A 交联，使之与第一抗体结合，随之进行呈色反应。方法简便，效果也较好。也可使蛋白 A 吸附**胶体金**（**colloidal gold**）或**纳米金**（**nano gold**）颗粒作为标记物，用于在电镜下对抗原和抗体结合反应结果定位的观察；还可通过对金颗粒进行**银增强反应**（**silver enhancement**），增大标记颗粒的直径，使其在光学显微镜下也可以看到反应后的黑色颗粒状标记物。

人们常用一些轴突运输的阻断剂来提高免疫组织化学反应的敏感性。在进行免疫组织化学反应前对实验动物给予**秋水仙碱**（**colchicine**），阻碍递质由胞体向末梢的输送，使递质在胞体内贮存量增多，从而可使胞体反应更加清晰。

影响免疫组织化学染色过程的因素很多，因此，进行反应时必须设严格的对照以证实组织内显示的荧光或反应产物的确实性。常用的**对照实验**（**control experiment**）有：阳性对照（**positive control**）、阴性对照（**negative control**）和**自身对照**（**oneself control**）。阴性对照又可分为**空白对照**（**blank control**）和**替代对照**（**alternative control**）。但无论用什么方法，都存在**交叉反应**（**cross reaction**）的可能，实际上，免疫组织化学方法并无绝对可靠的对照实验。因此，免疫组织化学阳性物质均被称作某某**免疫反应**（**-immunoreactive**）或某某**样免疫反应**（**-like immunoreactive**）物质。

在应用免疫组织化学方法进行染色的过程中应注意三个问题：①了解每个步骤的操作要点及其意义；②实验组和对照组的合理配伍及处理；③尽量消除非特异性交叉反应和内源性过氧化物酶的活性，以达到良好的切片背景对比条件，即所谓**信噪比**（**signal to noise ratio**，**S/N**）。

第四节　原位杂交组织化学技术

原位杂交组织化学（*in situ* **hybridization histochemistry**，**ISHH**）技术创建于 1969 年，是用基因的碱基互补原理使脑内一些活性物质或受体的 mRNA 可视化的方法。在形态学研究中，主要用于显示神经元内某种物质的 mRNA。此方法已经比较成熟，其灵敏度已达到可以显示神经元内极微量 mRNA 的水平。原位杂交组织化学方法用标记的单链核酸探针与组织切片反应。探针可以是 DNA 或 RNA，分别与组织内互补的 mRNA 结合，形成 DNA-RNA 或 RNA-RNA 复合体。原位分子杂交组织化学标记结果的显示系统较多，但常用的是同位素、地高辛和荧光素，其中使用荧光素显示结果的又称为**荧光原位杂交组织化学（fluorescence *in situ* hybridization histochemistry，FISH**）法（图 5-3B）。原位分子杂交组织化学方法标志着对脑的形态学研究已实现从细胞水平向分子水平的转变。

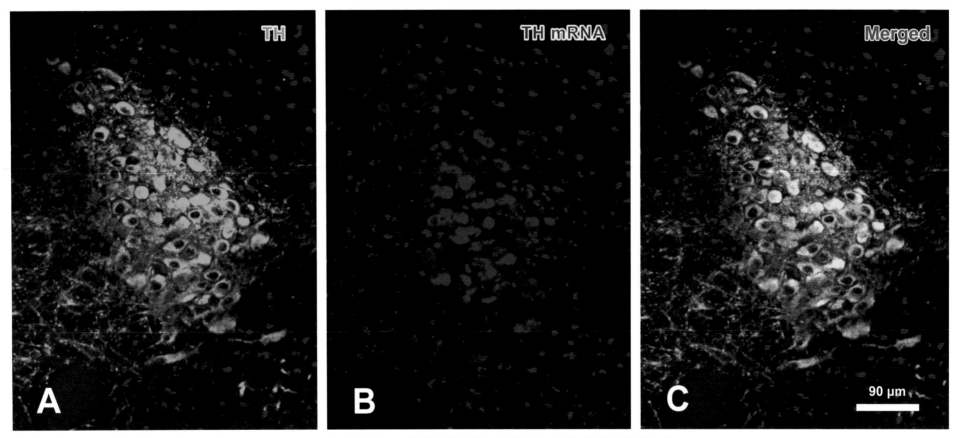

图 5-3 免疫荧光组织化学和荧光素标记原位杂交组织化学双标染色法

酪氨酸羟化酶（tyrosine hydroxylase，TH）（A，免疫组织化学染色法）及其 mRNA（B，荧光原位杂交组织化学法）共存于蓝斑核内的神经元。图 C 为图 A 和图 B 的叠加（Merged）像。蓝色圆形颗粒为 4′,6- 二脒基 -2- 苯基吲哚（4′,6-diamidino-2-phenylindole，DAPI）复染的细胞核

第五节　受体定位技术

可以分别利用配体结合法、免疫组织化学法和原位杂交组织化学法进行受体定位。配体结合法利用标记的配体和受体结合以显示其部位，因为配体和受体的结合是可逆的，已结合的配体在水性环境下还可从受体上脱落。故用配体法定位受体时，要注意标记配体的选择，应尽可能选择高亲和力及特异性强的拮抗剂或激动剂，配体通常用放射性同位素标记；利用免疫组织化学法对受体进行定位的前提是应有提纯的受体或已知受体的氨基酸序列，可以用受体蛋白或人工合成受体的一段多肽来制备抗体。与其他免疫组织化学反应相同，受体的免疫组织化学定位也存在交叉反应问题，应注意尽量减少与其他抗体交叉反应的可能性；原位杂交组织化学法除所用的探针为针对不同受体的探针以外，余者与前述原位杂交组织化学方法相同。

第六节　神经科学研究技术的综合应用

神经科学是一门综合科学，它汇集了神经解剖学、神经生理学、神经药理学、分子神经生物学，以及神经病理学、临床神经病学等众多分支。过去长时间由于各个分支互不联系、各自为战，阻碍了对神经系统的全面认识。现代科学发展至今，逐渐要求人们放弃既往的学科之间的门户之见，广泛地吸取各分支方法学的有用之处，使之互相渗透、取长补短、相辅相成，将对脑的认识不断地向纵深发展。

比如，通过转基因技术可以将**绿色荧光蛋白（green fluorescence protein，GFP）**的基因选择性地**敲入（knock-in）**某种类型的特异神经元，如含抑制性神经递质**γ-氨基丁酸（γ-amino butyric acid，GABA）**的神经元，使之表达 GFP。将这些转基因动物的脑取出后可以直接切片观察，也可以用针对 GFP 的抗体进行增强反应，还可以在新鲜的活脑片上选择 GFP 标记的活 GABA 能神经元进行电生理记录和药理学研究，随后进行标记，还可用于形态学观察，能显著提高研究的准确性和效率。利用转基因技术可以将神经系统的某些目的基因选择性地**敲除（knock-out）**，被敲除的可以是神经活性物质及其受体的基因，通过观察基因敲除动物的行为变化、神经元的电生理和形态特点，以及对神经系统发育和结构的影响等，可以更完整、准确地阐明神经活性物质及其受体的作用和功能。实践证明这些方法不仅是可能的，而且是可行的。

第六章 化学神经解剖学技术的结果

第一节　免疫组织化学染色

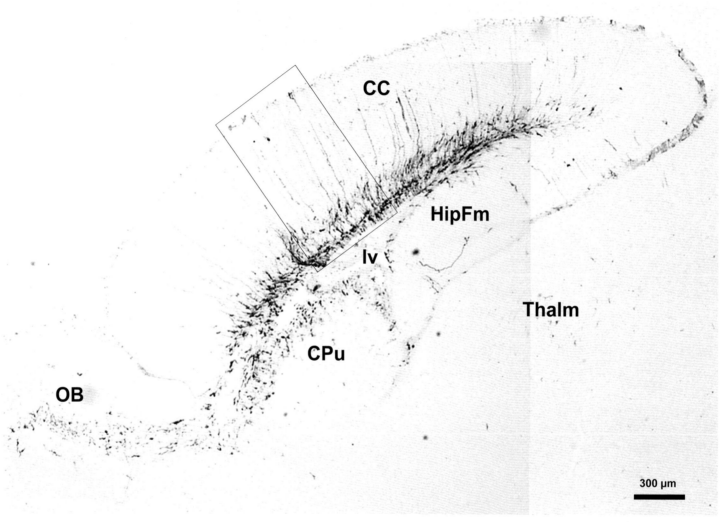

图 6-1-1　酪氨酸羟化酶谱系阳性细胞在出生时脑内的分布（1）

胚胎 16 天（embryonic 16th day，E16）给予 TH-Cre/TVA 小鼠脑室注射禽病毒选择性感染并借助绿色荧光蛋白（green fluorescence protein，GFP）标记具有增殖活性的酪氨酸羟化酶（tyrosine hydroxylase，TH）阳性细胞，出生（postbirth day 0，P0）时观察到的 TH 谱系细胞在大脑皮质（cerebral cortex，CC）内的分布结果。CPu：尾壳核；HipFm：海马结构；lv：侧脑室；OB：嗅球；Thalm：丘脑。小鼠，脑，重金属镍（硫酸镍铵）增强的二氨基联苯胺（diaminobenzidine，DAB）作为显色剂进行呈色反应显示的免疫组织化学染色法

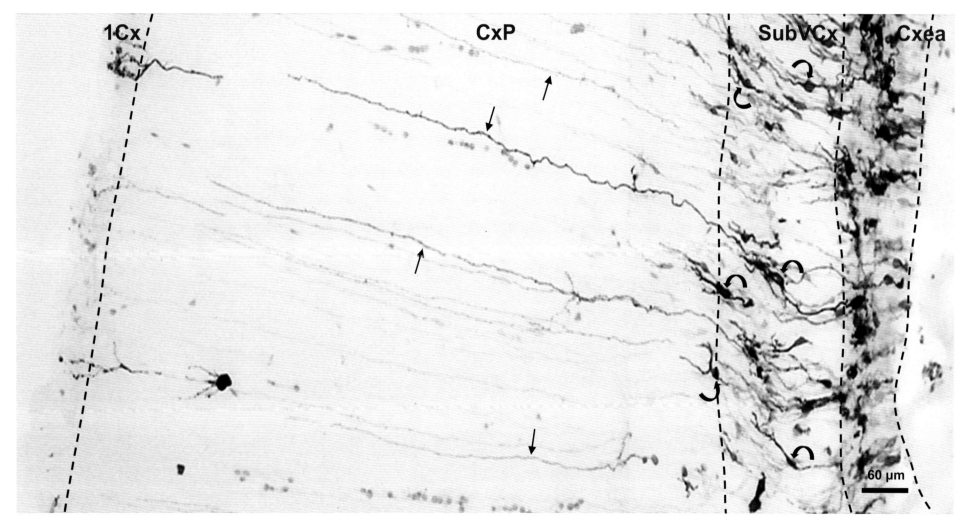

图 6-1-2 酪氨酸羟化酶谱系阳性细胞在出生时脑内的分布（2）

图6-1-1中黑框内部分的高倍像，显示酪氨酸羟化酶（TH）谱系阳性细胞（黑弯箭头）及其突起（黑直箭头）在TH-Cre/TVA小鼠出生时大脑皮质内分布的形态特点。1Cx：发育期大脑皮质第1层；CxP：皮质板；Cxea：发育期大脑皮质室管膜区；SubVCx：发育期大脑皮质脑室下带。小鼠，大脑皮质，硫酸镍铵增强的 DAB 作为显色剂进行呈色反应显示的免疫组织化学染色法

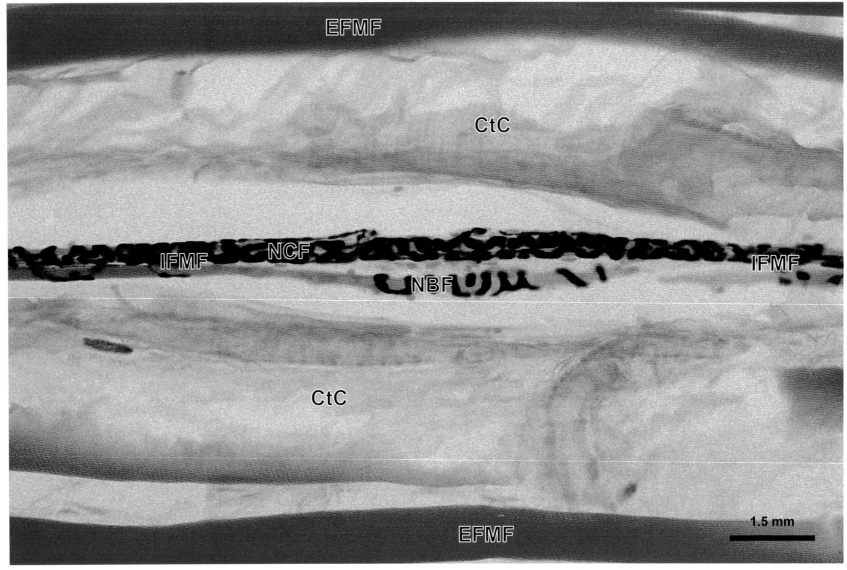

图 6-1-3　肌梭

肌梭（muscle spindle，MuSp）位于梭外肌纤维（extrafusal muscle fiber，EFMF）之间，表面包裹结缔组织被膜（connective tissue capsule，CtC），其长轴与横纹肌纤维平行。肌梭的梭内肌纤维（intrafusal muscle fiber，IFMF）表面环形缠绕着核链纤维（nuclear chain fiber，NCF）和核袋纤维（nuclear bag fiber，NBF）。大鼠，小腿横纹肌，硫酸镍铵增强的 DAB 作为显色剂进行呈色反应显示的免疫组织化学染色法，伊红（eosin）复染

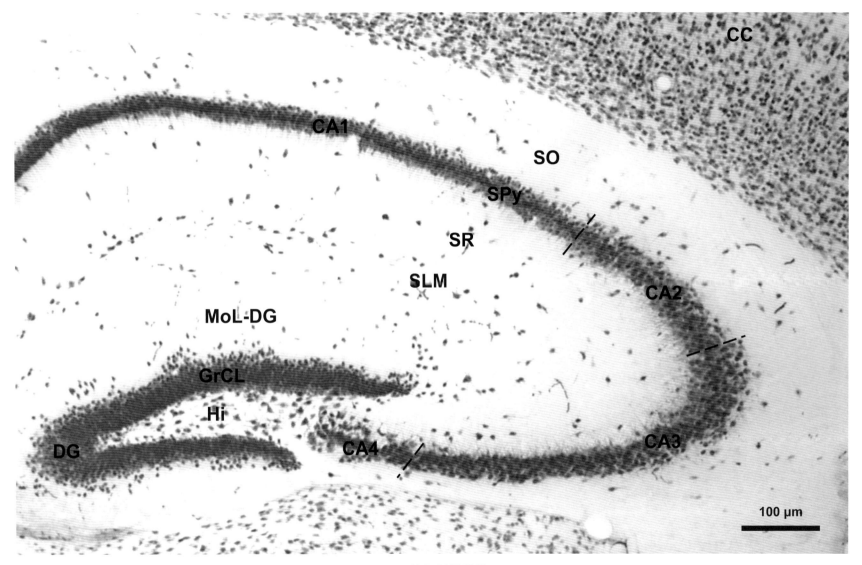

图 6-1-4 海马结构的神经元

海马结构（hippocampal formation，HipFm）包括海马（hippocampus，Hip）和齿状回（dentate gyrus，DG）。海马可进一步分为 CA1 区（CA1）、CA2 区（CA2）、CA3 区（CA3）和 CA4 区（CA4）。图示海马结构内的神经元特异性核蛋白（neuro-specific nuclear protein，NeuN）阳性神经元。黑色虚线示海马 CA1～CA4 区的分界。CC：大脑皮质；GrCL：颗粒细胞层；Hi：门区；MoL-DG：齿状回分子层；SLM：腔隙分子层；SO：始层；SPy：锥体细胞层；SR：辐射层。大鼠，海马，DAB 作为显色剂进行呈色反应显示的免疫组织化学染色法

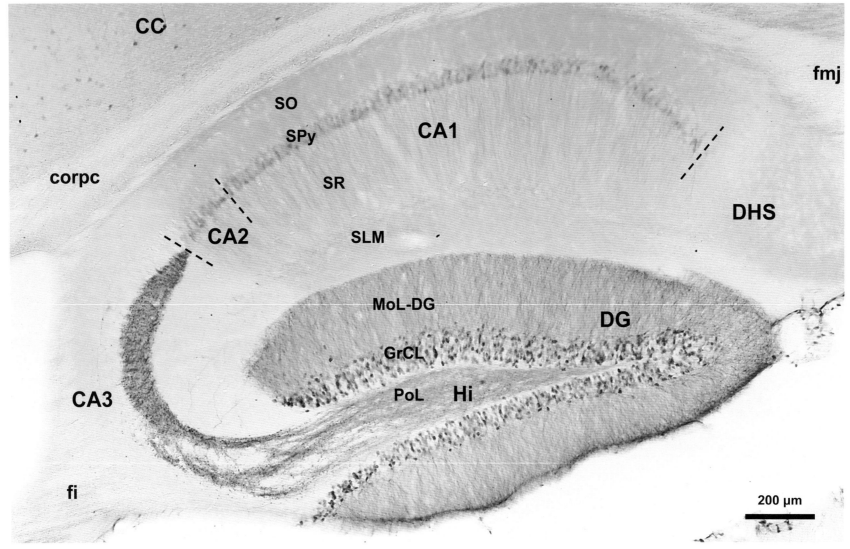

图 6-1-5　海马结构内的脑啡肽阳性神经元

前原脑啡肽（preproenkephalin，PPE）阳性神经元及其突起主要分布于齿状回（DG）和海马 CA1 区（CA1），但 PPE 阳性神经纤维走行于齿状回和 CA3 区（CA3）之间。黑色虚线示海马 CA1～CA3 区的分界。CA2：CA2 区；CC：大脑皮质；corpc：胼胝体；DHS：背侧海马下托；fi：海马伞；fmj：胼胝体大钳；GrCL：颗粒细胞层；Hi：门区；MoL-DG：齿状回分子层；PoL：齿状回多形层；SLM：腔隙分子层；SO：始层；SPy：锥体细胞层；SR：辐射层。小鼠，海马，DAB 作为显色剂进行呈色反应显示的免疫组织化学染色法

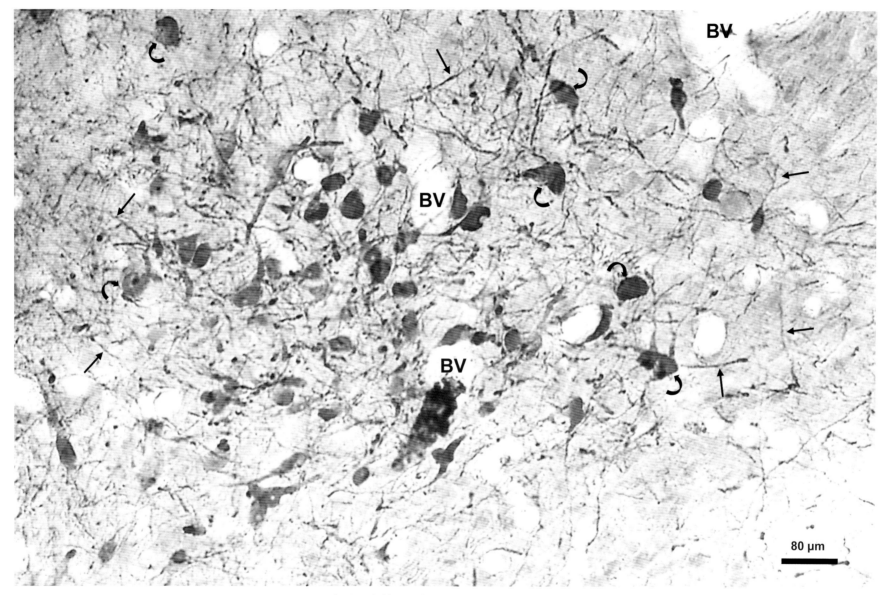

图 6-1-6　中脑导水管周围灰质腹外侧区内的 5-TH 阳性神经元

在中脑导水管周围灰质（periaqueductal gray matter，PAG）尾段腹外侧区内可见 5- 羟色胺［5-hydroxytryptamine，5-HT；亦称血清素（serotonin）］阳性神经元（黑弯箭头）及其突起（黑直箭头）。BV：血管。大鼠，中脑，DAB 作为显色剂进行呈色反应显示的免疫组织化学染色法

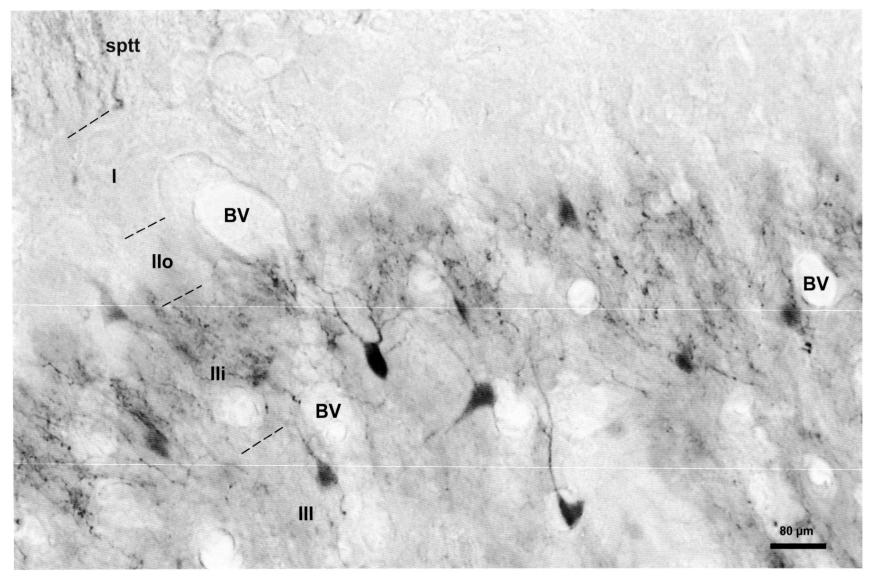

图 6-1-7　三叉神经脊束核尾侧亚核内的小清蛋白阳性神经元

小清蛋白（parvalbumin，PV）阳性神经元及其神经突起（neurite process，proc）和终末（terminal，t）在三叉神经脊束核尾侧亚核（spinal trigeminal nucleus, caudal subnucleus，Sp5C）内的分布。Ⅰ：Ⅰ层；Ⅱi：Ⅱ层内侧部；Ⅱo：Ⅱ层外侧部；Ⅲ：Ⅲ层；BV：血管；sptt：三叉脊束。大鼠，延髓，DAB作为显色剂进行呈色反应显示的免疫组织化学染色法

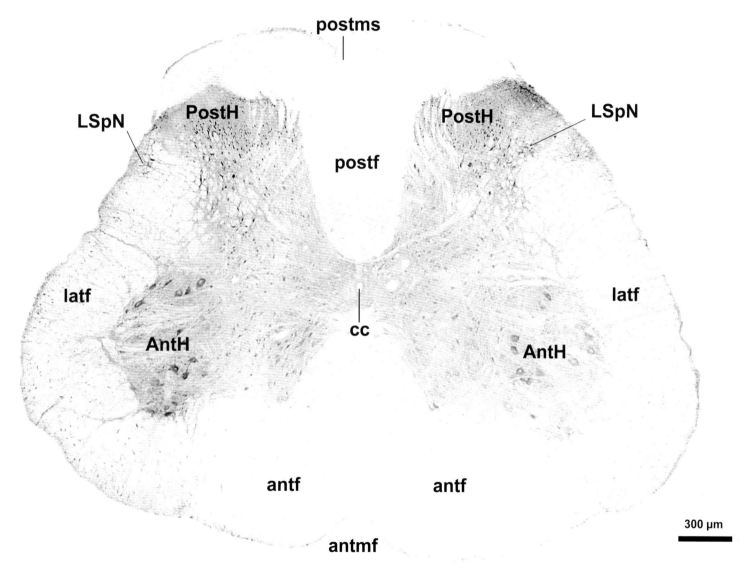

图 6-1-8　脊髓内的囊泡膜谷氨酸转运体 2 阳性神经元

囊泡膜谷氨酸转运体 2（vesicular glutamate transporter 2，VGLUT2）阳性神经元在脊髓颈段冠状切面上的分布。antf：前索；AntH：前角；antmf：前正中裂；cc：中央管；latf：外侧索；LSpN：外侧脊核；postf：后索；PostH：后角；postms：后正中沟。大鼠，脊髓，DAB 作为显色剂进行呈色反应显示的免疫组织化学染色法

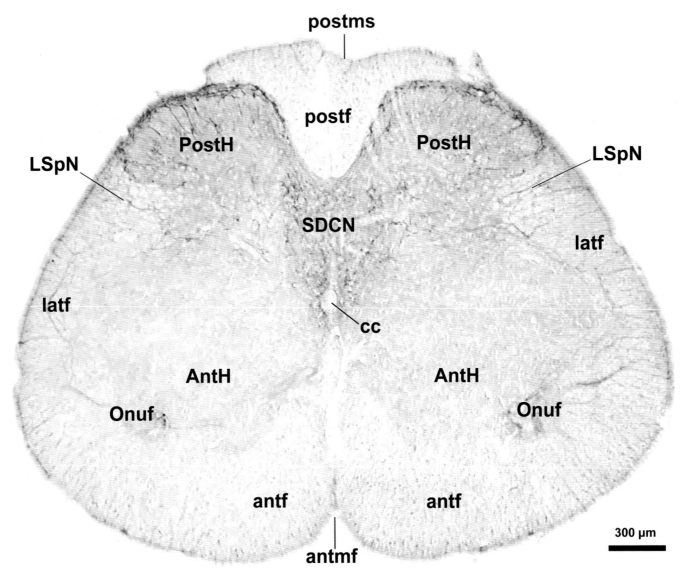

图 6-1-9　脊髓内的 P 物质受体阳性神经元

P 物质受体［substance P receptor，SPR；或称神经激肽 1 受体（neurokinin 1 receptor，NK1R）］阳性神经元在脊髓骶段冠状切面上的分布。antf：前索；AntH：前角；antmf：前正中裂；cc：中央管；latf：外侧索；LSpN：外侧脊核；Onuf: Onuf 核；postf：后索；PostH：后角；postms：后正中沟；SDCN：骶髓后连合核。大鼠，脊髓，DAB 作为显色剂进行呈色反应显示的免疫组织化学染色法

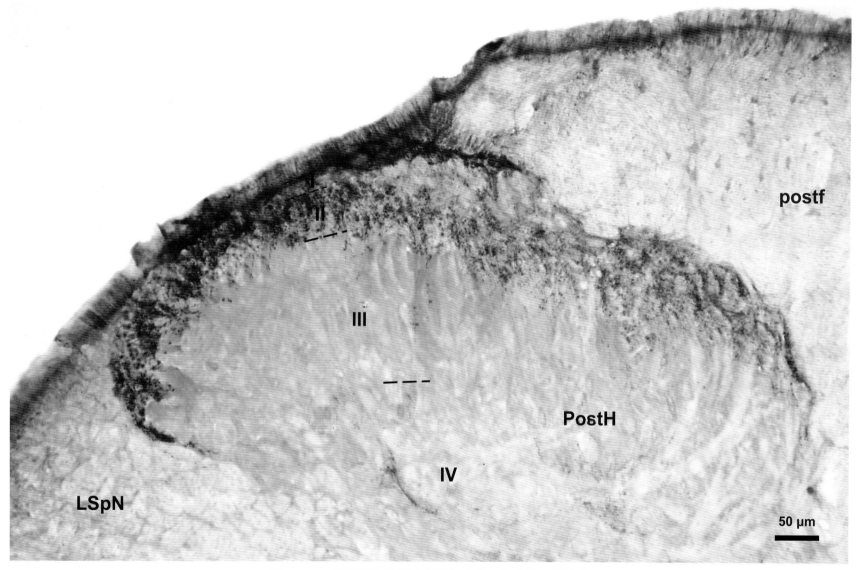

图 6-1-10　脊髓后角浅层内的降钙素基因相关肽阳性终末

降钙素基因相关肽（calcitonin gene-related peptide，CGRP）阳性终末主要分布在颈段脊髓后角（PostH）冠状切面上的浅层（Ⅰ～Ⅱ层）。Ⅰ：Ⅰ层；Ⅱ：Ⅱ层；Ⅲ：Ⅲ层；Ⅳ：Ⅳ层；LSpN：外侧脊核；postf：后索。大鼠，脊髓，DAB 作为显色剂进行呈色反应显示的免疫组织化学染色法

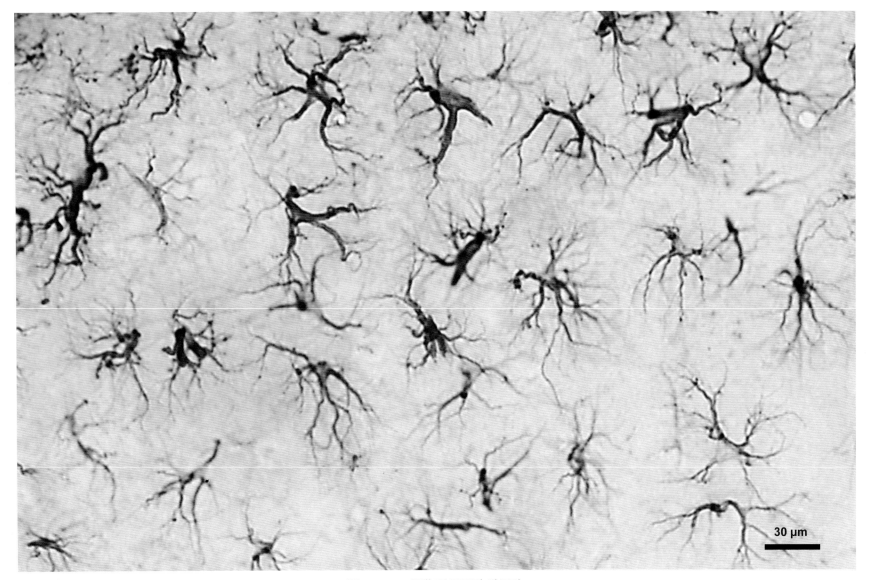

图 6-1-11　原浆型星形胶质细胞

颞叶癫痫（temporal lobe epilepsy）模型动物的大脑皮质内可见激活的胶质纤维酸性蛋白（glial fibrillary acidic protein，GFAP）阳性原浆型星形胶质细胞（protoplasmic astrocyte，ppASC），激活原浆型星形胶质细胞的突出表现是胞体变大，突起增粗和变长。大鼠，大脑，DAB 作为显色剂进行呈色反应显示的免疫组织化学染色法

第二节　免疫荧光组织化学染色

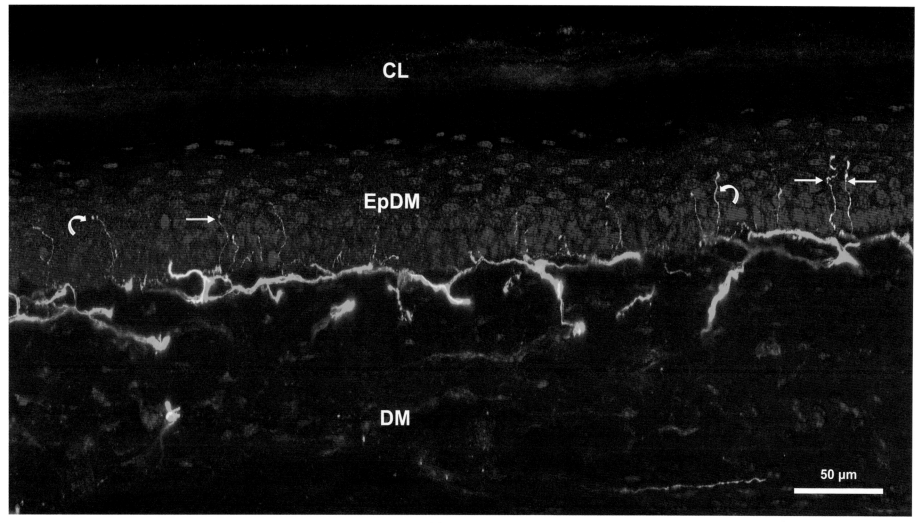

图 6-2-1　皮肤的游离神经纤维

在无毛区皮肤的表皮（epidermis，EpDM）内，可见降钙素基因相关肽（CGRP；绿色，白弯箭头）阳性，以及 CGRP（绿色）和锌指蛋白 CCHC 结构域的蛋白 12（Zcchc12）（红色）双标的游离神经末梢（free nerve ending，FNE；黄色，白直箭头）的分布。蓝色圆形颗粒为 DAPI 标记的细胞核。CL：角质层；DM：真皮。小鼠，皮肤，免疫荧光组织化学三标染色法

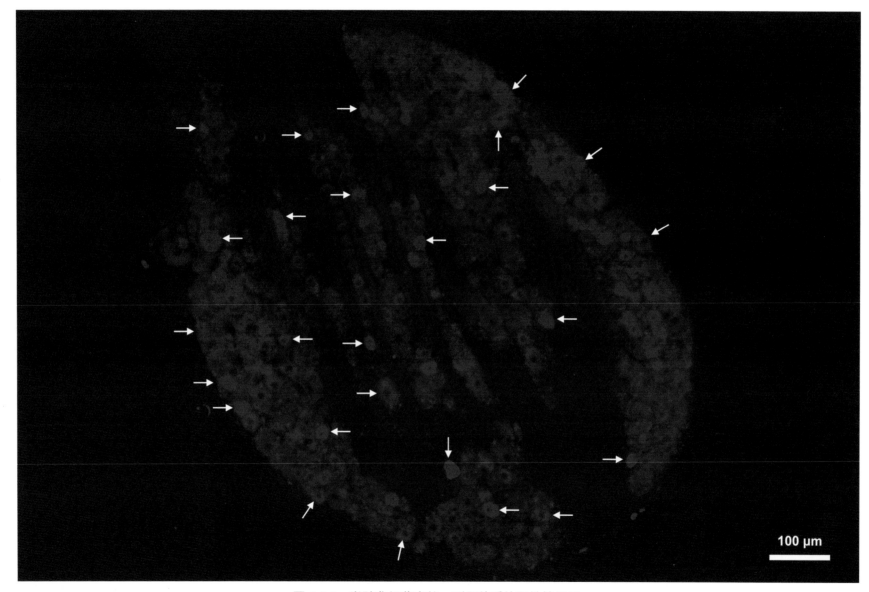

图 6-2-2　脊髓背根节内的 μ 型阿片受体阳性神经元

脊髓背根节（dorsal root ganglion，DRG）内的 μ 型阿片受体（μ type opioid receptor，MOR）阳性神经元主要为中、小型的假单极神经元（pseudounipolar neuron，PUN；白直箭头）。大鼠，背根节，Alexa594 显色的免疫荧光组织化学染色法

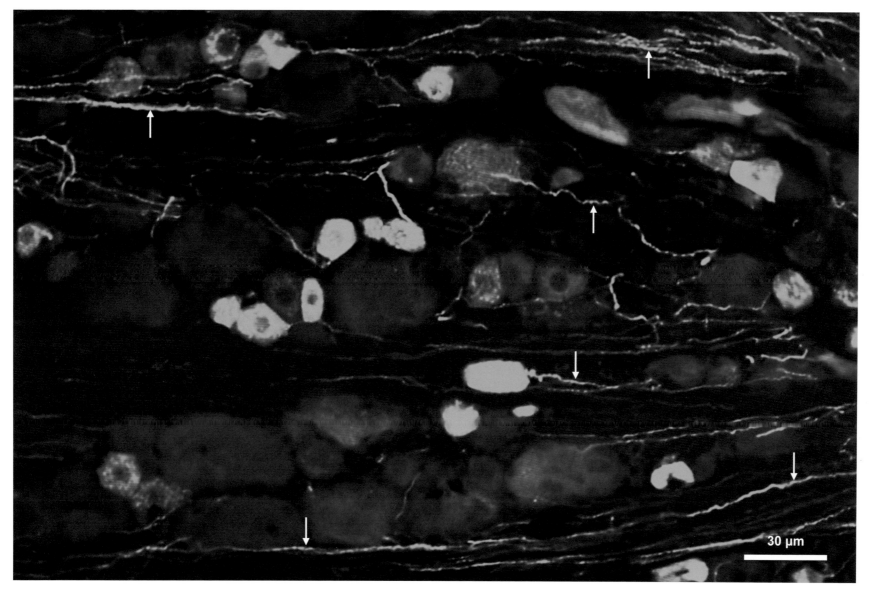

30 μm

图 6-2-3　脊髓背根节内的感觉神经元

在背根节内，可见绿色的植物凝集素 B$_4$ 亚单位（plant lectin B$_4$，IB$_4$）阳性的中、小型假单极神经元及其发出的神经突起（白直箭头）。大鼠，背根节，Alexa488 显色的免疫荧光组织化学染色法

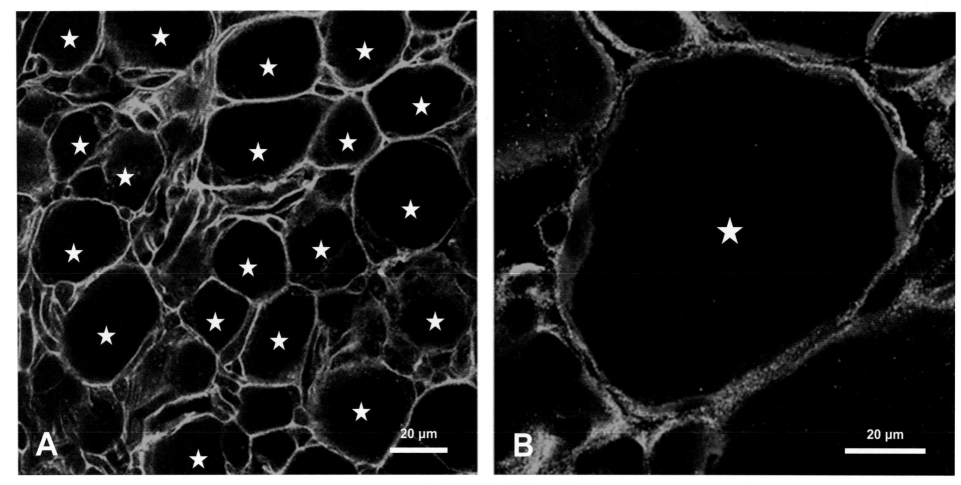

图 6-2-4　脊髓背根节内感觉神经元的被膜

表达并分泌 SPARC 相关模块化钙结合蛋白 2（SPARC related modular calcium binding protein 2，SMOC2；绿色）的成纤维细胞（fibroblast，FibBl）包绕在背根节中感觉神经元细胞体（白星号）的周围（A），蓝色为 DAPI 标记的细胞核。表达并分泌 SMOC2 蛋白（绿色）的成纤维细胞和表达脂肪酸结合蛋白 7（fatty acid-binding protein 7，FABP7；红色）的卫星细胞（satellite cell，STC）均包裹在背根节内感觉神经元（假单极神经元，PUN；白星号）的周围；卫星细胞包绕在感觉神经元细胞体的外侧，成纤维细胞及其分泌的细胞外基质则位于卫星细胞的外侧（B）。小鼠，背根节，免疫荧光组织化学双标染色法

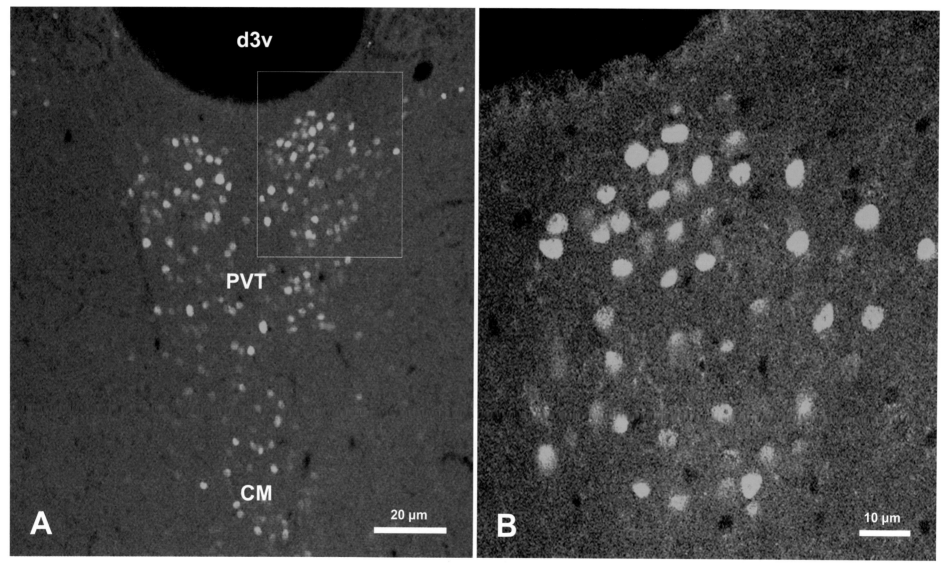

图 6-2-5 丘脑中线核内的 FOS 蛋白阳性神经元

脊神经结扎（spinal nerve ligation，SNL）后 7 天，神经结扎导致的神经病理性痛刺激（neuropathic pain stimulation）诱发丘脑室旁核（thalamic paraventricular nucleus，PVT）和中央内侧核（central medial nucleus，CM）内神经元的细胞核表达 FOS 蛋白（FOS protein，FOS）。图 B 为图 A 中白框内部分的高倍像。d3v：第三脑室背侧部。小鼠，间脑，Alexa488 显色的免疫荧光组织化学染色法

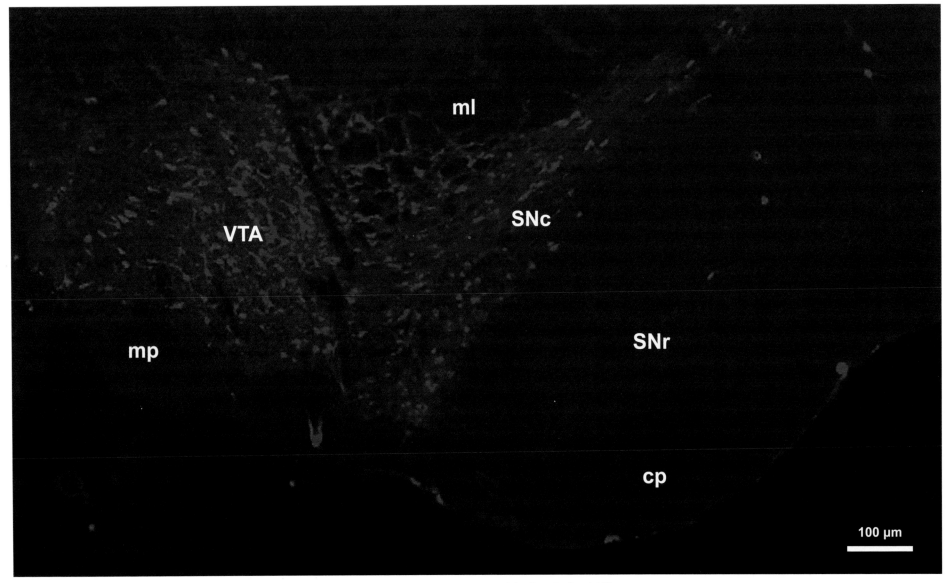

图 6-2-6　腹侧被盖区和黑质内的酪氨酸羟化酶阳性神经元

中脑（midbrain）吻段腹侧的酪氨酸羟化酶阳性神经元主要分布在腹侧被盖区（VTA，亦称蔡氏腹侧被盖区）和黑质致密部（SNc）。cp：大脑脚；ml：内侧丘系；mp：乳头体脚；SNr：黑质网状部。大鼠，中脑，Alexa594 显色的免疫荧光组织化学染色法

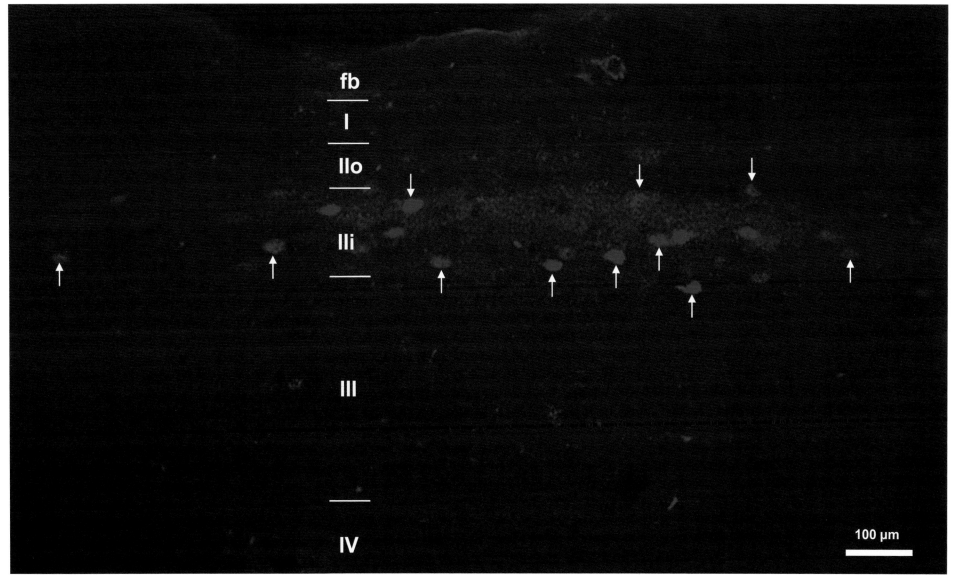

图 6-2-7　脊髓后角内的小清蛋白阳性神经元

脊髓颈段矢状切面上小清蛋白阳性神经元的细胞体（白直箭头）和神经纤维及终末主要分布在Ⅱ层内侧部（Ⅱi）。Ⅰ：Ⅰ层；Ⅱo：Ⅱ层外侧部；Ⅲ：Ⅲ层；Ⅳ：Ⅳ层；fb：脊髓表层纤维束。大鼠，脊髓，Alexa594 显色的免疫荧光组织化学染色法

225

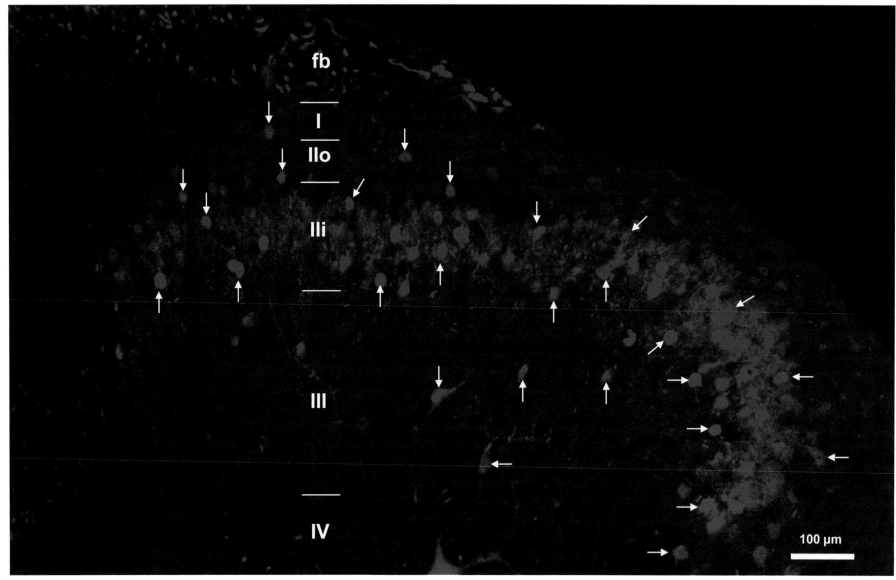

图 6-2-8　脊髓后角内的钙结合蛋白阳性神经元

脊髓颈段冠状切面上钙结合蛋白（calbindin，CalBd）阳性神经元的细胞体（白直箭头）和神经纤维及终末主要分布在Ⅱ层内侧部（Ⅱi），而在Ⅰ层（Ⅰ）、Ⅱ层外侧部（Ⅱo）、Ⅲ层（Ⅲ）和Ⅳ层（Ⅳ）内仅能见到少量散在分布的 CalBd 阳性神经元、神经纤维和终末。fb：脊髓表层纤维束。大鼠，脊髓，Alexa594 显色的免疫荧光组织化学染色法

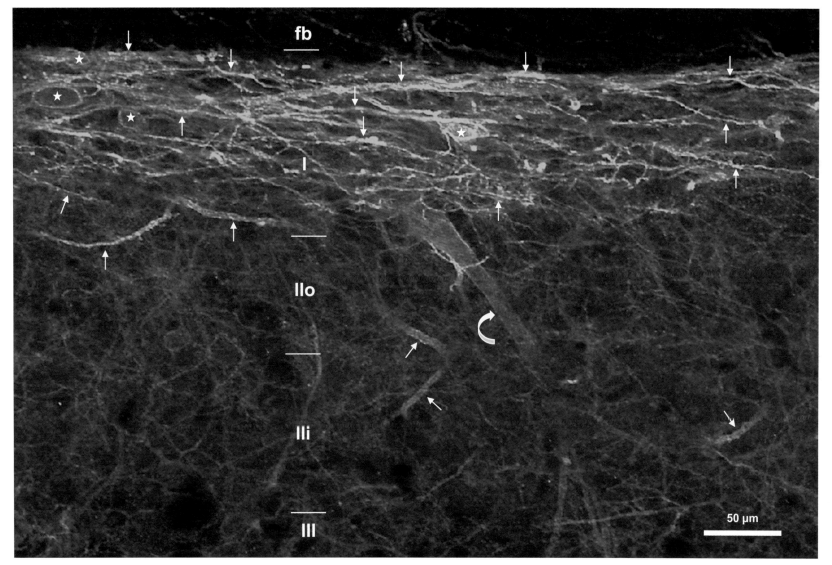

图 6-2-9 脊髓后角内的 P 物质受体阳性神经元

脊髓颈段矢状切面上 P 物质受体（SPR）阳性神经元的细胞体（白五星）和树突（dendrite，Den；白直箭头）主要分布在 I 层（I）。在 II 层内仅见从 I 层 SPR 阳性神经元发出并穿过其内的粗树突（白弯箭头）和细树突（白直箭头）。IIi：II 层内侧部；IIo：II 层外侧部；III：III层；fb：脊髓表层纤维束。大鼠，脊髓，Alexa488 显色的免疫荧光组织化学染色法

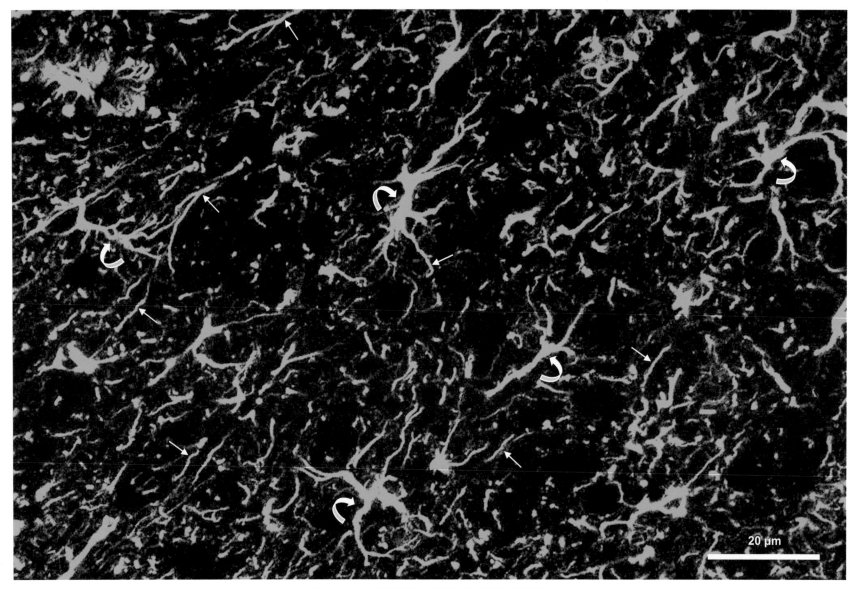

图 6-2-10　脊髓后角内活化的星形胶质细胞

脊神经结扎造成的神经病理性痛刺激诱发脊髓后角内表达胶质纤维酸性蛋白的星形胶质细胞（astrocyte，ASC）活化，主要表现在其细胞体（白弯箭头）变大和突起
（白直箭头）变粗变长。大鼠，脊髓腰段，Alexa488 显色的免疫荧光组织化学染色法

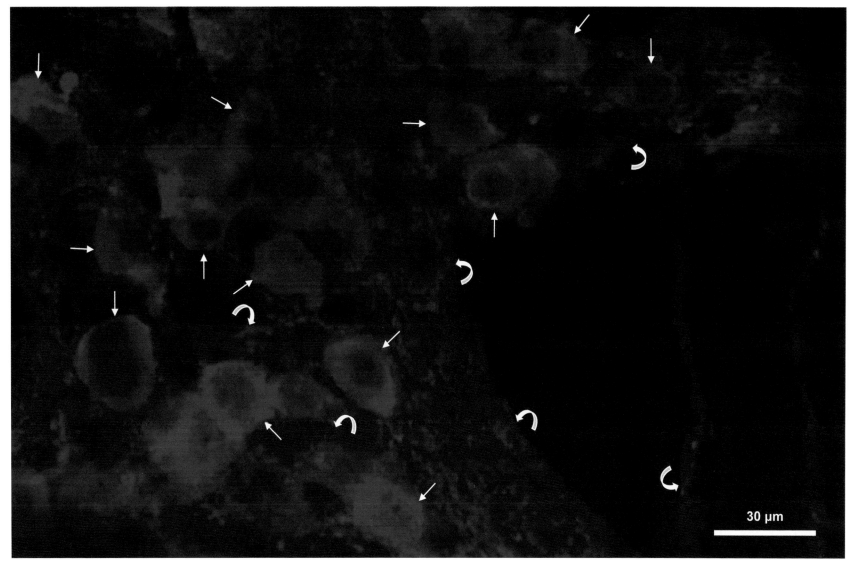

图 6-2-11　肠神经系统（1）

结肠（colon）肌间神经丛［myenteric plexus，MP；亦称奥尔巴赫神经丛（Auerbach plexus）］内可见蛋白基因产物 9.5（protein gene product 9.5，PGP9.5；神经元的标志物）阳性的神经元（白直箭头）、表面因有膨体（varicosity，VC）而呈串珠状的阳性神经纤维（白弯箭头）和呈点状分布的阳性终末。大鼠，结肠，Alexa594 显色的免疫荧光组织化学染色法

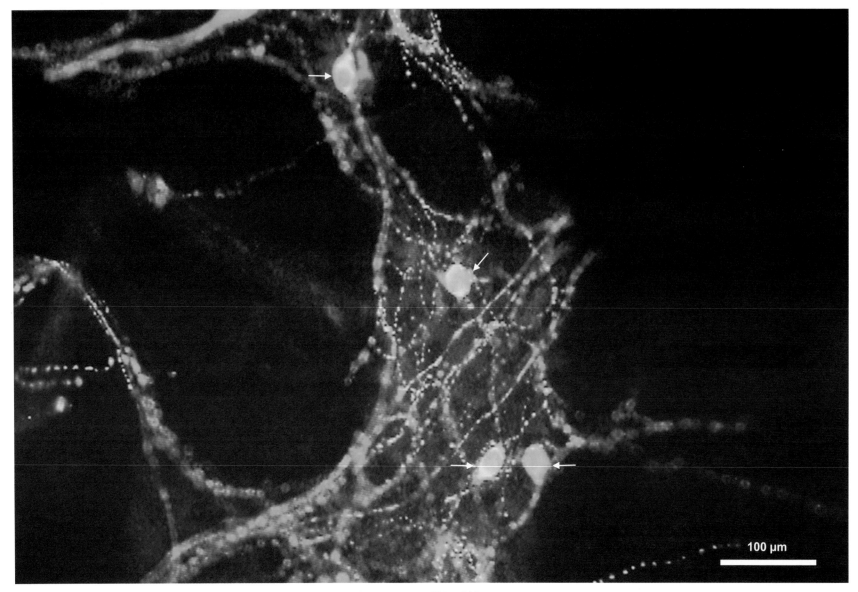

图 6-2-12　肠神经系统（2）

结肠黏膜下神经丛［submucosal plexus，SMP；亦称迈斯纳神经丛（Meissner plexus）］内散在分布的酪氨酸羟化酶（TH）阳性神经元（白直箭头），以及呈网状分布的 TH 阳性神经纤维和终末。大鼠，结肠，Alexa488 显色的免疫荧光组织化学染色法

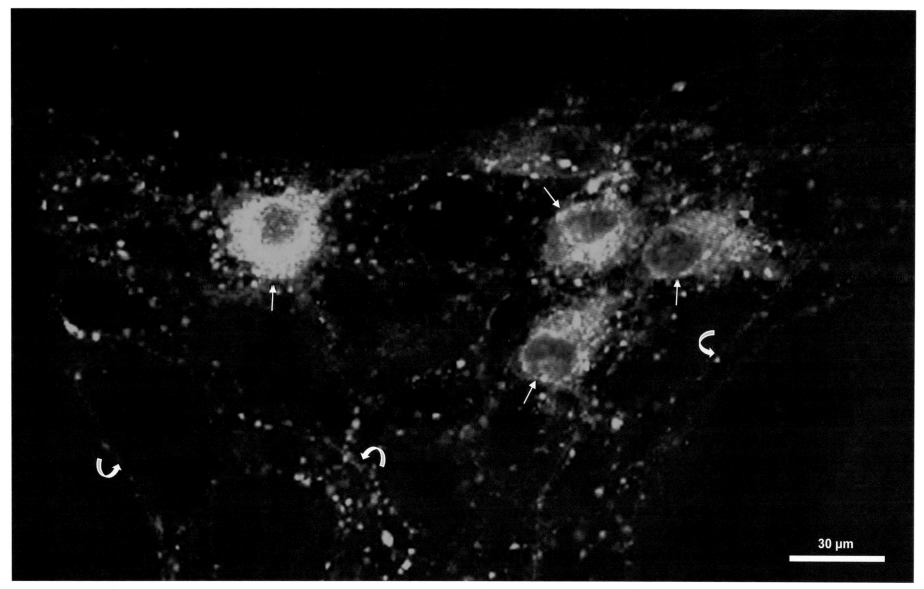

图 6-2-13　肠神经系统（3）

结肠肌间神经丛内可见多巴胺 -β- 羟化酶 [dopamine-β-hydroxylase，DBH；去甲肾上腺素（norepinephrine，NE）能神经元标志物] 阳性神经元（白直箭头）、表面有膨体并呈串珠状的阳性神经纤维（白弯箭头）和呈点状分布的阳性终末。大鼠，结肠，Alexa488 显色的免疫荧光组织化学染色法

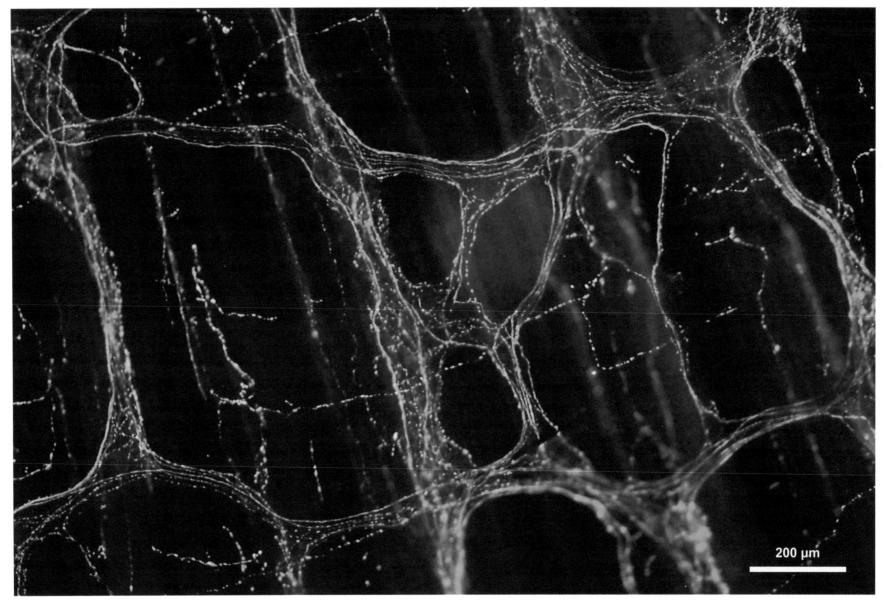

图 6-2-14 肠神经系统（4）

结肠肌间神经丛内呈网状分布的酪氨酸羟化酶阳性神经纤维和终末。大鼠，结肠，Alexa488 显色的免疫荧光组织化学染色法

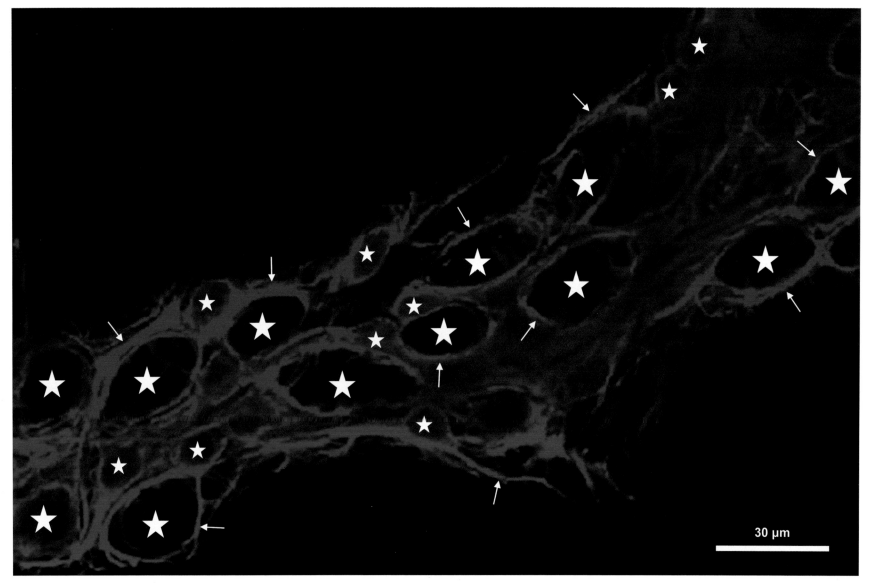

图 6-2-15 肠神经系统（5）

结肠肌间神经丛内可见胶质纤维酸性蛋白（GFAP）阳性并散在分布的肠神经胶质细胞（enteric glial cell，EGC；小五星），这些 GFAP 阳性胶质细胞的突起（白直箭头）围绕在该丛的神经元（大五星）周围并形成篮状结构（basket-like structure，BLS）。大鼠，结肠，Alexa594 显色的免疫荧光组织化学染色法

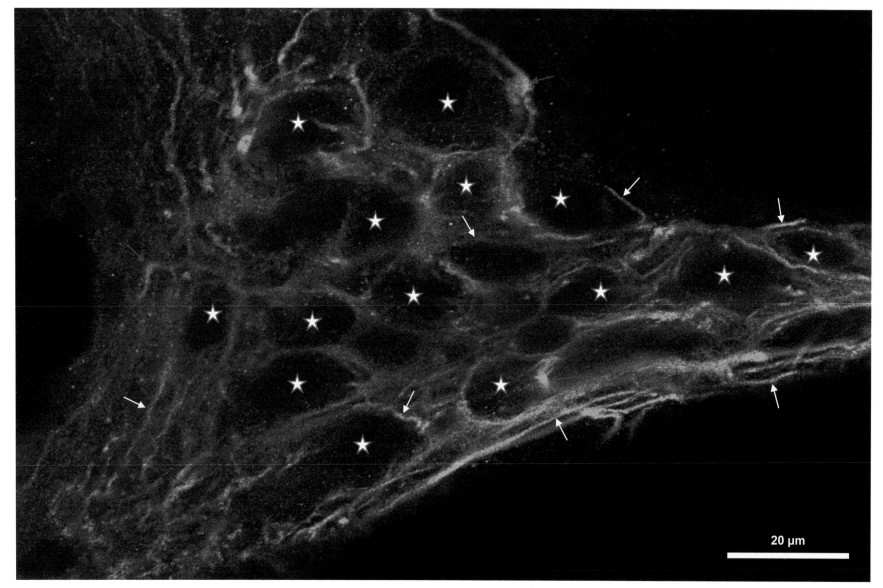

图 6-2-16　肠神经系统（6）

在腹泻型肠易激综合征（irritable bowel syndrome-diarrhea，IBS-D）模型结肠肌间神经丛内可见该丛的胶质纤维酸性蛋白（GFAP）阳性肠神经胶质细胞活化，活化的突出
表现是在部分缠绕在神经元（白五星）周围的 GFAP 阳性突起的终端由丝状（白直箭头）变为叶状（红直箭头）。大鼠，结肠，Alexa488 显色的免疫荧光组织化学染色法

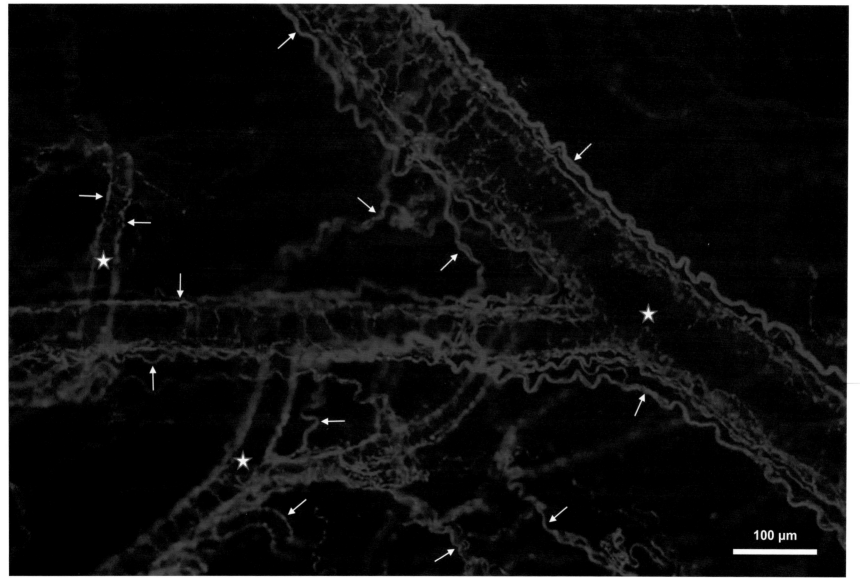

图 6-2-17 肠神经系统 (7)

结肠黏膜下层（submucosa，SMu）的黏膜下神经丛内酪氨酸羟化酶阳性神经纤维（白直箭头）沿不同直径血管（BV；白五星）及其分支的长轴纵形排列或环形围绕在血管的壁外。大鼠，结肠，Alexa594 显色的免疫荧光组织化学染色法

第三节　免疫荧光组织化学多重染色

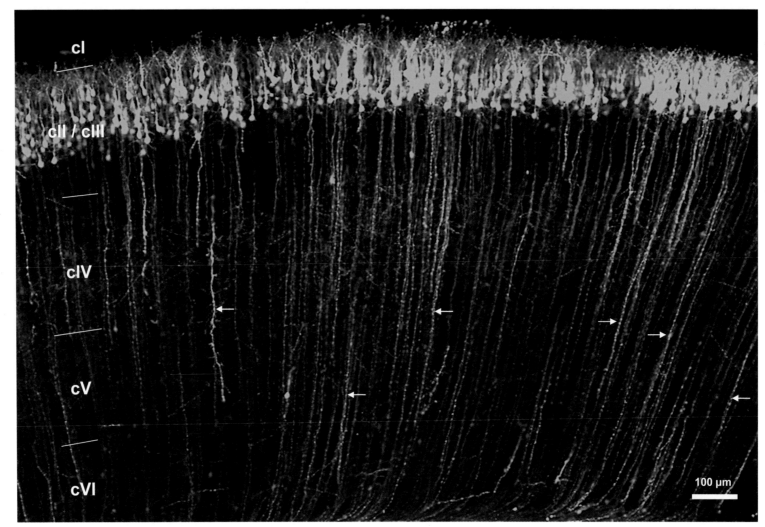

图 6-3-1　大脑皮质内电转细胞的分布（1）

在胚胎第 15.5（E15.5）天将携带绿色荧光蛋白（green fluorescence protein，GFP）基因的 pSUPER 质粒（plasmid）电转入小鼠侧脑室（lateral ventricle，lv），生后第 7 天（postbirth day 7，P7）时可见电转细胞主要分布在大脑皮质的 c II /c III层，其轴突（白直箭头）则向下集中进入胼胝体（corpus callosum，corpc）。c I ～ cVI：大脑皮质 I ～VI层。小鼠，大脑皮质，Alexa488 显色的免疫荧光组织化学染色法

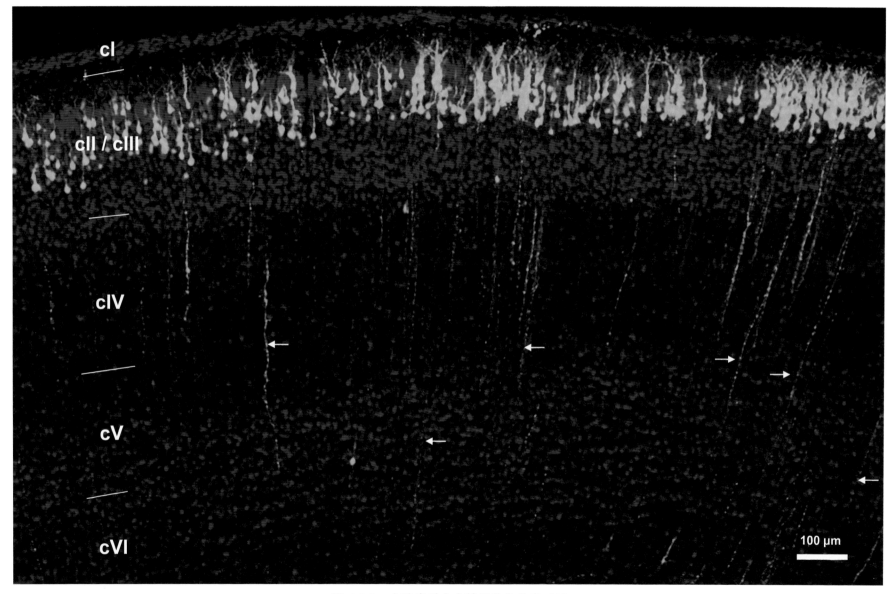

图 6-3-2　大脑皮质内电转细胞的分布（2）

与图 6-3-1 为同一个视野。蓝色圆形颗粒为荧光染料 DAPI 染出的细胞核。cⅠ ～ cⅥ：大脑皮质Ⅰ ～Ⅵ层。白直箭头示电转细胞的轴突向下集中进入胼胝体。小鼠，大脑皮质，Alexa488 显色的免疫荧光组织化学双标染色法

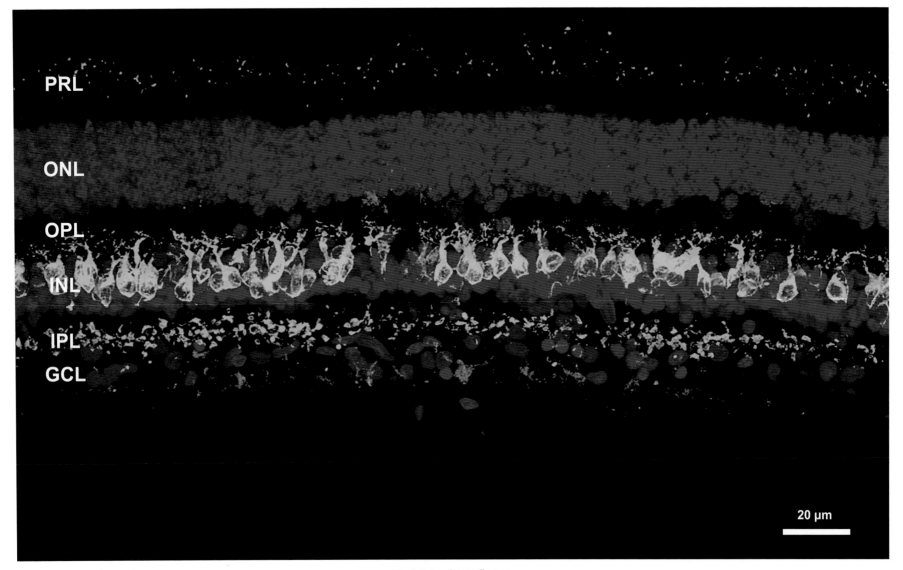

图 6-3-3　视网膜（1）

来自 77 岁患者术后视网膜（retina）外周部，胞体位于内核层（inner nuclear layer，INL）的蛋白激酶 Cα 亚单位（protein kinase Cα subunit，PKCα/PRKCA；绿色）阳性双极细胞（bipolar cell）的树突位于外网层（outer plexiform layer，OPL）、轴突位于内网层（inner plexiform layer，IPL），蓝色圆形颗粒为 DAPI 复染的细胞核。GCL：视网膜节细胞层；ONL：外核层；PRL：光感受器层。人，视网膜，Alexa488 免疫荧光组织化学双标染色法

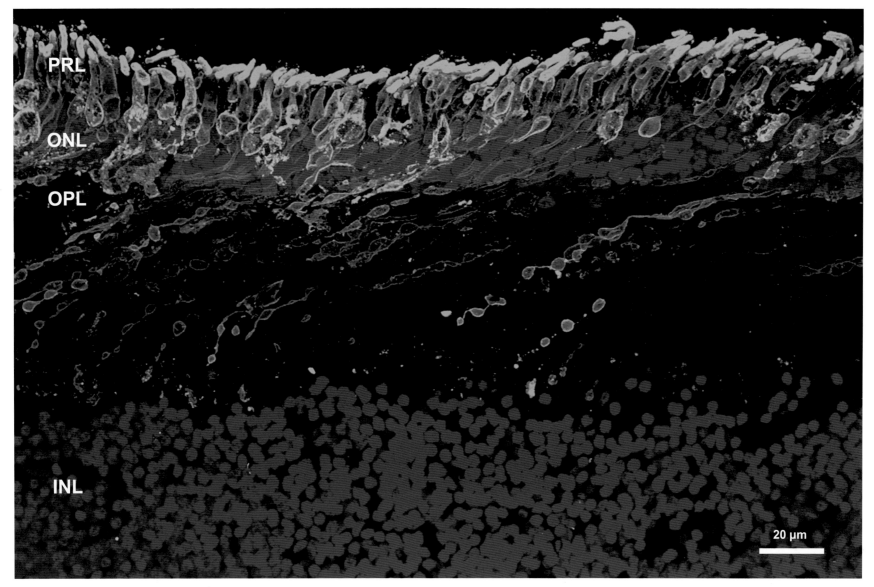

图 6-3-4　视网膜（2）

来自 86 岁患者术后视网膜中央凹中心部位于光感受器层（photoreceptor layer，PRL）内的视蛋白（opsin；绿色）阳性视锥细胞（cone cell），蓝色圆形颗粒为 DAPI 复染的细胞核。INL：内核层；ONL：外核层；OPL：外网层。人，视网膜，Alexa488 免疫荧光组织化学双标染色法

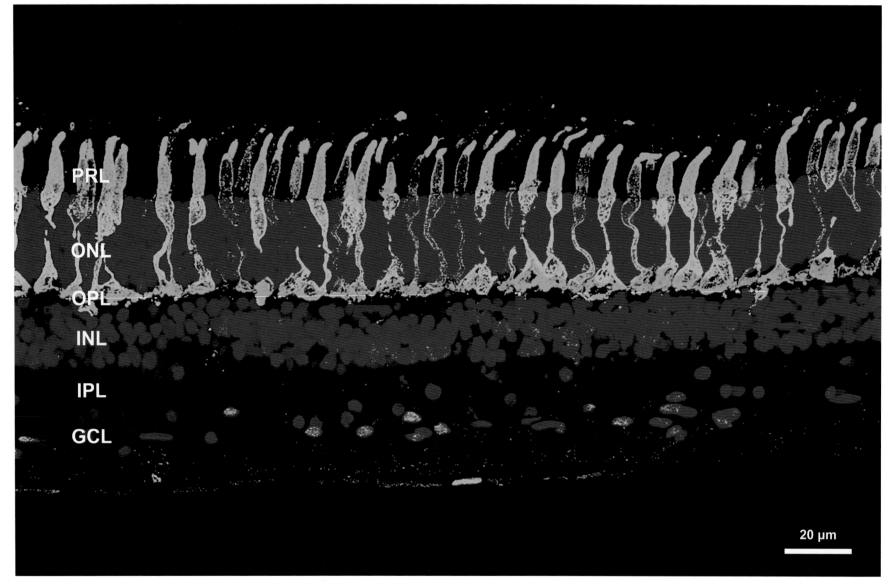

图 6-3-5　视网膜（3）

来自 86 岁患者术后视网膜外周部光感受器层（PRL）内的视蛋白（绿色）阳性视锥细胞，蓝色圆形颗粒为 DAPI 复染的细胞核。GCL：视网膜节细胞层；INL：内核层；IPL：内网层；ONL：外核层；OPL：外网层。人，视网膜，Alexa488 显色的免疫荧光组织化学双标染色法

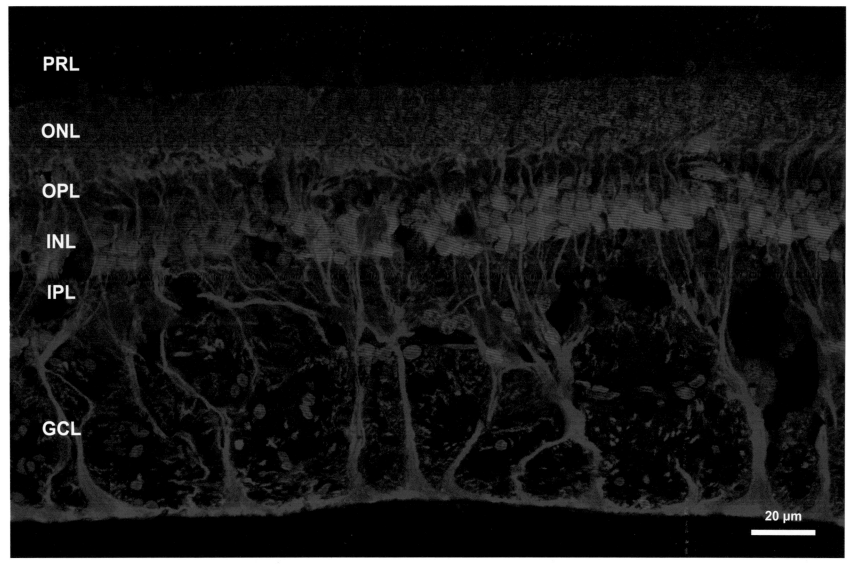

图 6-3-6 视网膜（4）

来自 54 岁患者术后视网膜外周部内的视黄醛结合蛋白 1（retinaldehyde-binding protein 1，RLBP1；红色）阳性 Müller 胶质细胞（Müller glial cell）的细胞体位于内核层（INL）和视网膜节细胞层（retinal ganglion cell layer，GCL），而其突起则横贯视网膜的全层。蓝色圆形颗粒为 DAPI 复染的细胞核。IPL：内网层；ONL：外核层；OPL：外网层；PRL：光感受器层。人，视网膜，Alexa595 显色的免疫荧光组织化学双标染色法

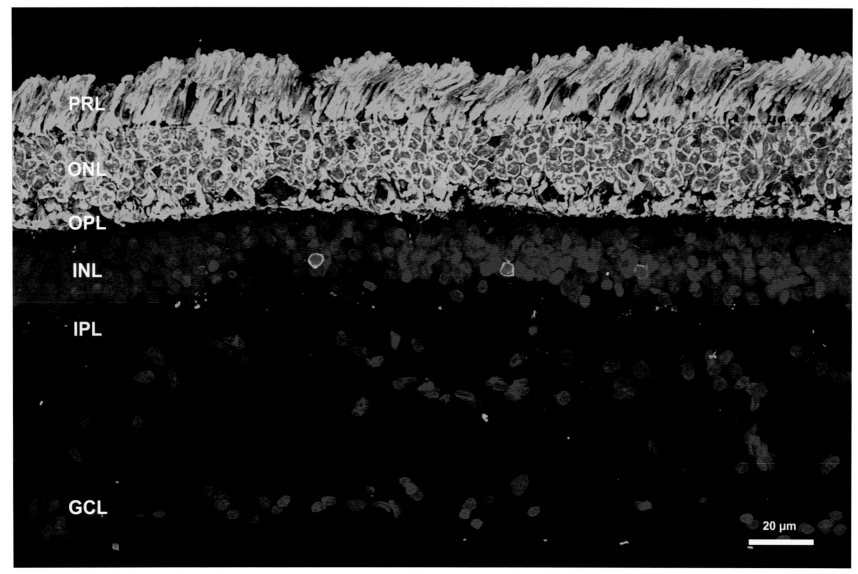

图 6-3-7　视网膜（5）

来自 54 岁患者术后视网膜外周部光感受器层（PRL）内的恢复蛋白（recoverin，RCVRN；绿色）阳性视杆细胞（rod cell）和视锥细胞，它们的细胞体位于外核层（ONL），轴突位于外网层（OPL），蓝色圆形颗粒为 DAPI 复染的细胞核。GCL：视网膜节细胞层；INL：内核层；IPL：内网层。人，视网膜，Alexa488 显色的免疫荧光组织化学双标染色法

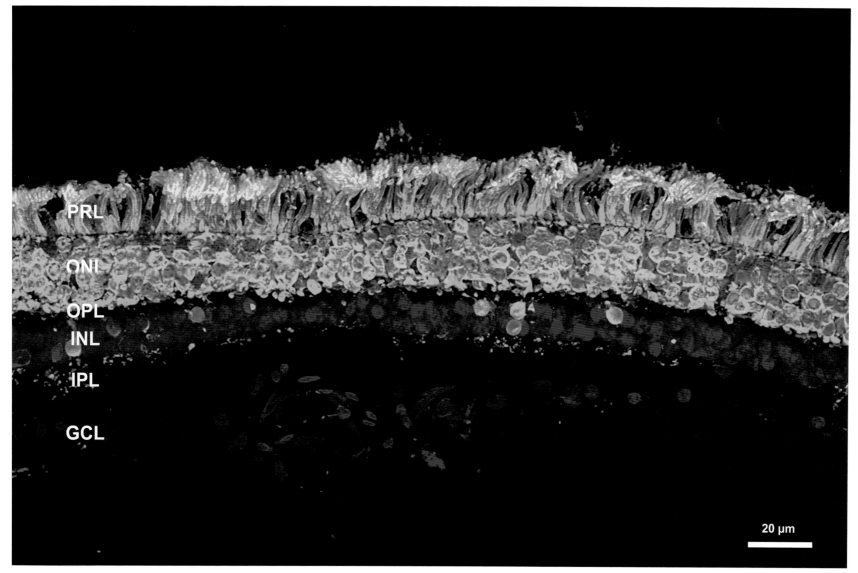

图 6-3-8　视网膜（6）

来自 57 岁患者术后视网膜外周部内的恢复蛋白（RCVRN；绿色）和视紫红质（rhodopsin, RHO；红色）阳性视杆细胞（橘黄色），蓝色圆形颗粒为 DAPI 复染的细胞核。GCL：视网膜节细胞层；INL：内核层；IPL：内网层；ONL：外核层；OPL：外网层；PRL：光感受器层。人，视网膜，Alexa488 和 Alexa594 显色的免疫荧光组织化学双标染色法

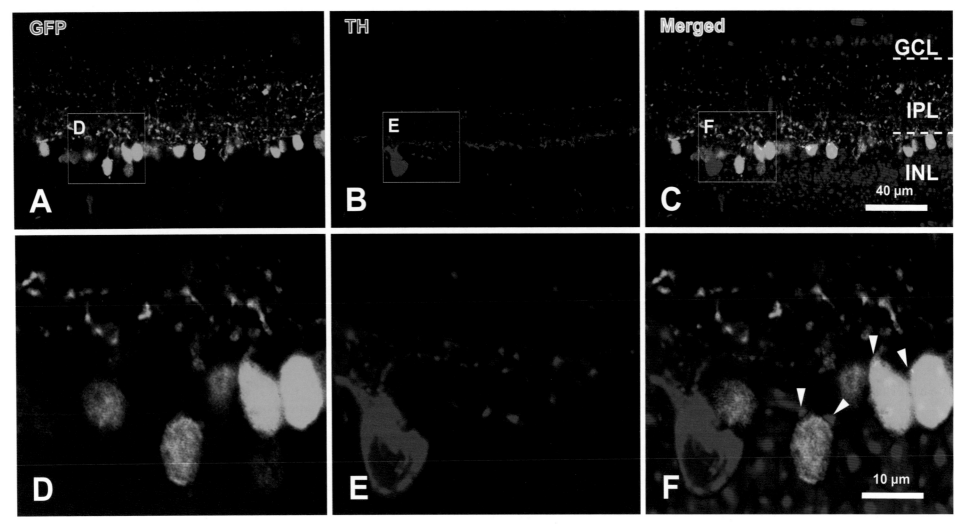

图 6-3-9　视网膜（7）

前原脑啡肽 - 绿色荧光蛋白（preproenkephalin-green fluorescence protein，PPE-GFP）转基因小鼠视网膜中的脑啡肽（enkephalin，ENK）阳性无长突细胞（amacrine cell，AC；绿色）和酪氨酸羟化酶（TH）阳性无长突细胞（红色）。ENK 阳性无长突细胞的胞体排列于内核层（INL），突起伸入内网层（IPL）。图 D、E 和 F 分别是图 A、B 和 C 中白框内部分的高倍像，示 TH 阳性无长突细胞的终末包绕在 ENK 阳性无长突细胞的周围（F，白三角箭头）。蓝色圆形颗粒为 DAPI 复染的细胞核。图 C 为图 A 和图 B 的叠加（Merged）像。GCL：视网膜节细胞层。
小鼠，视网膜，Alexa488 和 Alexa594 显色的免疫荧光组织化学双标染色法

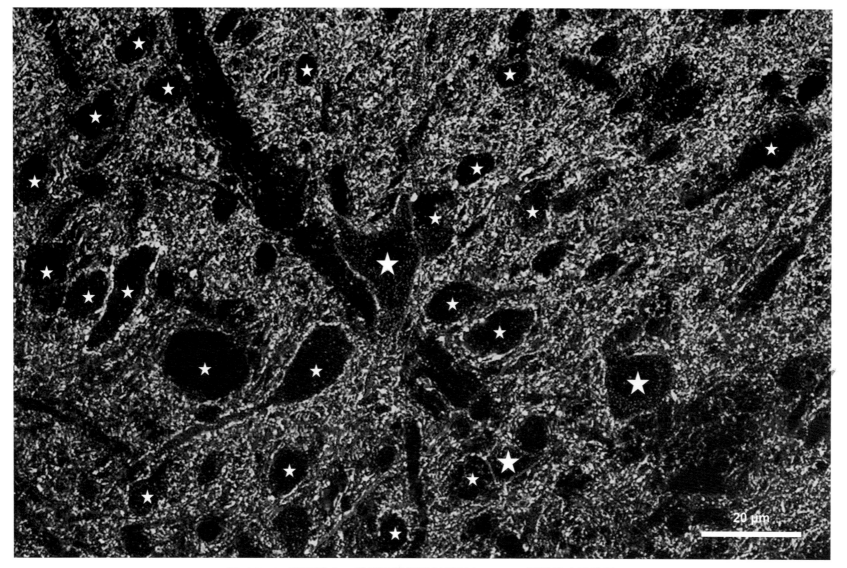

图 6-3-10　孤束核内 P 物质受体阳性神经元与 GABA 阳性终末的联系

在孤束核（nucleus tractus solitarii，NTS）的冠状切面上可见密集的谷氨酸脱羧酶 -67（glutamic acid decarboxylase-67，GAD-67；GABA 阳性结构标志物）阳性神经纤维的终末包绕在 P 物质受体阳性神经元（大五星）和阴性神经元（小五星）及它们发出的树突的周围并形成篮状结构样的密切接触。大鼠，延髓，Alexa488 和 Alexa594 显色的免疫荧光组织化学双标染色法

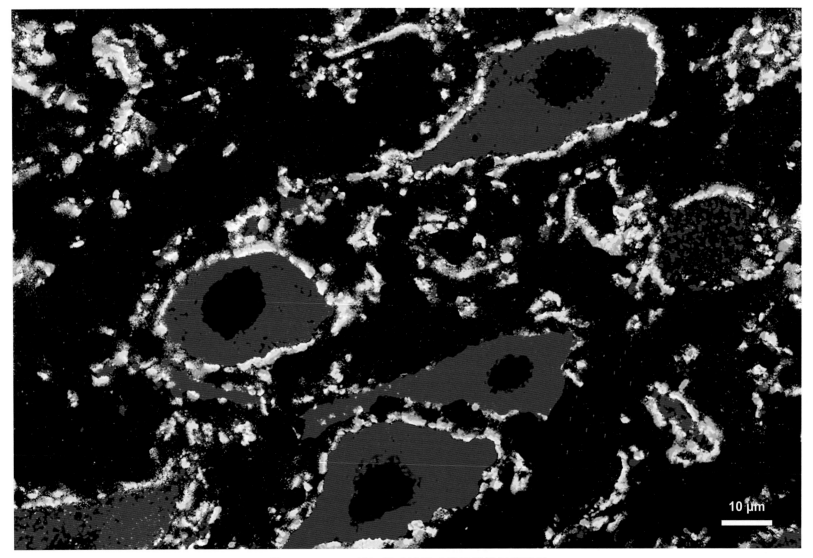

图 6-3-11　三叉神经运动核运动神经元的纤维联系

三叉神经运动核（trigeminal motor nucleus，Vmo）内桥蛋白 [gephyrin，GPR；GABA$_A$ 受体（GABA$_A$ receptor，GABA$_A$R）和甘氨酸受体（glycine receptor，GlyR）的共同标志物] 阳性终末（红色）、囊泡膜抑制性氨基酸转运体（vesicular inhibitory amino acid transporter，VIAAT；GABA 阳性结构的标志物）阳性终末（绿色）及 GPR 与 VIAAT 共存神经纤维终末（黄色）与胆碱乙酰转移酶（choline acetyltransferase，ChAT；胆碱能神经元的标记物）阳性神经元（蓝色）形成的篮状结构样密切接触。大鼠，脑桥，Alexa488、Alexa594 和 Cy5 显色的免疫荧光组织化学三标染色法

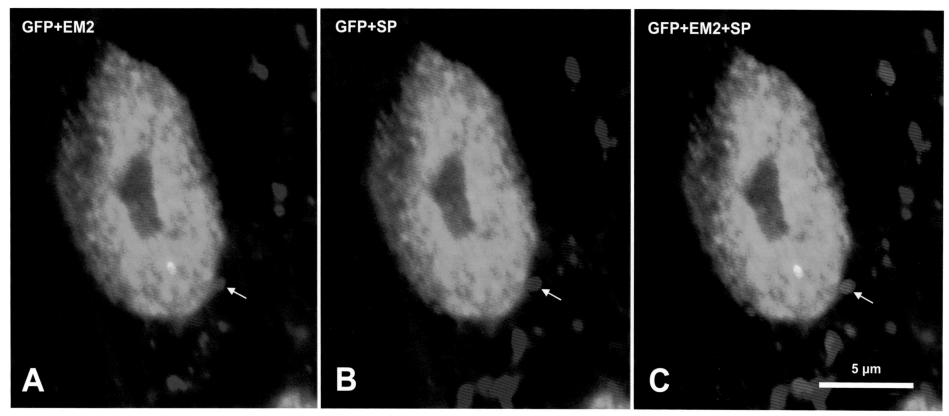

图 6-3-12　脊髓后角内 GABA 阳性神经元与 P 物质和内吗啡肽共存阳性终末的联系

在脊髓腰段冠状切面上的 II 层可见内吗啡肽 2（endomorphin 2，EM2；A；红色）和 P 物质（substance P，SP；B；蓝色）共存阳性神经纤维终末（C；紫色）与 GAD-67（GABA 阳性结构标志物）阳性神经元（绿色；A～C）的细胞体形成密切接触（close contact）（白直箭头）。图 C 为图 A 和图 B 的叠加像。GFP：绿色荧光蛋白。大鼠，脊髓腰段，Alexa488、Alexa594 和 Cy5 显色的免疫荧光组织化学三标染色法

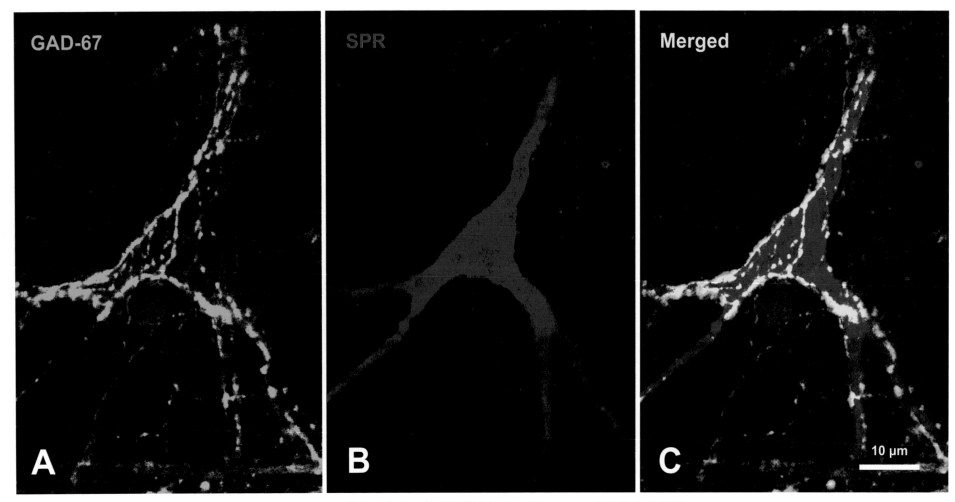

图 6-3-13　脊髓后索内 P 物质受体阳性神经元与 GABA 阳性终末的联系

脊髓腰段后索（posterior funiculus，postf）内 GAD-67（GABA 阳性结构标志物）阳性纤维和终末（A，绿色）围绕在 P 物质受体（SPR）阳性神经元细胞体和突起（B，红色；5 层扫描图像叠加后）的周围并形成篮状结构样的密切接触（C，橘黄色）。图 C 为图 A 和图 B 的叠加（Merged）像。大鼠，脊髓，Alexa488 和 Alexa594 显色的免疫荧光组织化学双标染色法

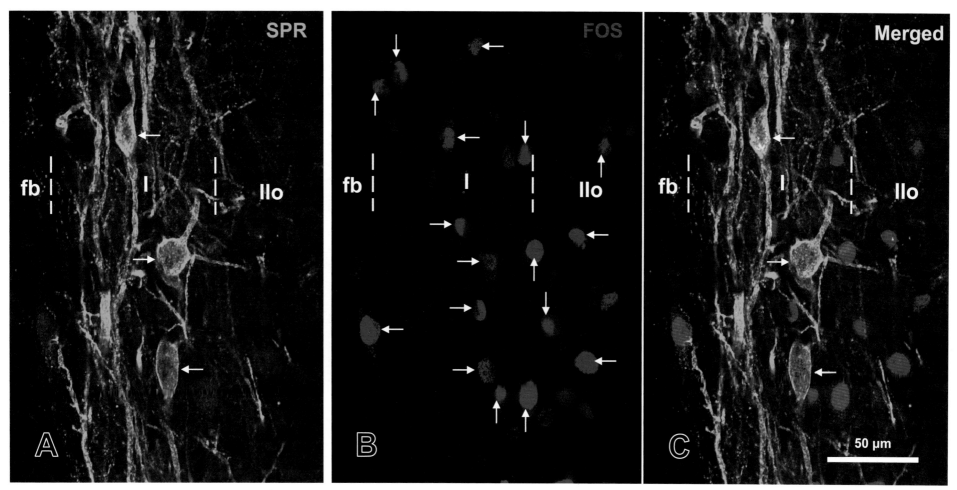

图 6-3-14　脊髓后角内传递神经病理性痛信息的 P 物质受体阳性神经元

将脊神经结扎造成神经损伤,结扎引起的神经病理性刺激诱发脊髓矢状切面上显示后角的 I 层(I)内 P 物质受体(SPR)阳性神经元(A;白直箭头)和表达 FOS 蛋白的神经元(B;白直箭头),图 C 是图 A 和图 B 的叠加(Merged)像,显示 SPR/FOS 双标神经元(白直箭头)。结果提示这些 SPR 阳性神经元参与神经病理性痛信息的传递。IIo:II 层外侧部;fb:脊髓表层纤维束。

大鼠,脊髓腰段,Alexa488 和 Alexa594 显色的免疫荧光组织化学双标染色法

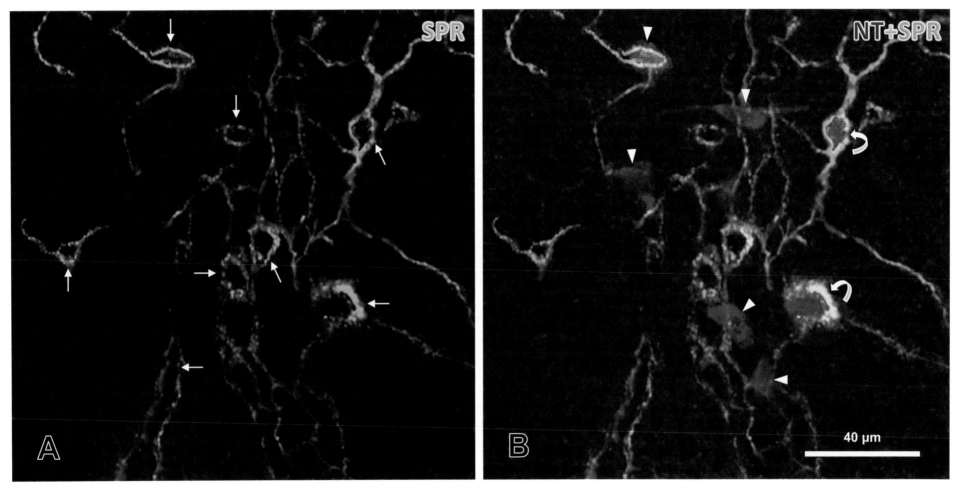

图 6-3-15　延髓吻端腹内侧区内参与神经病理性痛信息调控的 P 物质受体阳性神经元

在延髓吻端腹内侧区（rostral ventromedial medulla，RVM）内可见 P 物质受体（SPR）阳性神经元（A；白直箭头）、神经降压素（neurotensin，NT）阳性神经元（B；白三角）和 SPR/NT 双标阳性神经元（B；白弯箭头）。大鼠，延髓，Alexa488 和 Alexa594 显色的免疫荧光组织化学双标染色法

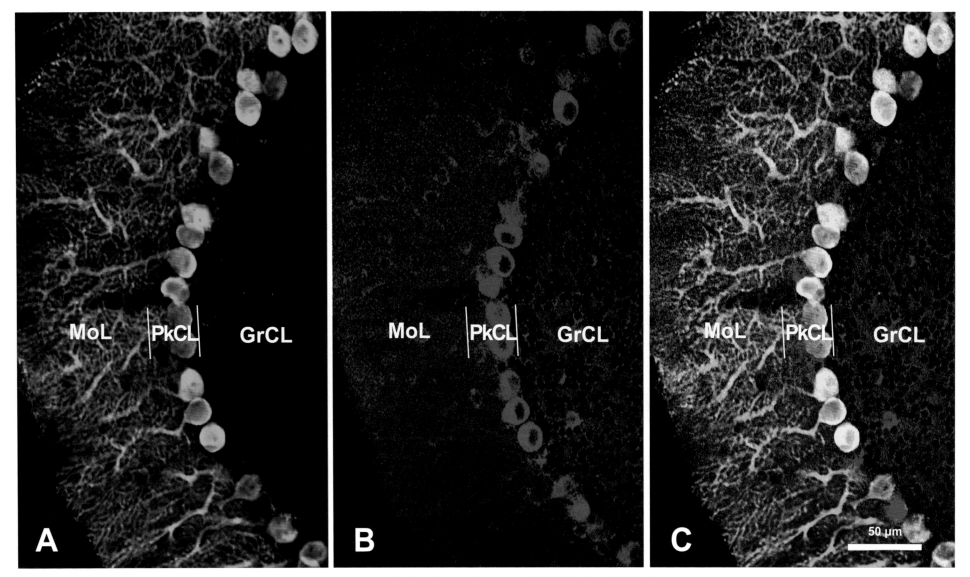

图 6-3-16　小脑内的钙结合蛋白与 L- 型钙通道共存的神经元

钙结合蛋白（calbindin，CalBd）阳性神经元（A）、L- 型钙通道蛋白 Cav1.3（Cav1.3）阳性神经元（B）及钙结合蛋白和 L- 型钙通道共存的双标阳性神经元（C）在小脑皮质（cerebellar cortex，CereC）内的分布。GrCL：颗粒细胞层；MoL：小脑皮质分子层；PkCL：浦肯野细胞层。大鼠，小脑，Alexa488 和 Alexa594 显色的免疫荧光组织化学双重染色法

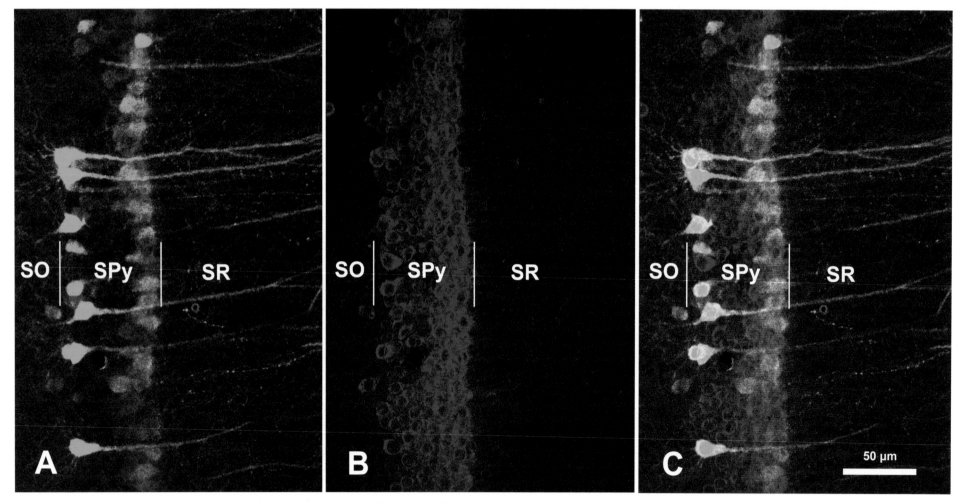

图 6-3-17　海马内的钙结合蛋白与 L- 型钙通道共存的神经元

钙结合蛋白阳性神经元（A）、L- 型钙通道蛋白 Cav1.3 阳性神经元（B）及钙结合蛋白和 L- 型钙通道共存的双标阳性神经元（C）在海马（Hip）的 CA1 区（CA1）内的分布。SO：始层；
SPy：锥体细胞层；SR：辐射层。大鼠，海马，Alexa488 和 Alexa594 显色的免疫荧光组织化学双重染色法

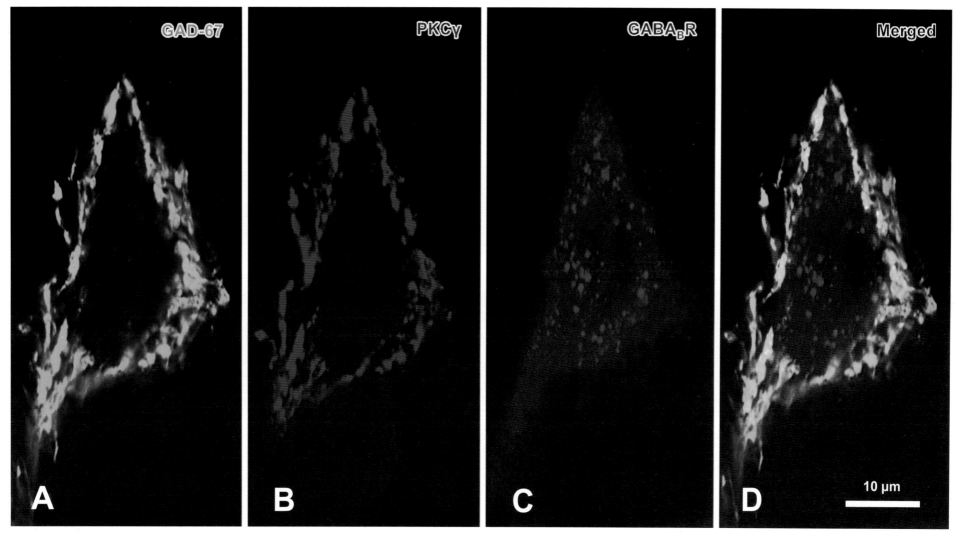

图 6-3-18　蜗神经核神经元内的神经活性物质

在谷氨酸脱羧酶 -67（GAD-67）- 绿色荧光蛋白（GFP）（GAD-67-GFP）小鼠的蜗神经核（cochlear nucleus，CN）内可见 GFP 标记的 GAD-67 阳性终末（A；绿色）与含蛋白激酶 Cγ 亚单位（protein kinase Cγ subunit，PKCγ）（B；蓝色）并表达 GABA$_B$ 受体（GABA$_B$ receptor，GABA$_B$R）（C；红色）的双标神经元形成密切接触。图 D 为图 A、B 和 C 的叠加（Merged）像。小鼠，脑干，Alexa488、Alexa594 和 Cy5 显色的免疫荧光组织化学三标染色法

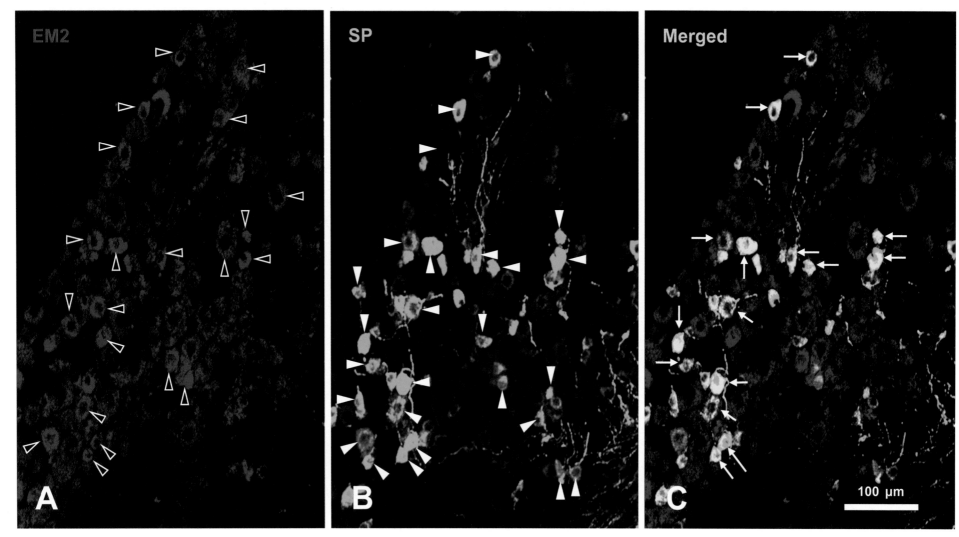

图 6-3-19 脊髓背根节内的内吗啡肽 2 和 P 物质共存神经元

在脊髓背根节内可见内吗啡肽 2（EM2）阳性神经元（A；红色，黑三角）、P 物质（substance P，SP）阳性神经元（B；绿色，白三角）和 EM2 与 SP 共存的双标阳性神经元（C；黄色，白直箭头）。图 C 为图 A 和图 B 的叠加（Merged）像。该结果提示脊髓背根节内存在 EM2 与 SP 共存神经元。大鼠，脊髓腰段背根节，Alexa488 和 Alexa594 显色的免疫荧光组织化学双标染色法

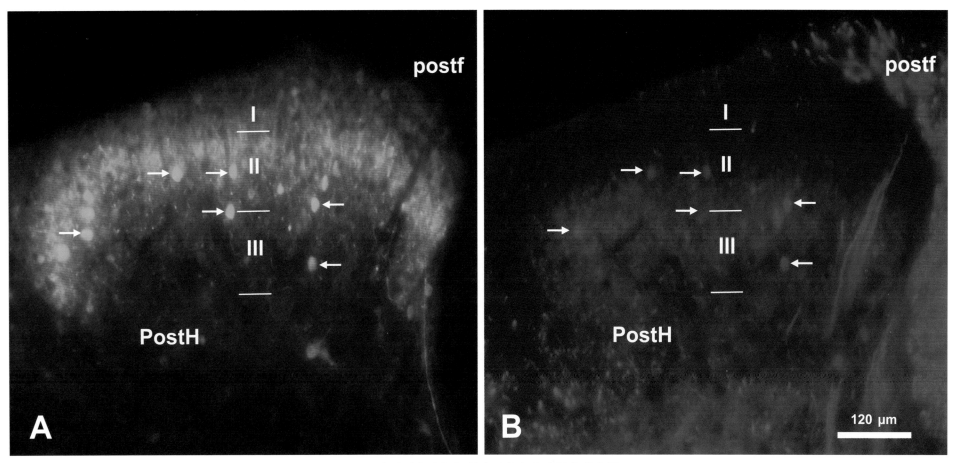

图 6-3-20 脊髓后角内的钙结合蛋白和小清蛋白共存神经元

在脊髓后角（PostH）的Ⅱ层（Ⅱ）和Ⅲ层（Ⅲ）内可见钙结合蛋白（CalBd）阳性神经元（A；绿色，白直箭头）和小清蛋白（PV）阳性神经元（B；红色，白直箭头）和 CalBd 与 PV 共存的双标阳性神经元（A 和 B；白直箭头）。Ⅰ：Ⅰ层；postf：后索。该结果提示脊髓后角内有 CalBd 与 PV 共存神经元。大鼠，脊髓，Alexa488 和 Alexa594 显色的免疫荧光组织化学双标染色法

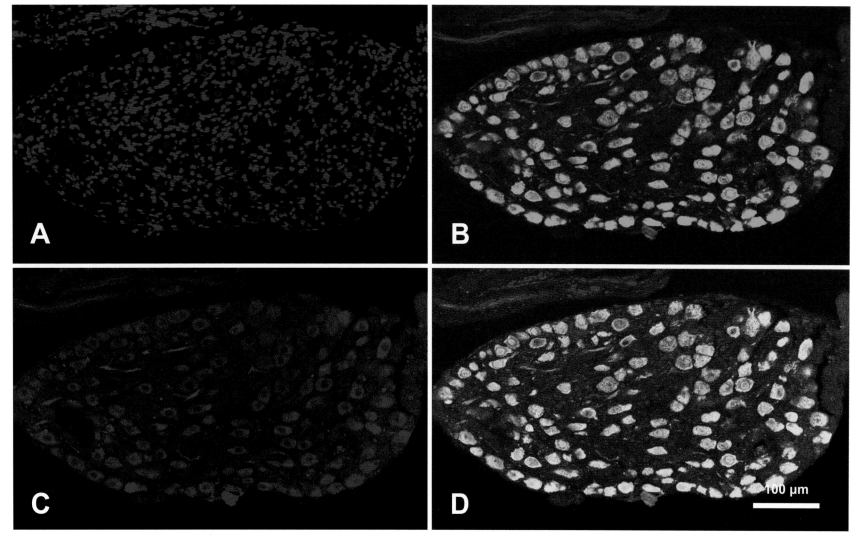

图 **6-3-21** 腹腔神经节内的多巴胺 -β- 羟化酶阳性神经元

A：腹腔神经节（celiac ganglion，CeG）内 4′,6- 二脒基 -2- 苯基吲哚（4′,6-diamidino-2-phenylindole，DAPI）复染标记的蓝色圆形颗粒状细胞核。可见卫星细胞的细胞核密集分布在神经元细胞核的周围。B：神经元标记物人神经元蛋白 C/D（human neuronal protein C/D，HuC/D）阳性的神经元。C：多巴胺 -β- 羟化酶（DBH）阳性神经元。D：图 A、B 和 C 3 个视野的叠加像，示腹腔神经节内 HuC/D 标记的全部神经元都是 DBH 阳性神经元（黄色）。该结果提示腹腔神经节内神经元主要为 DBH 阳性的去甲肾上腺素能神经元。大鼠，腹腔神经节，Alexa488 和 Alexa594 显色的免疫荧光组织化学双标染色法，DAPI 复染

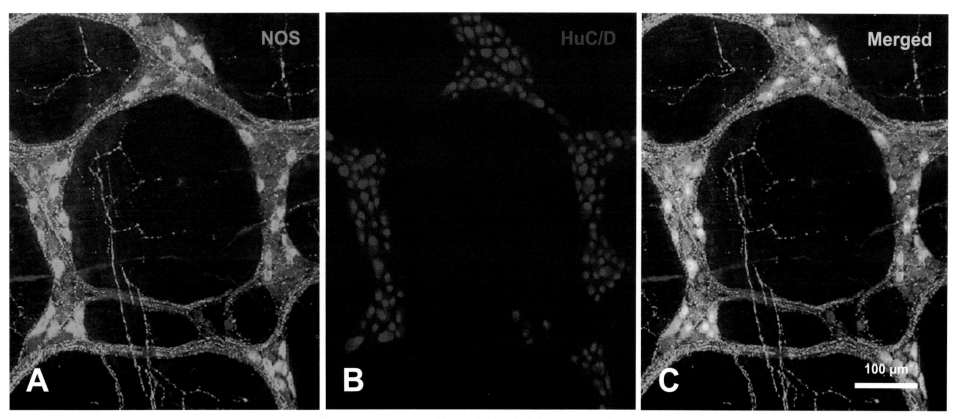

图 6-3-22　结肠肌间神经丛内的一氧化氮合酶阳性神经元

结肠肌间神经丛（MP，亦称奥尔巴赫神经丛）内的一氧化氮合酶（nitric oxide synthase，NOS）阳性神经元、神经纤维（A；绿色）与人神经元蛋白 C/D（HuC/D）阳性神经元（B；红色）。
图 C 为图 A 和图 B 的叠加（Merged）像，可见 NOS 阳性肠神经元（黄色）多呈梭形或卵圆形散在分布于肌间神经丛的神经节边缘部，NOS 阳性神经纤维在其阳性神经元的细胞体周围、
神经节和相邻神经节之间大量分布并形成致密的网络。大鼠，结肠，Alexa488 和 Alexa594 显色的免疫荧光组织化学双标染色法

第四节　转基因小鼠标记结果的免疫荧光组织化学染色

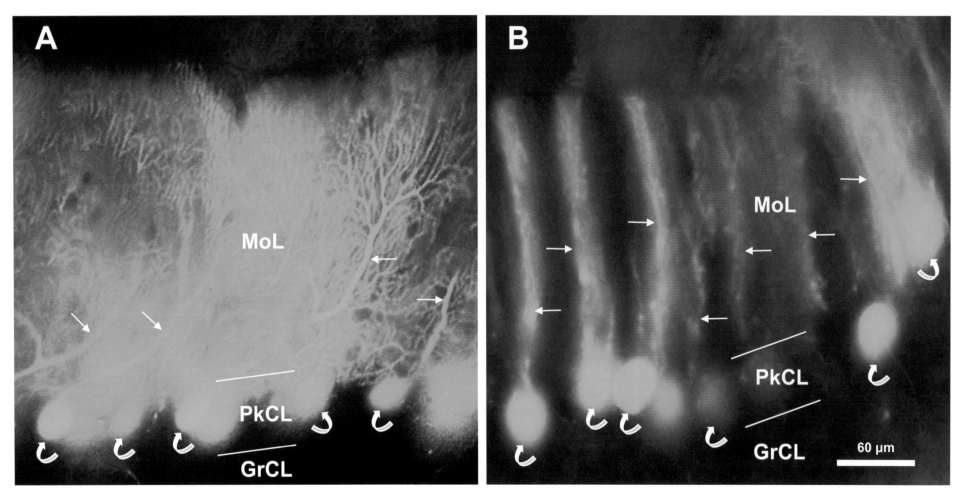

图 6-4-1　小脑谷氨酸脱羧酶阳性的浦肯野细胞

谷氨酸脱羧酶 -67（GAD-67）- 绿色荧光蛋白（GFP）（GAD-67-GFP）转基因小鼠小脑浦肯野细胞层（Purkinje cell layer，PkCL）内的 GAD-67-GFP 阳性浦肯野细胞（Purkinje cell，PkC；白弯箭头）及其伸向小脑皮质分子层（molecular layer of cerebellar cortex，MoL）的树突（Den）及其分支（白直箭头）的正面（A）和侧面观（B），在两个平面上，浦肯野神经元的树突及其分支的延伸方向不同，两者互相垂直。GrCL：颗粒细胞层。小鼠，小脑，Alexa488 显色的免疫荧光组织化学染色法

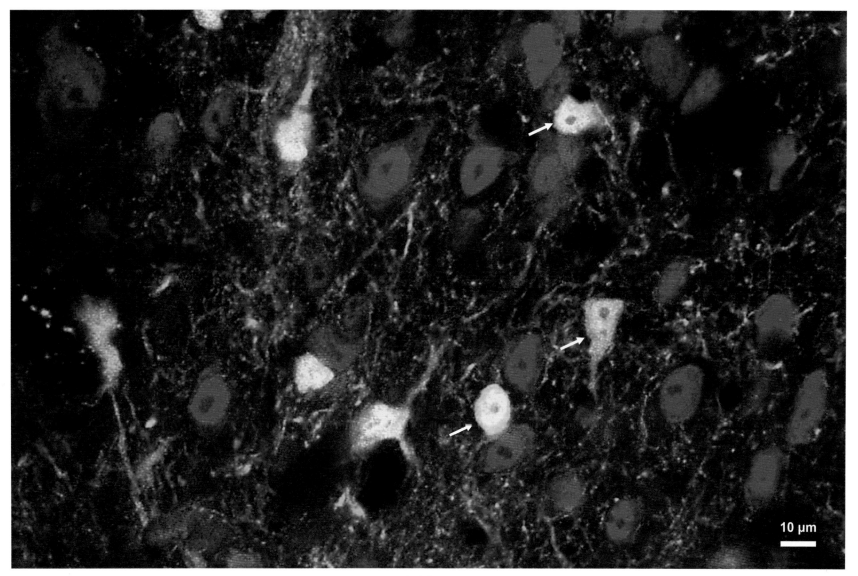

图 6-4-2　小鼠延髓后角内的 GABA 能神经元

GAD-67-GFP 转基因小鼠延髓后角［medullary dorsal horn，MDH；亦称三叉神经脊束核尾侧亚核（Sp5C）］内 GFP 标记的 GABA 阳性神经元（绿色）、神经元特异性核蛋白（NeuN）标记的所有神经元（红色），以及 GFP/NeuN 双标阳性神经元（黄色；白直箭头）。小鼠，延髓，Alexa488 和 Alexa594 显色的免疫荧光组织化学双标染色法

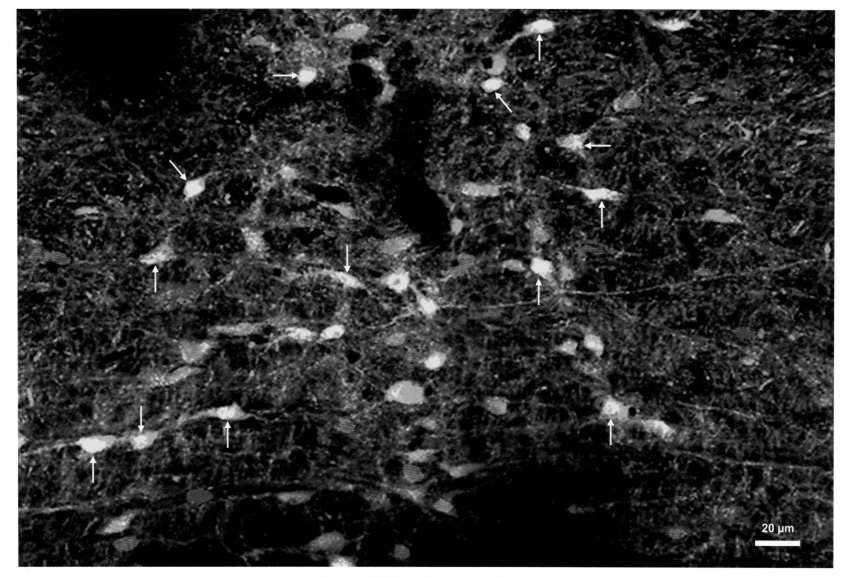

图 6-4-3　中缝大核内的 GABA 能神经元

对 GAD-67-GFP 转基因小鼠给予旋转刺激（rotational stimulation），中缝大核（nucleus raphe magnus，NRM）内的部分 GABA 阳性神经元（绿色）在旋转刺激后表达 FOS 蛋白（FOS；红色），结果提示 NRM 内的这些 GABA/FOS 双标神经元（白直箭头）可能参与平衡觉信息传递的调控。小鼠，延髓，Alexa488 和 Alexa594 显色的免疫荧光组织化学双标染色法

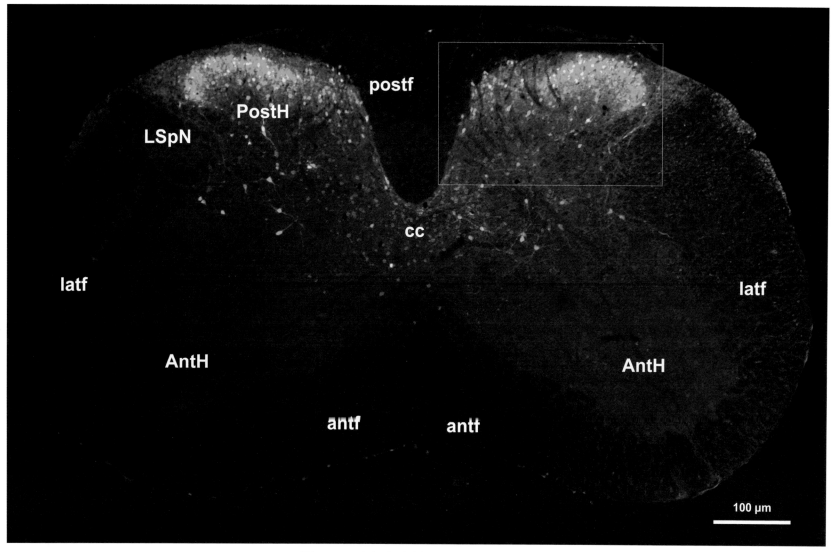

图 6-4-4　小鼠脊髓内的脑啡肽阳性神经元

胚胎 12.5 天（E12.5）给予孕鼠腹腔注射 5- 溴脱氧尿嘧啶核苷（5-bromodeoxyuridine，BrdU），前原脑啡肽 - 绿色荧光蛋白（PPE-GFP）转基因阳性后代小鼠成年期颈段脊髓中脑啡肽（ENK）阳性神经元（绿色）和 BrdU 阳性细胞（红色）的分布。ENK 阳性神经元主要分布在脊髓后角（posterior horn，PostH）浅层（superficial layer），BrdU 阳性细胞分布在后角浅层、深层（deep layer）的内侧部，以及中央管（cc）周围的 X 层（X）。antf: 前索；AntH: 前角；latf: 外侧索；LSpN: 外侧脊核；postf: 后索；PostH: 后角。小鼠，脊髓，Alexa488 和 Alexa594 显色的免疫荧光组织化学双标染色法

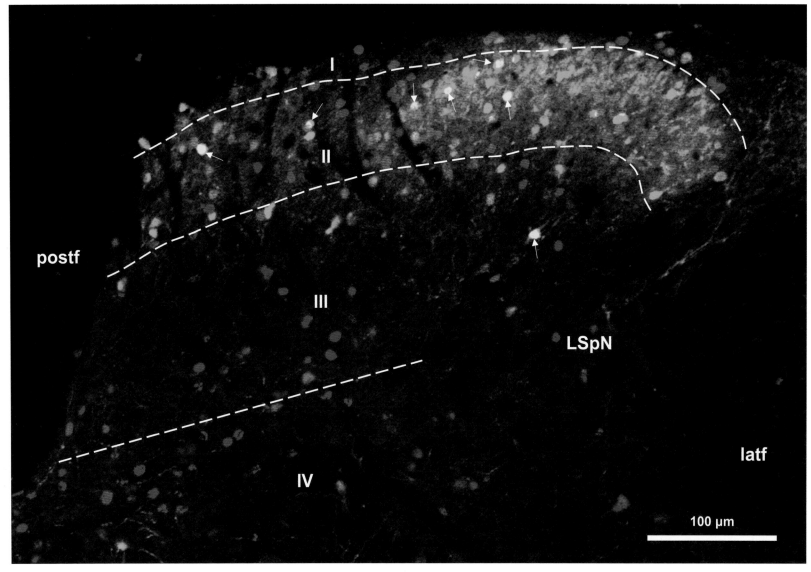

图 6-4-5　小鼠脊髓后角浅层内的脑啡肽阳性神经元

图 6-4-4 中白框内部分的高倍像。示 PPE-GFP 转基因阳性后代小鼠成年期颈段脊髓后角中脑啡肽（ENK）阳性神经元（绿色）、BrdU 阳性神经元（红色），以及 ENK/BrdU 双标阳性神经元（白直箭头）的分布。Ⅰ～Ⅳ：Ⅰ～Ⅳ层；latf：外侧索；LSpN：外侧脊核；postf：后索。小鼠，脊髓，Alexa488 和 Alexa594 显色的免疫荧光组织化学双标染色法

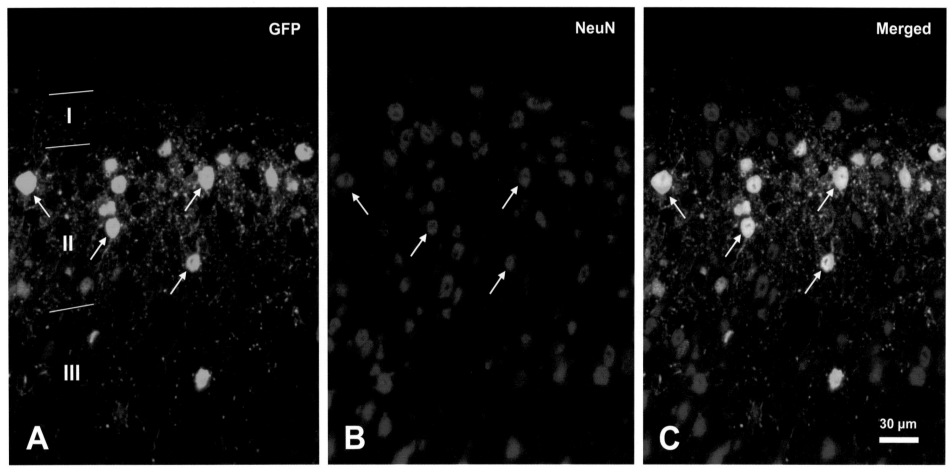

图 6-4-6　小鼠脊髓后角内的脑啡肽阳性神经元

PPE-GFP 转基因小鼠脊髓后角 II 层（II）和III层（III）内 GFP 标记的脑啡肽（ENK）阳性神经元（A；绿色）与神经元标志物 NeuN 标记的神经元（B；红色）。图 C 为图 A 和图 B 的叠加（Merged）像，可见 GFP/NeuN 双标阳性神经元（黄色；白直箭头）。I：I 层。小鼠，脊髓，Alexa488 和 Alexa594 显色的免疫荧光组织化学双标染色法

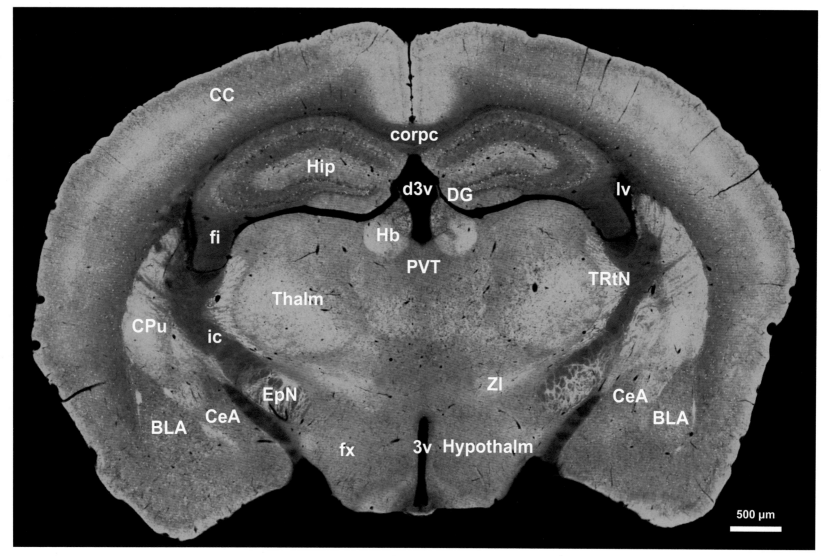

图 6-4-7　脑内的 GABA 能神经元

用谷氨酸脱羧酶 2（glutamic acid decarboxylase 2，GAD2）- 增强型绿色荧光蛋白（enhanced green fluorescence protein，eGFP）转基因小鼠显示绿色荧光蛋白（GFP）标记的 GABA 能神经元的胞体、纤维和终末在丘脑（thalamus，Thalm）中段冠状切片上的分布。3v：第三脑室；BLA：杏仁基底外侧核；CC：大脑皮质；CeA：杏仁中央核；corpc：胼胝体；CPu：尾壳核；d3v：第三脑室背侧部；DG：齿状回；EpN：大脑脚间核；fi：海马伞；fx：穹隆；Hb：缰核；Hip：海马；Hypothalm：下丘脑；ic：内囊；PVT：丘脑室旁核；TRtN：丘脑网状核；ZI：未定带。小鼠，脑，Alexa488 显色的免疫荧光组织化学染色法

第五节　原位杂交组织化学染色

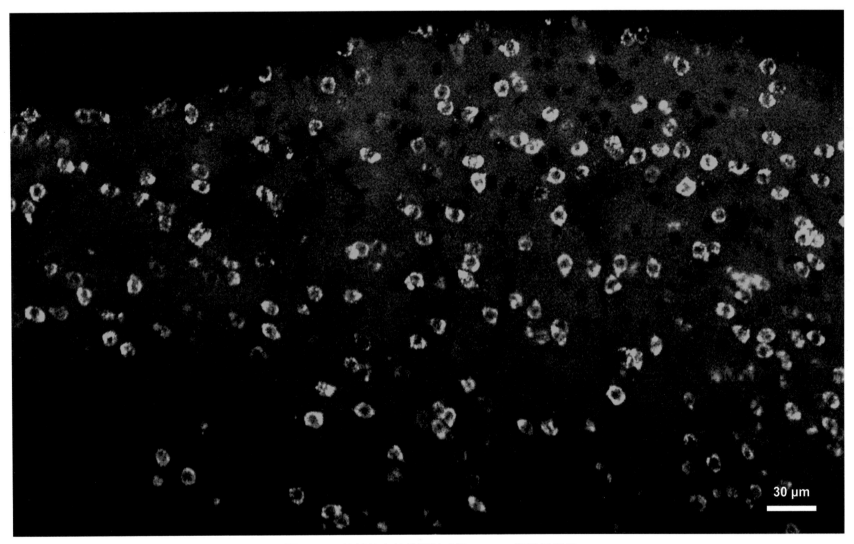

图 6-5-1　纹状体内的前原脑啡肽 mRNA 阳性神经元

纹状体（striatum，Strm）内前原脑啡肽（PPE；脑啡肽能神经元的标志物）mRNA 阳性神经元的分布。小鼠，基底神经节，Alexa488 显色的荧光原位杂交组织化学（fluorescein *in situ* hybridization histochemistry，FISH）染色法

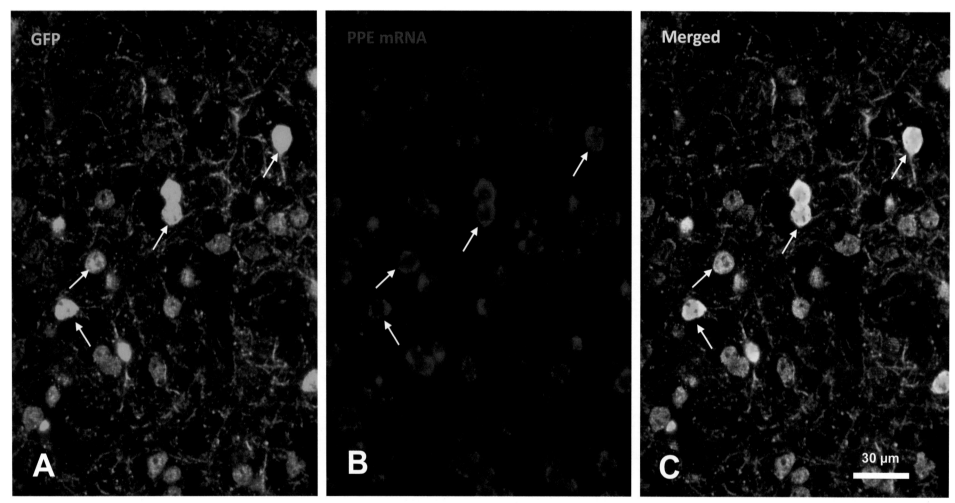

图 6-5-2　纹状体内 GFP 阳性细胞与 PPE mRNA 的双标神经元

PPE-GFP 转基因小鼠纹状体内 GFP 阳性神经元（A；绿色）、PPE mRNA（B；红色），以及 PPE-GFP 和 PPE mRNA 双标阳性神经元（白直箭头）的分布。结果提示 GFP 标记的神经元均表达 PPE mRNA。图 C 为图 A 和图 B 的叠加（Merged）像。小鼠，基底神经节，Alexa488 和 Alexa594 显色的免疫荧光组织化学与荧光原位杂交组织化学相结合的双标染色法

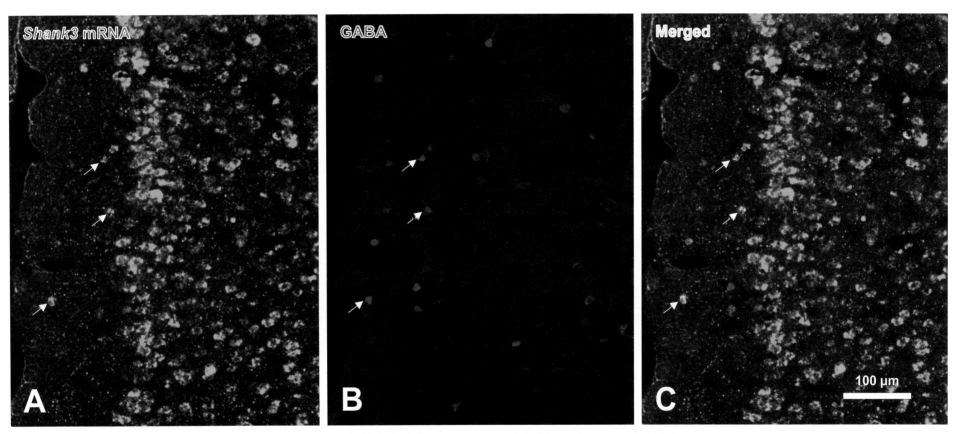

图 6-5-3 前扣带回皮质内 *Shank3* mRNA 阳性神经元与 GABA 能神经元

前扣带回皮质（anterior cingulate cortex，ACC）内 Src 同源结构域 3 和多锚蛋白重复结构域 3（Src-homology domain 3 and multiple ankyrin repeat domains 3，*Shank3*）mRNA 阳性神经元（A；绿色）和 γ- 氨基丁酸（γ-aminobutyric acid，GABA）阳性神经元（B；红色）的分布。结果提示部分位于 ACC 浅层的 GABA 能神经元表达 *Shank3* mRNA（白直箭头）。图 C 为图 A 和图 B 的叠加（Merged）像。小鼠，前扣带回皮质，Alexa488 和 Alexa594 显色的免疫荧光组织化学与荧光原位杂交组织化学相结合的双标染色法

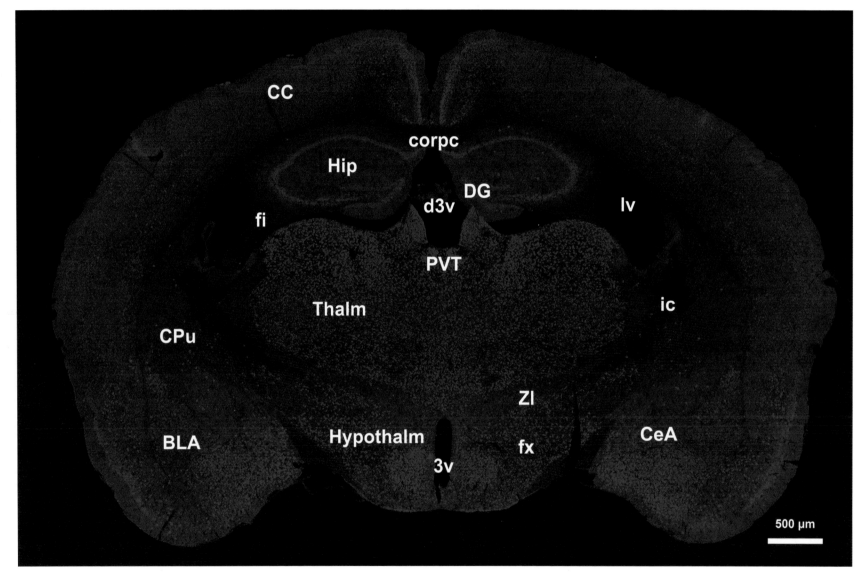

图 6-5-4　脑内的 2 型囊泡膜谷氨酸转运体阳性神经元

成年小鼠脑中囊泡膜谷氨酸转运体 2（VGLUT2）mRNA 阳性神经元的分布。3v: 第三脑室；BLA: 杏仁基底外侧核；CeA: 杏仁中央核；corpc: 胼胝体；CC: 大脑皮质；CPu: 尾壳核；d3v: 第三脑室背侧部；DG: 齿状回；fi: 海马伞；fx: 穹隆；Hip: 海马；Hypothalm: 下丘脑；ic: 内囊；lv: 侧脑室；PVT: 丘脑室旁核；Thalm: 丘脑；ZI: 未定带。
小鼠，脑，Alexa594 显色的荧光原位杂交组织化学染色法

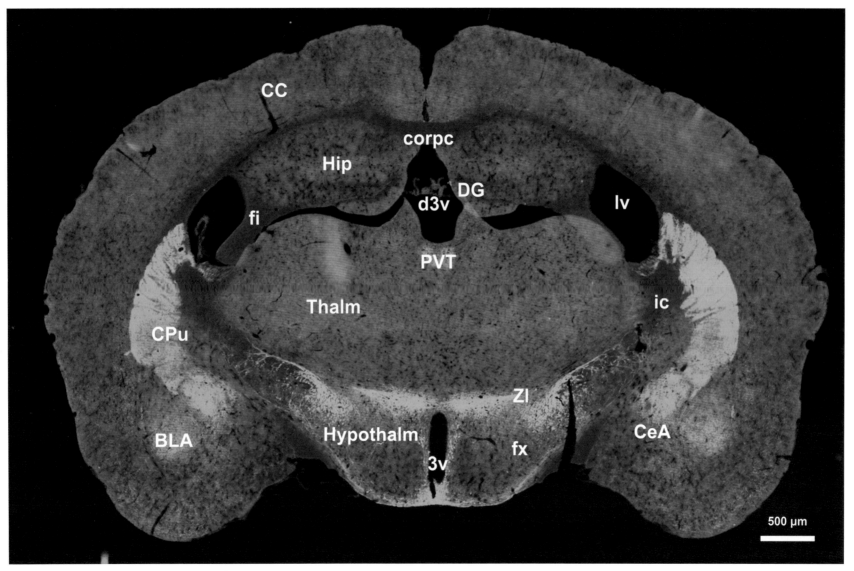

图 6-5-5 脑内的酪氨酸羟化酶阳性神经元

成年小鼠脑中酪氨酸羟化酶（TH）阳性神经元及其神经纤维和终末的分布。3v：第三脑室；BLA：杏仁基底外侧核；CeA：杏仁中央核；corpc：胼胝体；CC：大脑皮质；CPu：尾壳核；d3v：第三脑室背侧部；DG：齿状回；fi：海马伞；fx：穹隆；Hip：海马；Hypothalm：下丘脑；ic：内囊；lv：侧脑室；PVT：丘脑室旁核；Thalm：丘脑；ZI：未定带。小鼠，脑，Alexa488 显色的免疫荧光组织化学染色法

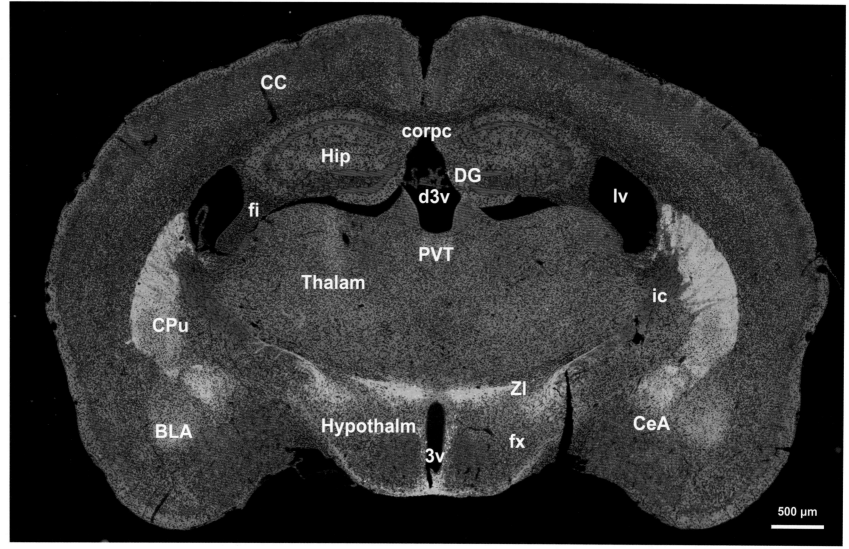

图 6-5-6　脑内的 2 型囊泡膜谷氨酸转运体阳性神经元及酪氨酸羟化酶阳性神经元

图 6-5-4 和图 6-5-5 与 DAPI 复染结果的叠加图。成年小鼠脑中 VGLUT2 mRNA 阳性神经元和 TH 阳性神经元、神经纤维和终末的分布。蓝色圆形颗粒为 DAPI 复染的细胞核。3v：第三脑室；BLA：杏仁基底外侧核；CeA：杏仁中央核；corpc：胼胝体；CC：大脑皮质；CPu：尾壳核；d3v：第三脑室背侧部；DG：齿状回；fi：海马伞；fx：穹隆；Hip：海马；Hypothalm：下丘脑；ic：内囊；lv：侧脑室；PVT：丘脑室旁核；Thalm：丘脑；ZI：未定带。小鼠，脑，Alexa488 和 Alexa594 显色的免疫荧光组织化学和荧光原位杂交组织化学相结合的双标染色

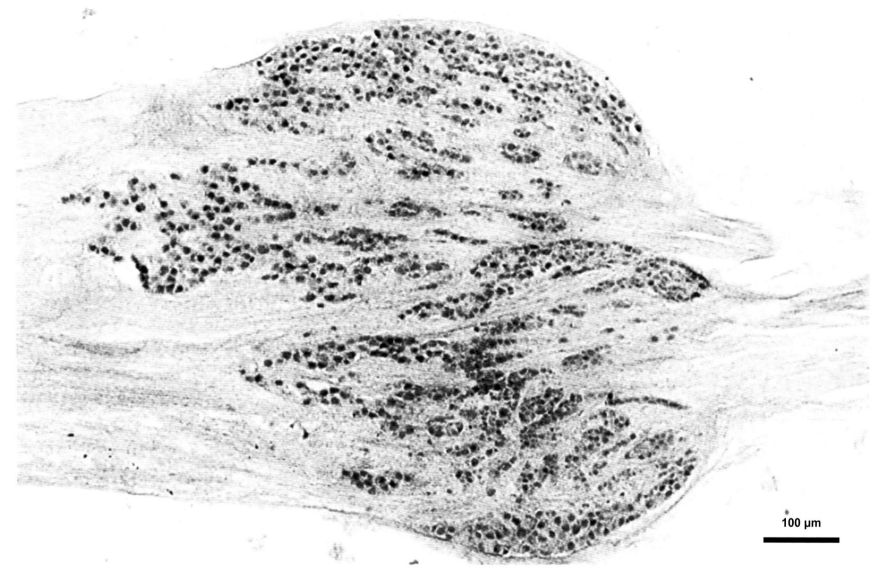

100 μm

图 6-5-7 脊髓背根节内的 P 物质 mRNA 阳性神经元

蓝色反应产物（blue reaction product）示 P 物质（SP）的 mRNA 经过原位杂交组织化学（*in situ* hybridization histochemical，ISHH）染色法得到的阳性信号，结果提示 SP 的 mRNA 主要分布在脊髓背根节的中、小型节细胞（神经元）。大鼠，脊髓腰段背根节，地高辛（digoxin，DGX）探针标记的原位杂交组织化学染色法

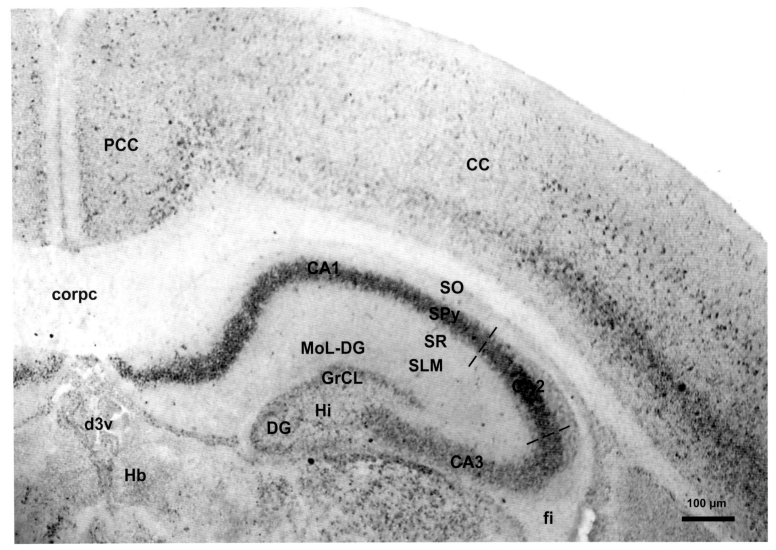

图 6-5-8 生后 7 天小鼠大脑皮质和海马内的 **zfp804a mRNA** 阳性神经元

蓝色反应产物示锌指蛋白 804a（zinc finger protein 804a, zfp804a）原位杂交组织化学染色的信号，zfp804a mRNA 在小鼠大脑皮质（CC）和海马（Hip）广泛分布。黑色虚线：海马 CA1 ～ CA3 区之间的分界线。corpc: 胼胝体；d3v: 第三脑室背侧部；DG: 齿状回；fi: 海马伞；GrCL: 颗粒细胞层；Hb: 缰核；Hi: 门区；MoL-DG: 齿状回分子层；PCC: 后扣带回皮质；SLM: 腔隙分子层；SO: 始层；SPy: 锥体细胞层；SR: 辐射层。小鼠，脑，地高辛探针标记的原位杂交组织化学染色法

第六节　免疫组织化学技术的综合应用

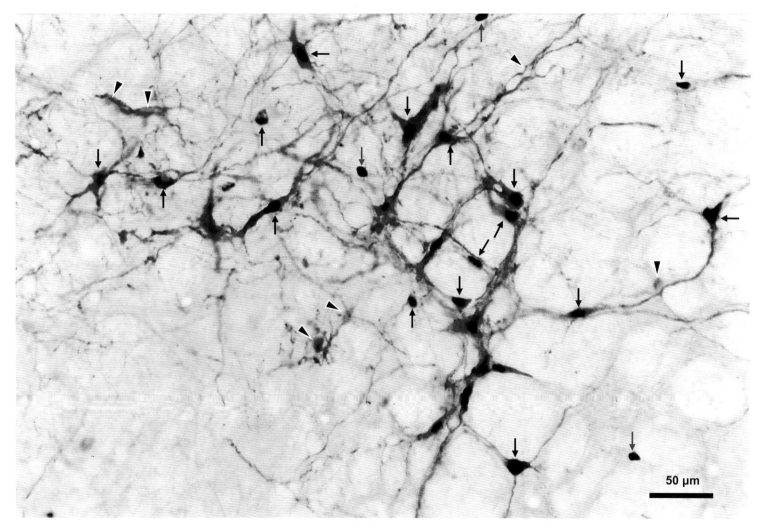

图 6-6-1　内脏痛刺激激活延髓外侧网状核内的酪氨酸羟化酶阳性神经元表达 FOS 蛋白

经胃管（gastric canal）将 4% 福尔马林溶液（formalin solution）灌至胃内，造成化学性内脏痛刺激（chemical visceral pain stimulation），在延髓外侧网状核（lateral reticular nucleus，LRtN）及其周围的网状结构（reticular formation，RetFm）内可见酪氨酸羟化酶（TH）阳性神经元（棕色；黑三角）、FOS 蛋白（FOS）阳性神经元（黑色；红直箭头）和 TH/FOS 双标神经元（棕色细胞质和黑色细胞核；黑直箭头）。该结果提示延髓外侧网状核及其周围的网状结构内的 TH 阳性神经元参与化学性内脏痛信息的传递和调控。大鼠，延髓，DAB 作为显色剂与硫酸镍铵稳定剂共同存在下产生的黑色呈色反应产物（FOS 阳性细胞核）和 DAB 作为显色剂产生的棕色反应产物（TH 阳性细胞质）显示的免疫组织化学双标染色法

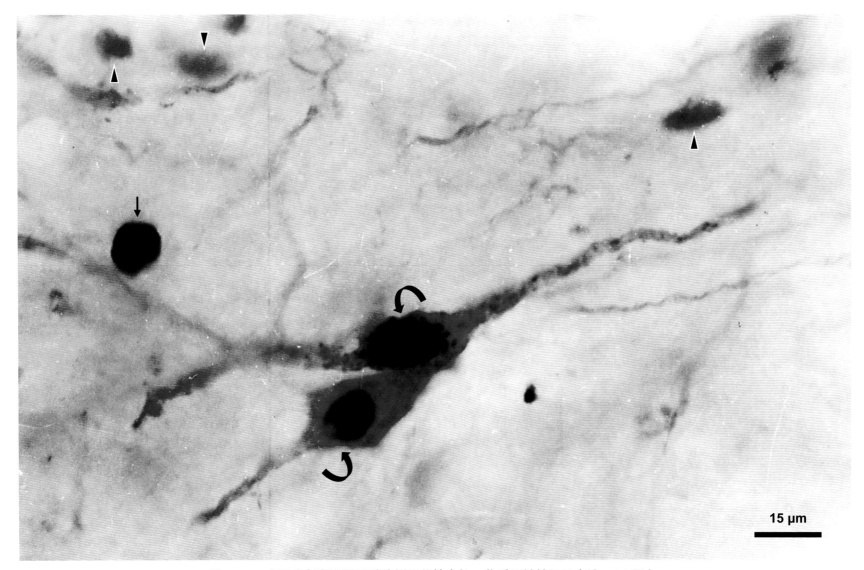

图 6-6-2 内脏痛刺激激活延髓外侧网状核内的 P 物质阳性神经元表达 FOS 蛋白

用与图 6-6-1 相同的方式进行化学性内脏痛刺激，在延髓外侧网状核及其周围的网状结构内可见 P 物质（SP）阳性神经元（棕色；黑三角）、FOS 蛋白（FOS）阳性神经元（黑色；黑直箭头）和 SP/FOS 双标神经元（棕色细胞浆和黑色细胞核；黑弯箭头）。该结果提示这些区域内的 SP 阳性神经元参与内脏痛信息的传递和调控。大鼠，延髓，DAB 作为显色剂与硫酸镍铵同时存在下产生的黑色反应产物（FOS 阳性细胞核）和 DAB 作为显色剂产生的棕色反应产物（SP 阳性细胞质）显示的免疫组织化学双标染色法

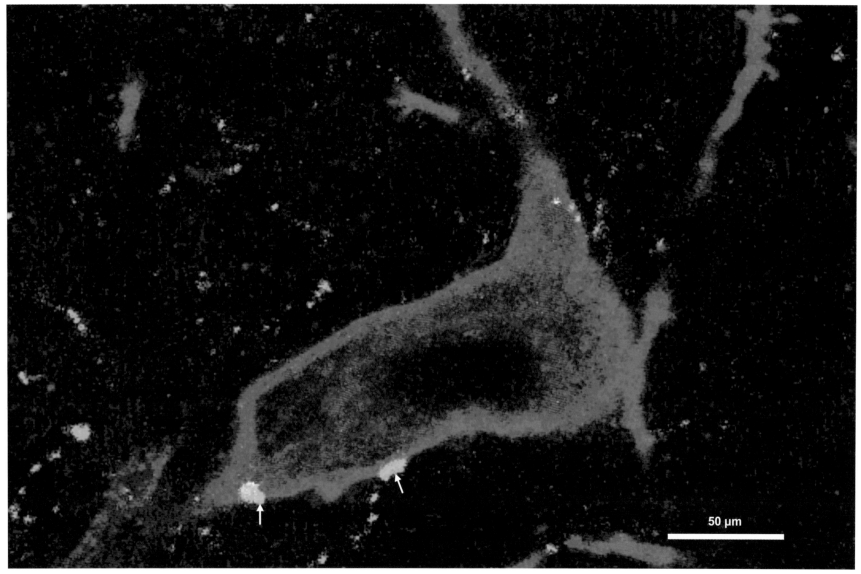

50 μm

图 6-6-3　脊髓后角 P 物质受体阳性神经元的纤维联系

脊髓颈段 I 层（I）内蓝色荧光标记的 P 物质受体阳性神经元的反应产物主要位于细胞膜及其突起膜上，该神经元还含有将四甲基罗丹明（tetramethyl rhodamine, TMR）注射入同侧臂旁核后的红色逆行示踪剂 TMR，并与绿色的 P 物质阳性终末形成密切接触（白直箭头）。大鼠，脊髓，Alexa488、Alexa594 和 Cy5 显色的免疫荧光组织化学三标染色法

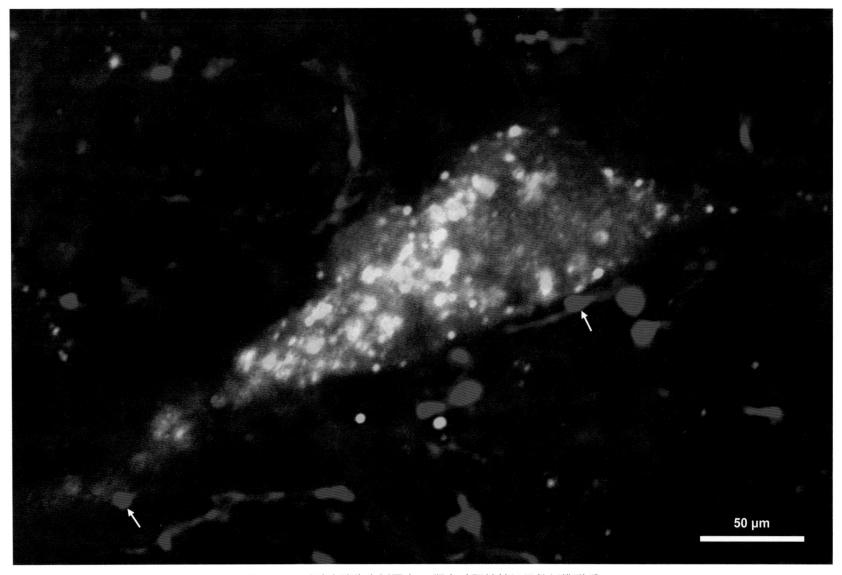

图 6-6-4 延髓吻端腹内侧区内 5- 羟色胺阳性神经元的纤维联系

将顺行示踪剂生物素化葡聚糖胺（biotinylated dextran amine，BDA）注射入导水管周围灰质（PAG）内，将逆行示踪剂荧光金（fluorogold，FG）注射入颈髓后角，在延髓吻端腹内侧区内能观察到 FG 逆标神经元（绿色）呈 5- 羟色胺（5-HT）阳性（红色）并与来自 PAG 的 BDA 顺标神经纤维和终末（蓝色）形成密切接触（白直箭头）。大鼠，延髓，Alexa488、Alexa594 和 Cy5 显色的免疫荧光组织化学三标染色

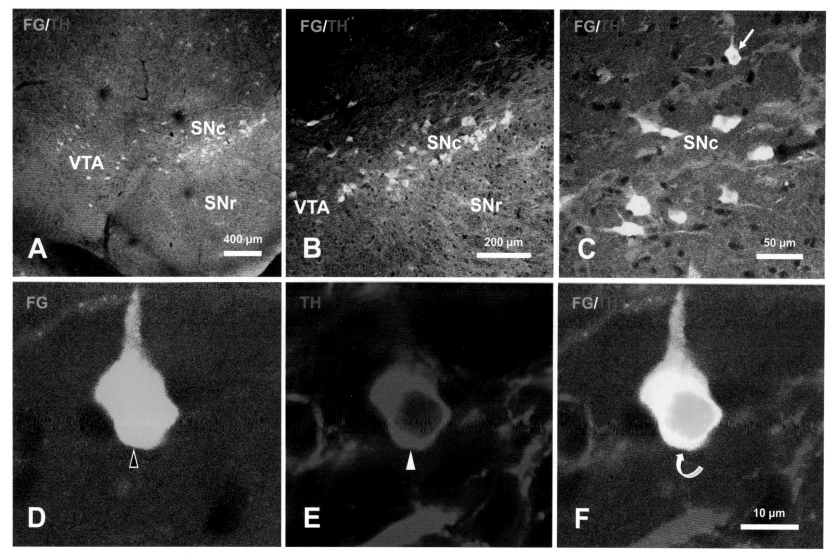

图 6-6-5　腹侧被盖区内的酪氨酸羟化酶阳性神经元的纤维联系（1）

将荧光金（FG）注射入右侧岛叶皮质（insular cortex，IC），低倍镜下在左侧黑质致密部（substantia nigra compact part，SNc）和腹侧被盖区（ventral tegmental area，VTA）内可见 FG 逆标神经元（绿色）与酪氨酸羟化酶（TH）阳性神经元（红色）的分布区域重叠（A～C）；高倍镜下可见 C 图中白直箭头所示位于 SNc 内的神经元既是 FG 逆标神经元（D；绿色，黑三角），也是 TH 阳性神经元（E；红色，白三角），即该神经元为 FG/TH 双标神经元（F；橘黄色，白弯箭头）。该结果说明 SNc 和 VTA 内的 TH 阳性神经元向岛叶皮质发出投射。SNr：黑质网状部。

小鼠，中脑，Alexa488 和 Alexa594 显色的荧光素逆行示踪与免疫荧光组织化学相结合的双标染色法

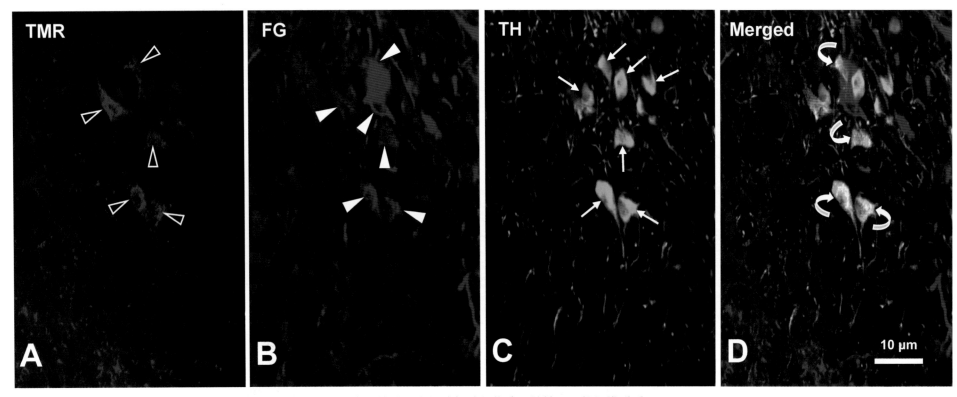

图 6-6-6　腹侧被盖区内的酪氨酸羟化酶阳性神经元的纤维联系（2）

将四甲基罗丹明（TMR）和荧光金（FG）分别注射入岛叶皮质和伏核（nucleus accumbens，NAc）后，再经过酪氨酸羟化酶（TH）的免疫荧光组织化学染色，在腹侧被盖区（VTA）内可见到 TMR 逆标神经元（黑三角）、FG 逆标神经元（白三角）、TH 阳性神经元（白直箭头）和 TMR/FG/TH 三标神经元（白弯箭头）。该结果提示 VTA 内的 TH 阳性神经元向岛叶皮质和伏核发出分支投射。图 D 为图 A、B、C 的叠加（Merged）像。大鼠，中脑，Alexa488、Alexa594 和 Cy5 显色的荧光素逆行双标与免疫荧光组织化学相结合的三标染色法

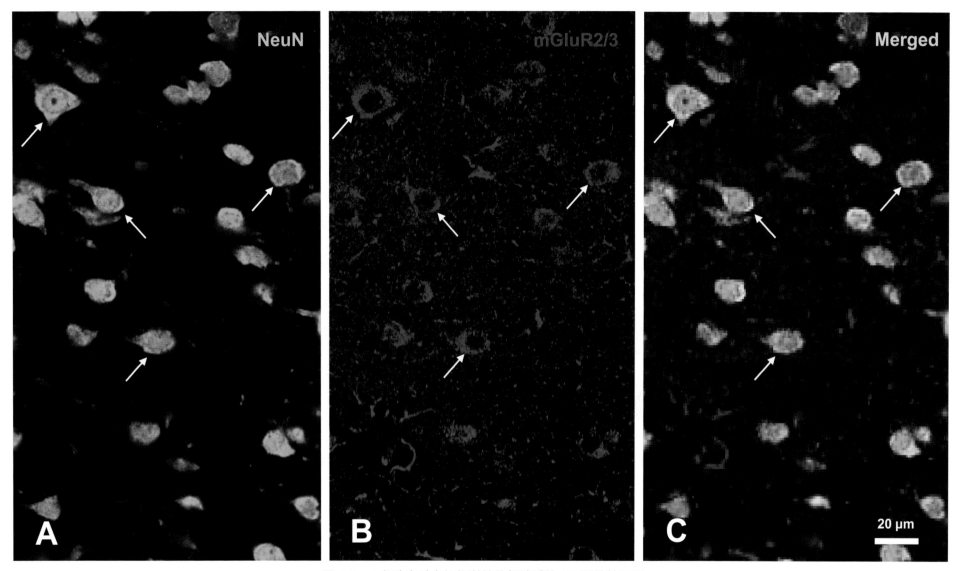

图 6-6-7　岛叶皮质内的代谢性谷氨酸受体 2/3 阳性神经元

岛叶皮质内代谢型谷氨酸受体 2/3（metabotropic glutamate receptor 2/3，mGluR2/3）阳性神经元（A；绿色）、神经元特异性核蛋白（NeuN）阳性神经元（B；红色），以及 mGluR2/3 和 NeuN 均阳性的双标阳性神经元（C；黄色，白直箭头），结果提示岛叶皮质内的绝大部分神经元表达 mGluR2/3。图 C 为图 A 和图 B 的叠加（Merged）像。大鼠，大脑，Alexa488 和 Alexa594 显色的免疫荧光组织化学双标染色法

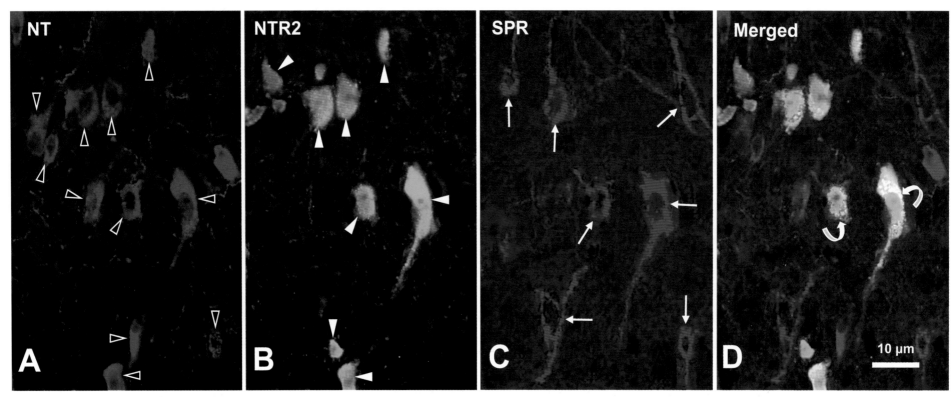

图 6-6-8　延髓吻端腹内侧区神经降压素、神经降压素受体 2 型及 P 物质受体共存神经元

在延髓吻端腹内侧区（RVM）内可见神经降压素（NT）阳性神经元（A；红色，黑三角）、神经降压素受体 2 型（neurotensin receptor type 2，NTR2）阳性神经元（B；绿色，白三角）、P 物质受体（substance P receptor，SPR）阳性神经元（C；蓝色，白直箭头），以及 NT/NTR2/SPR 阳性三标神经元（白弯箭头）。该结果提示在延髓吻端腹内侧区内的部分神经元是 NT、NTR2 及 SPR 共存神经元。图 D 为图 A、B、C 的叠加（Merged）像。大鼠，延髓，Alexa488、Alexa594 和 Cy5 显色的免疫荧光组织化学三标染色法

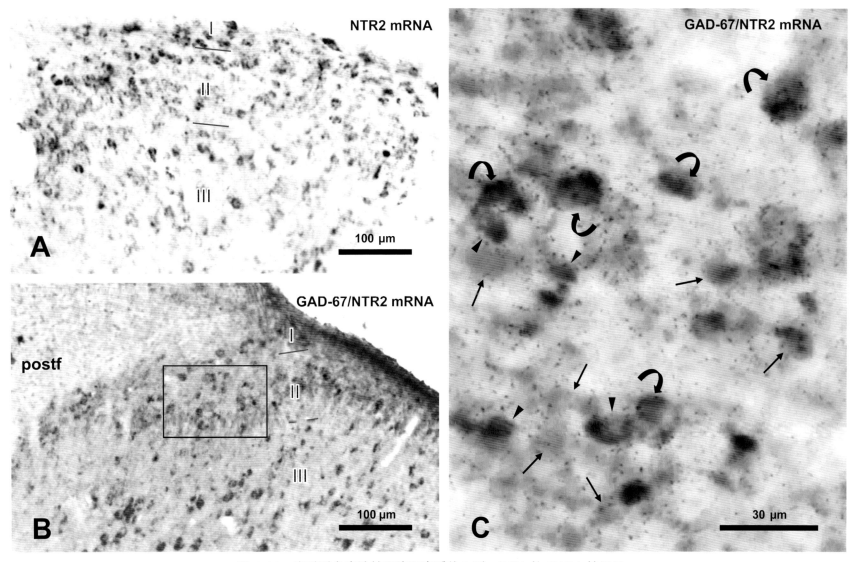

图 6-6-9　脊髓后角表达神经降压素受体 2 型 mRNA 的 GABA 神经元

脊髓后角的 I ~ III层（I ~ III）内均有神经降压素受体 2 型（NTR2）mRNA 阳性神经元（A；蓝色），而 NTR2 mRNA（B；蓝色）与 GABA 阳性结构标记物谷氨酸脱羧酶 -67（glutamic acid decarboxylase-67，GAD-67）（B；棕色）共存的 NTR2/GAD-67 双标神经元主要位于 II层。图 C 为图 B 中黑框内部分的高倍像，示 NTR2 mRNA 阳性神经元（蓝色；黑三角）、GAD-67 阳性神经元（棕色；黑直箭头）和二者共存的双标神经元（黑弯箭头）。该结果提示表达 NTR2 的 GABA 能神经元主要位于脊髓后角 II层。postf: 后索。小鼠，脊髓腰段，地高辛探针标记的原位杂交组织化学与 DAB 显色的免疫组织化学相结合的双标染色法

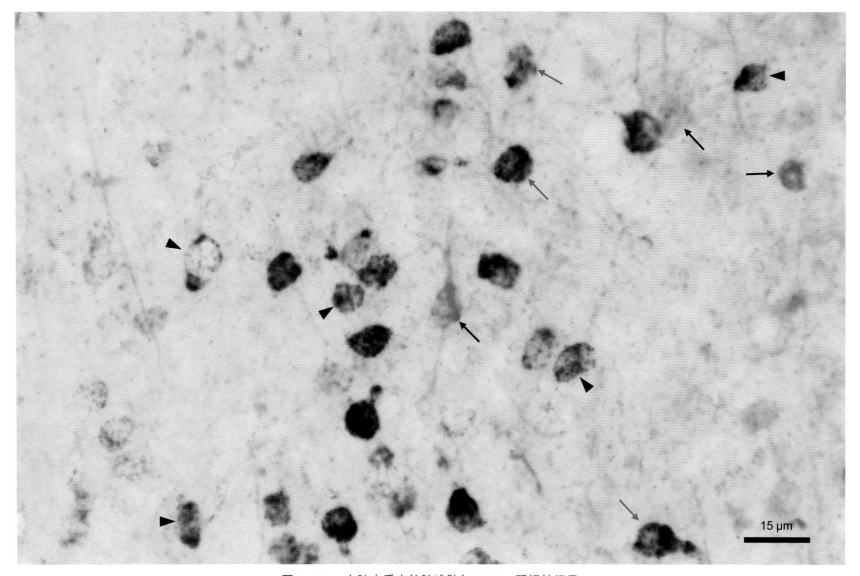

图 6-6-10　大脑皮质内的脑啡肽与 GABA 双标神经元

在 PPE-GFP 转基因小鼠大脑皮质（CC）内，用免疫组织化学染色法显示的 GFP 标记的脑啡肽（ENK）阳性神经元（棕色，黑直箭头）与原位杂交组织化学染色法
显示的谷氨酸脱羧酶 -67（GAD-67）mRNA（蓝色；黑三角）阳性神经元，以及 GFP/GAD-67 mRNA 阳性双标神经元（红直箭头）。小鼠，大脑，地高辛探针标记的
原位杂交组织化学与 DAB 显色的免疫组织化学相结合的双标染色法

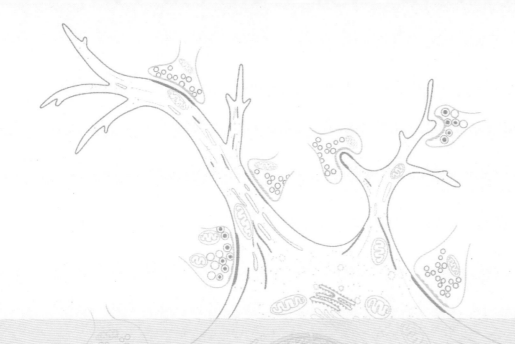

第七章 电子显微镜技术

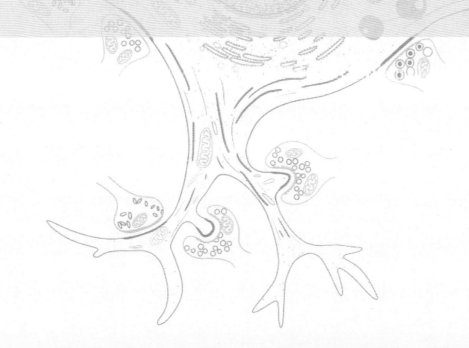

光学显微镜（light microscope，LM）（以下简称光镜）的分辨率大于 0.2 μm，即在光镜下无法看清小于 0.2 μm 的亚细胞水平上的细微结构，这些结构称为亚显微结构（submicroscopic structure）或超微结构（ultrastructure）（图 7-1）。1932 年鲁斯卡（Ruska）发明了以电子束为光源照射生物组织标本的电子显微镜（electron microscope，EM）（以下简称电镜），其分辨率可小于 0.2 nm。电子束的波长比可见光和紫外光短得多，且电子束的波长与发射电子束的电压平方根成反比，也就是说电压越高波长越短，电子束的波长越短，则其分辨率越高，越能看到小的物体。

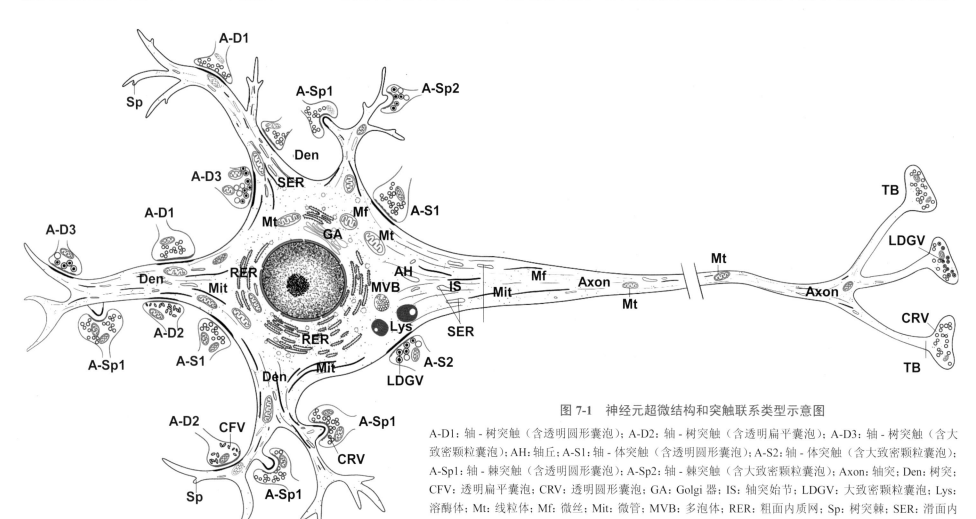

图 7-1　神经元超微结构和突触联系类型示意图

A-D1：轴 - 树突触（含透明圆形囊泡）；A-D2：轴 - 树突触（含透明扁平囊泡）；A-D3：轴 - 树突触（含大致密颗粒囊泡）；AH：轴丘；A-S1：轴 - 体突触（含透明圆形囊泡）；A-S2：轴 - 体突触（含大致密颗粒囊泡）；A-Sp1：轴 - 棘突触（含透明圆形囊泡）；A-Sp2：轴 - 棘突触（含大致密颗粒囊泡）；Axon：轴突；Den：树突；CFV：透明扁平囊泡；CRV：透明圆形囊泡；GA：Golgi 器；IS：轴突始节；LDGV：大致密颗粒囊泡；Lys：溶酶体；Mt：线粒体；Mf：微丝；Mit：微管；MVB：多泡体；RER：粗面内质网；Sp：树突棘；SER：滑面内质网；TB：终扣

本章将主要介绍透射电镜技术的基本操作过程和观察到的神经元超微结构的图片，如神经元胞体及其突起、神经元的细胞器，尤其是使用不同的染色或标记方法观察神经元不同结构之间形成的各种突触联系。而对扫描电镜技术仅予以简单介绍和展示少量的代表性图片。

按照电子束照射组织标本方式的不同，可以将电镜技术简单地概括为**透射电镜技术**（**transmission electron microscope technique**）和**扫描电镜技术**（**scanning electron microscope technique**）。

第一节　透射电镜技术

透射电镜利用电子流具有波动的性质，在电磁场的作用下，电子束投射出的电子改变前进轨迹，产生偏转、聚焦，因而电子束的波长短且透过标本后在电磁透镜的作用下可放大成像，所以电镜的分辨率高，放大倍率也高，故可观察样品的精细结构。由热阴极发射的电子在加速电压作用下，经聚光镜聚焦成束，投射到很薄的标本上，并与标本中各种原子的核外电子发生碰撞，造成**电子散射**（**electron scattering**）。在细胞质量和密度较大的部位，电子散射度强，成像较暗；在质量、密度较小处，电子散射弱，成像较亮；结果形成与细胞结构相应的黑白图像。图像在放大、聚焦后在成像器件，如**荧光屏**（**fluorescent screen**）、**胶片**（**film**）、**感光耦合组件**（**photosensitive coupling assembly**）等上显示出来。

透射电镜观察样本的制作比较简单，将动物麻醉后**灌注固定**（**perfusion fixation**），取出脑或脊髓，将拟观察的区域切成小块，**后固定**（**post fixation**）；将经过后固定的**脑块**（**brain block**）用**振动切片机**（**vibratome**）切片；切片经过**脱水**（**dehydration**）、**环氧丙烷**（**propylene**

oxide）**置换**（**substitution**）后，用**环氧树脂**（**epoxy resin**，如 Epon 812）**高温聚合**（**polymerization**）和**平板包埋**（**flat embedding**）或**胶囊包埋**（**capsule embedding**）；将聚合后的组织切片切下，粘于树脂柱上，用**超薄切片机**（**ultrathin microtome**）切成 50 ～ 70 nm 的**超薄切片**（**ultrathin section**）；将超薄切片捞置于**铜网**（**copper mesh**）或**镍网**（**nickel mesh**）上，干燥后用**醋酸铀**（**uranium acetate**）和**柠檬酸铅**（**lead citrate**）进行**复染**（**counterstaining**），最后在透射电镜下观察。

对上述步骤的说明及其注意事项：①麻醉动物后可直接取材，且动作要快，取材后要迅速置入固定液，在冰箱（4℃）固定；②如修整过的组织块较小，体积约在 1 mm³ 时，可以不用切片，整块进入后续的操作步骤；③固定液一般选用**戊二醛**（**glutaraldehyde**）和**锇酸**（**osmic acid**）或称**四氧化锇**（**osmium tetroxide**，OsO_4），可适当加入**多聚甲醛**（**paraformaldehyde**）；如固定效果较好，可以不用后固定；④为了振动切片顺滑，固定后可以用蔗糖浸泡标本；⑤对组织块和振动切片可分别进行胶囊包埋和平板包埋；⑥神经组织有层次、左右和方向之分，必须在取材和包埋时予以区别和做好标记；⑦由于电子束的穿透能力较弱，样品必须切成超薄切片；⑧电镜图像的分辨能力不仅取决于电镜本身的分辨率，还取决于样品结构的反差；电子波长在非可见光范围内无颜色反应，所形成的图像是黑白图像，要求图像必须具有一定的反差。所以为了增强图像的对比度，应注意做好重金属（铀和铅）的电子染色；⑨电子束的强烈照射极易损伤样品，发生**变形**（**deformation**）、**升华**（**sublimation**）等，甚至将其击穿、破裂，可能使观察结构产生**假象**（**illusion**）；⑩样品制作过程复杂、步骤繁多，易产生样品**收缩**（**shrinkage**）、**膨胀**（**expansion**）、**破碎**（**crushing**）等结构改变，要注意防止发生类似现象。

透射电镜技术是现代生命科学研究工作中必不可少的手段，广泛应用于**生物学**（biology）、**医学**（medicine）、**纳米材料**（nano materials）等领域的**超微结构观察**（ultrastructural observation）、**成分分析**（component analysis）、**图像分析及处理**（image analysis and processing）等方面。

第二节　免疫电镜技术

免疫电镜技术（immunoelectron microscopy）（以下简称免疫电镜）也属于透射电镜领域。该项技术是利用带有特殊标记的抗体与相应抗原结合，在电镜下观察由具有一定电子密度的标记物而标示出相应抗原的所在部位，是在超微结构水平研究和观察抗原、抗体结合定位的方法。根据免疫标记与标本包埋之间的不同关系，免疫电镜技术又可分为包埋前染色法、包埋后染色法、不用包埋的冷冻超薄切片法、冰冻蚀刻技术等。免疫标记物包括铁蛋白、酶、纳米金等。使用时可根据具体的标本、抗原的部位及性质并结合实验室的具体条件选择恰当的方法。由于免疫电镜试剂制作方面的进步，现在更常用的是免疫纳米金技术。如果纳米金颗粒的直径过小不易观察时，可以使用专用的**银增强试剂盒**（silver enhance kit）对其进行增强反应，增大纳米金颗粒的直径，便于在电镜下观察。

免疫电镜技术主要用于观察多种标记物标记的不同神经活性物质或受体在阳性神经元不同结构中的分布，辨认阳性神经元各种结构与相关阳性标记或非标记结构之间形成的各种突触联系；使用免疫电镜也可在电镜下对各种神经束路示踪剂标记的神经元的不同结构与其他阳性标记结构或非标记结构之间形成的各种突触联系进行观察。

电镜技术属于专项技术，掌握起来有一定的难度，初学者不仅畏惧比较烦琐的技术步骤，更被电镜下所见各种图像辨识所困扰。长期积累工作经验固然是解决的方法之一，但如果有相关的图谱指引，则将会有助于学习和操作者更快地克服困难，加快学习和研究的步伐。在透射电镜研究过程中，使用最多的是包埋前染色、包埋后染色和冰冻蚀刻技术。由于扫描电镜技术主要观察组织表面的结构，在神经形态学研究中不太常用。

一、包埋前染色法

包埋前染色法（pre-embedding staining method）即对已固定的样品先进行免疫标记，然后进行包埋、超薄切片并观察结果（图 7-2A，图 7-3A）。此法的**包埋剂**（embedding agent）一般选用疏水性的环氧树脂，故在包埋前样品必须先进行完全脱水，然后在温箱中进行**热聚合**（thermal polymerization）。热聚合会使大多数抗原变性，因此，环氧树脂不适用于包埋后染色。包埋前染色时，先用振动切片机将组织切成薄片以避免**冰冻切片**（frozen section）时形成的**冰晶**（ice crystal）破坏超微结构。由于表面活性物质有损于超微结构，因此，做电镜研究常用**冻融法**（freeze-thaw method）来增加抗体的通透性，而不能使用曲拉通 X-100（Triton X-100）等表面活性物质。经冻融处理后，将切片进行 PAP 或 ABC 等酶标免疫组织化学反应，之后用 DAB 显色。该反应产物的电子密度高，在电镜下易于辨认。此后，将切片包埋在两层经硅化处理（siliconization）的玻璃片或塑料片之间的树脂层内，即平板包埋（图 7-2A）；待树脂聚合后用刀修出小块所需观察的部位，制作超薄切片，然后对切片行醋酸铀和柠檬酸铅的复染，以增强阳性结构的对比度，最后在电镜下观察。此法应用甚广，主要用于细胞膜表面抗原的免疫定位，以及某些易被脱水剂和树脂成分溶解和变性的抗原的检测。主要有以下 3 个优点：①组织或切片在免疫标记反应之前不经锇酸固定、脱水、树脂包埋及高温聚合的过程，抗原活性不会受到上述过程的影响，而且抗原暴露充分，标记的阳性率高，非特异性反应少；②免疫标记后还可进行半薄切片，在免疫反应阳性部位做定位超薄切片，进一步提高电镜的检出率；③免疫标记完毕后，用戊二醛与锇酸再次固定组织，可使抗原抗体的结合更加牢固，并有利于膜结构的保存。但在分析结果时需注意的一个重要问题是此法不适于可溶性物质的细胞内定位。因为即使组织已经过固定剂固定，但在染色过程中有些物质仍可能有一定程度的扩散。典型的例子是各种神经肽。根据现有的证据，神经肽主要存在于**大致密颗粒囊泡**（large **dense granular vesicle**，**LDGV**）内。但在包埋前染色法的超薄切片上，神经肽阳性反应产物常遍及细胞质各部，有时在一些细胞器的膜上沉积，例如，沉积在清亮突触小泡和线粒体上，造成神经肽似是存在于清亮小泡和线粒体中的假象（图 7-3A）。包埋前染色法标记细胞内抗原受到标记抗体的穿透性限制，为了提高对细胞内抗原的标记率，可以采取以下 3 条

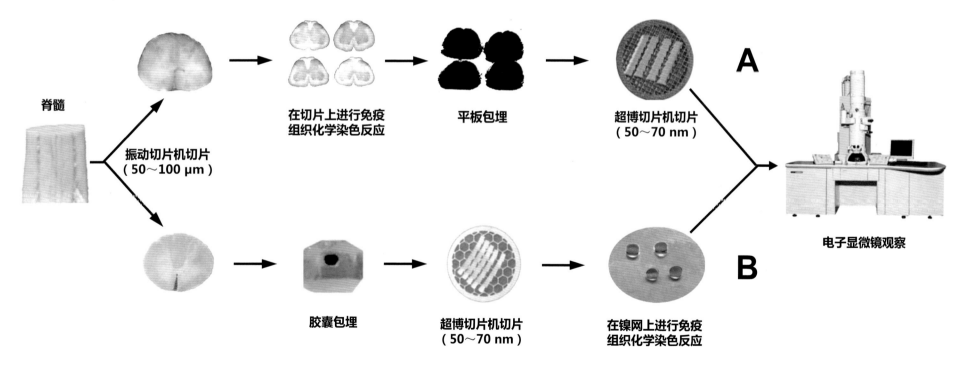

图 7-2　免疫电镜染色方法示意图

A：包埋前染色法；B：包埋后染色法

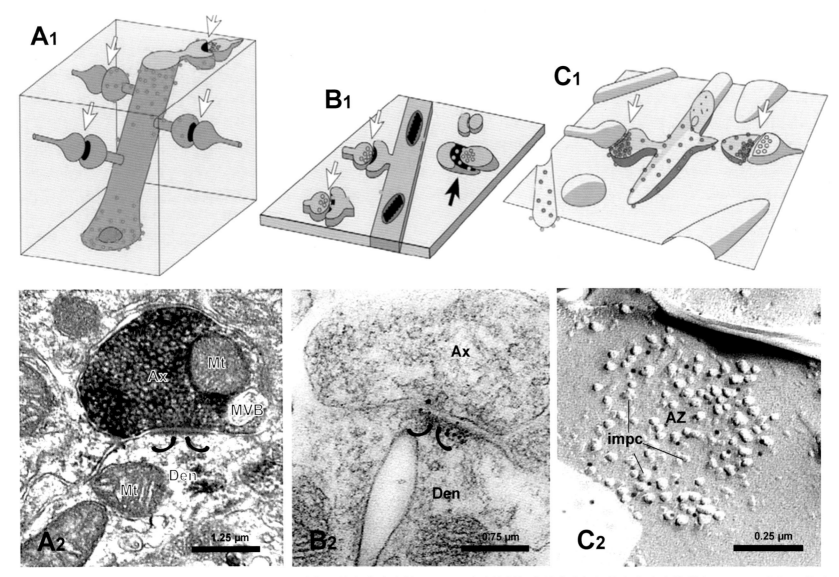

图 7-3　包埋前染色免疫电镜（A₁）和包埋后纳米金标记染色免疫电镜（B₁）及冰冻蚀刻标本纳米金标记染色免疫电镜样本（C₁）示意图及其对应的观察结果（A₂、B₂、C₂）

Ax: 轴突终末；AZ: 突触活性区（黑弯箭头）；Den: 树突；impc: 膜内蛋白颗粒簇；Mt: 线粒体；MVB: 多泡体

措施：①用振动切片机切厚切片：厚切片可以避免冰冻对组织带来的损害，但如切片过厚，免疫试剂也仅能穿透切片表层，造成深层组织的标记困难；②增加细胞膜的通透性：用低浓度的皂甙或曲拉通 X-100 等活性剂进行预处理，以增加细胞膜的通透性。但这些化学物质会对超微结构产生一定程度的破坏，所以应根据不同的组织或细胞，严格控制活性剂的应用浓度与时间。也可采用将标本先进行防冰晶处理后再在液氮中迅速冻融的方法，以增加细胞膜的通透性；③选用相对分子质量较小的标记物：辣根过氧化物酶与 IgG 的 Fab 片段交联物，分子质量较小，较易进入细胞内。因纳米金作为标记物较易穿透到组织和细胞内，再经银增强染色能使标记物变大，且定位比酶标抗体精确，因此纳米金广泛用于膜受体的精确定位。

二、包埋后染色法

包埋后染色法（post-embedding staining method）是指组织标本经固定及树脂包埋，制作成超薄切片后再进行免疫组织化学标记的方法（图 7-2B、图 7-3B），此方法多用低温包埋剂，如 Lowicryl 系列包埋剂、LR White 包埋剂、LR Gold 包埋剂等。这三种包埋剂均能在低温（−35℃～−80℃）下用紫外光（波长 315～360 nm）进行聚合，适用于对温度敏感的抗原，避免了高温对抗原性的负面影响，提高了阳性标记率，而且对纳米金的非特异性吸附少。

包埋后免疫标记具有超微结构保存较好、方法简便可靠、阳性结果重复性高的优点，可对同一组织块的连续切片做各种对照免疫标记，能十分准确地解释免疫标记结果，而且还能在同一张切片上进行多重免疫标记，尤其适合于颗粒性标记物（纳米金标记）的免疫组织化学定位标记（图 7-3B），是目前应用很广的免疫电镜技术。包埋后染色法仅需常规包埋组织块，制成超薄切片，在超薄切片上染色。由于细胞结构大多被切开，不存在抗体通透细胞膜问题，故标本无须冻融或用表面活性物质处理。但标本被包埋在树脂中，树脂不利于抗体的透入，抗体只能与切片表层的结构反应。由于染色在包埋后进行，大大减少了可溶性物质的扩散，增加了细胞内定位的精确性。包埋后染色的抗体显示系统与包埋前不同，通常用不同直径的纳米金颗粒，将其标记在第二抗体上或蛋白 A 上。纳米金标记的 IgG 或蛋白 A 可以和切片上的第一抗体结合，精确地显示出第一抗体结合的部位（图 7-3B），这是此法的最大优点。包埋后切片染色可以在相邻切片上做对照或做不同免疫反应，还有利于在同一张切片上进行双重反应，此时要求两种第一抗体的种属不同，二次反应用标记不同大小纳米金颗粒的抗体。包埋后染色的最大问题是在包埋过程中很多抗原的抗原性受损，减弱了免疫反应以致难以染出。即抗原在脱水、浸透及树脂包埋过程中可能被破坏，且抗原被树脂遮盖不易与抗体接触，使免疫标记的阳性率下降是该方法明显的缺点之一。尤其是后固定剂锇酸对抗原的破坏较严重，因此，在包埋中应避免使用。为了得到精细的超微结构并提高阳性标记率，必须注意解决以下两个方面的问题：一是为了保存抗原活性和超微结构，应通过预实验确定合适的固定液；二是为了防止抗原活性明显降低，固定液一般不用锇酸。

三、冷冻超薄切片的免疫组织化学染色技术

冷冻超薄切片免疫电镜术（frozen ultrathin section immunoelectron microscopy）的特点是组织不经脱水包埋直接冷冻，在冷冻状态下进行超薄切片，然后进行免疫标记，再在透射电镜下观察。该项技术克服了包

埋前染色法和包埋后染色法的缺点，能更理想地保存一些生物大分子的活性，极大提高了免疫标记的敏感性，但在冷冻过程中超微结构会受到冰晶的破坏。1996 年，有人用**甲基纤维素**（**methylcellulose**）和醋酸铀混合液（含 1.5% ～ 2% 甲基纤维素，0.3% ～ 3% 醋酸铀的水溶液）代替传统的蔗糖溶液作为将冷冻切片从冷冻槽中转移到镍网上的溶液，得到了保存良好的超微结构，使冷冻超薄切片技术得到改良并更加完美，应用的也越来越广泛。但该项技术必须有特殊的冷冻超薄切片机，且技术难度较高。

第三节　冰冻蚀刻技术

冰冻蚀刻（freeze etching）技术是从 20 世纪 50 年代开始在**冰冻断裂**（**freeze fracture**）技术的基础上发展起来的更复杂的**冰冻复型**（**freeze replica**）技术，也就是将断裂和复型相结合制备透射电镜样品的技术，主要用于观察细胞膜性结构的内部显微构造方面的研究。

冰冻蚀刻技术的样品制备主要包括冷冻、断裂、蚀刻、复型、镀膜等步骤（图 7-3C，图 7-4）。先用液氮（–196 ℃）快速冷冻生物样

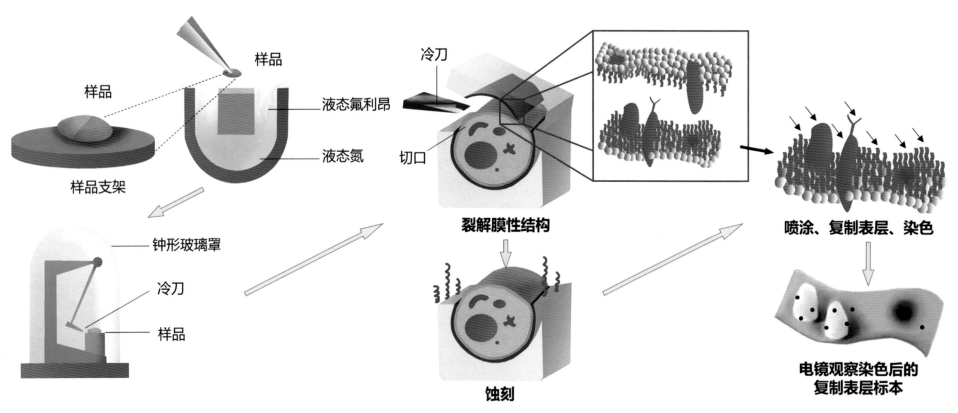

图 7-4　冰冻蚀刻的纳米金标记免疫电镜技术步骤示意图

品，防止形成冰晶。再将冷冻的样品迅速转移到冷冻装置中，并迅速抽成真空。在真空条件下，用冰刀切割冰冻样品，使样品断裂露出两个表面，其上显示出浮雕样的细胞膜内的超微结构，此步骤称为**蚀刻（etch）**（图 7-4）。细胞膜的双层类脂质层被劈分开后，其外层的内表面称**细胞质膜外面（external-face of the plasma membrane）或 E 面（E-face）**；其内层的外表面称**细胞质膜内面（plasmatic-face of the plasma membrane）或 P 面（P-face）**；在 P 面和 E 面都能见到直径 6～9 nm 的**膜内颗粒（intramembrane particle，IMP）**。一般认为膜内颗粒是细胞膜和细胞内膜性结构中的镶嵌蛋白质颗粒，膜内粒子的数量与分布随膜的功能状态而变化。在标本表面的断裂面上先后喷镀**铂膜（platinum film）**和**碳膜（carbon film）**，用以加固铂膜，加强反差和膜的强度。然后用**次氯酸钠（sodium hypochlorite）**等腐蚀液除去组织，把碳和铂的膜剥下来，捞取复型膜在透射电镜下观察。复型膜显示出了标本蚀刻面的形态，在电镜下得到的影像即代表标本中细胞断裂面处的结构。由于快速冷冻方法固定生物样品具有刚性和脆性，在对其施加外力后，组织即内在结构上结合最薄弱的部位发生"脆性断裂"，这种现象就是"冰冻蚀刻"。对于生物的膜性结构来说，断裂常发生在膜内部的疏水区，从而暴露出膜内部结构，故在实际工作中可应用复型膜观察和研究膜结构及其与功能的关系（图 7-4）。

冰冻蚀刻技术的优点有 3 个：①样品通过冷冻，可使其微细结构接近于活体状态，能够避免在固定、脱水和包埋过程中造成细胞结构的人为改变而形成的假象；②样品经冷冻断裂蚀刻后，能够观察到不同劈裂面的微细结构，故可研究细胞内的膜性结构及内含物结构；③经铂、碳喷镀而制备的复型膜来自真实的冷冻蚀刻样品，具有很强的立体感且能耐受电子束轰击和长期保存。该法的缺点主要有 2 个：①冷冻可造成样品的人为损伤；②断裂面多产生在样品结构最脆弱的部位，无法有目的地进行选择。

第四节　冷冻电镜技术

冷冻电镜技术（cryo-electron microscopy）通常是在普通透射电镜上加装样品冷冻设备，在制作样品时先将其冷却到液氮温度（–196℃），用于观测蛋白、生物切片等对温度敏感样品内的生物人分子结构。通过对样品的冷冻处理，可以降低电子束对样品的损伤，在给生物大分子拍摄高清晰度照片时，能够减小样品的形变，从而得到样品的真实三维结构形貌。阐明构成神经元自身分子的三维结构可以帮助我们理解神经元的生化反应机制，以及了解神经元胞体膜上和细胞内多种类型蛋白质的结构，对于揭示和阐明神经元的功能、设计分子药物、预防和治疗神经系统疾病也有重要意义。最近几年，结构生物学取得了很多突破性的进展，这些都与依靠冷冻电镜对生物大分子进行观察、研究、解析有密切的关系。

冷冻电镜的样品制备包括冷冻分子样品、电镜二维成像和软件三维重构三个主要步骤。冷冻能使生物分子快速冷冻在玻璃态的水中，此步要确保水的体积不发生变化，不破坏分子的结构；然后再在电镜下观察，此步要注意保护分子不受电子破坏；最后通过计算机软件进行重建处理，得到分子的完整三维结构。目前，冷冻电镜的分辨率已经能够达到 0.18 nm，人类已经能够使用该技术分析生物大分子的结构和功能。

近年来，冷冻电镜技术在生物物理，特别是结构生物学领域掀起了一轮新的革命。我国学者依靠冷冻电镜技术解析了很多具有非常重要的生物学功能的生物大分子复合物的三维结构，并对其功能进行研究，展示了美好的发展前景。

第五节　扫描电镜技术

扫描电镜主要由**真空系统**（vacuum system）、**电子束系统**（electron beam system）和**成像系统**（imaging system）三部分组成。与透射电镜是依靠透过物体的电子成像不同，扫描电镜的成像是依靠观察物体表面发射的电子。扫描电镜是用聚焦得很细的电子束在样品表面扫描，电子激发样品表面的原子放电，释放出微细的电子簇（二次电子），用灵敏的检测装置可以捕获它们，然后通过类似电视机的原理将样品图像呈现出来。二次电子对检测装置的作用取决于样品表面的性质，当电子激发样品表面突起部位时，会有大量二次电子进入检测装置；当电子激发样品表面凹陷部位时则只有少量二次电子进入检测装置，所以可以显出反差突出、明暗清晰的三维图像。此外，由于扫描电镜的成像焦深较长，图像的立体感强，与肉眼所见图像的差别不大。制备扫描电镜的样品也先要经过固定、脱水等处理，以免在真空条件下变形失真，为了获得较多的二次电子，样品表面要按顺序分别喷涂重金属和碳原子。扫描电镜技术观察到的图像结果除了上述反差突出、明暗清晰、焦深较长、立体感强的优点以外，还具有制样简单、放大倍数可调范围宽、图像的分辨率高、特别适用于粗糙样品表面的观察和分析等特点。对于易卷曲的样品，如血管、胃肠道黏膜等，可将其首先固定在滤纸或卡片纸上，以充分暴露待观察的组织表面，再经过固定、脱水、镀膜等过程，制备扫描电镜的样品。长期以来，扫描电镜已广泛地应用于生物学、医学等学科的各个分支领域，显著促进了相关学科的发展。

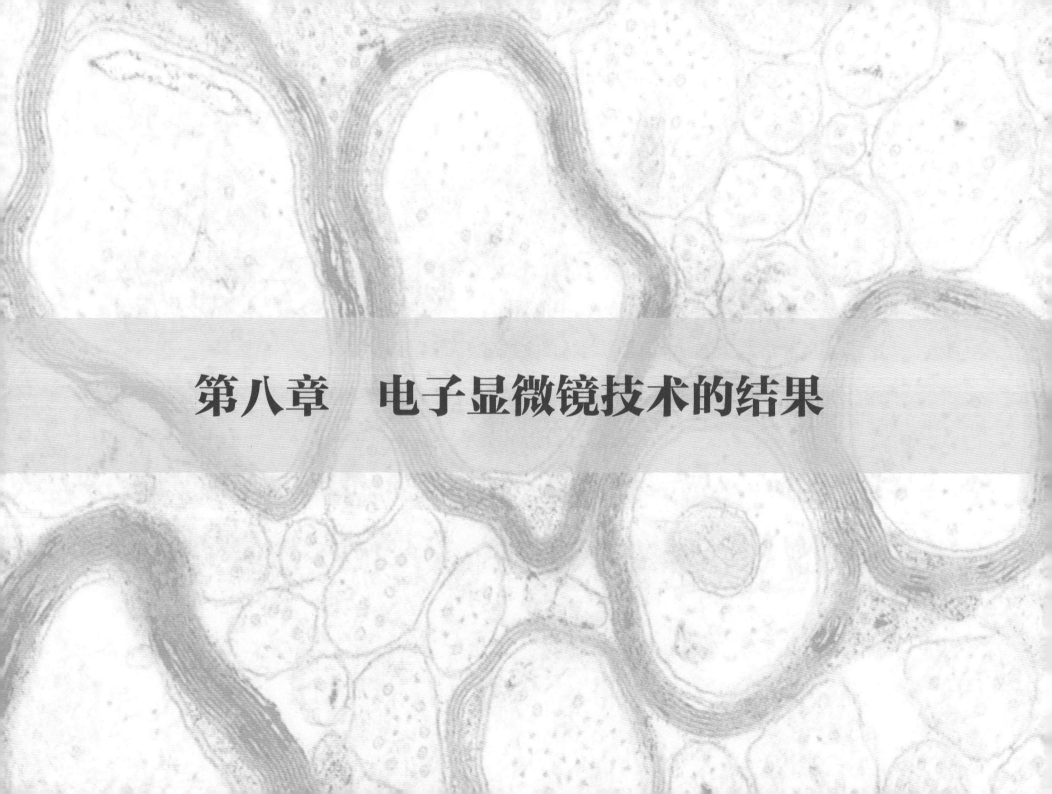

第八章　电子显微镜技术的结果

第一节　神经系统正常超微结构

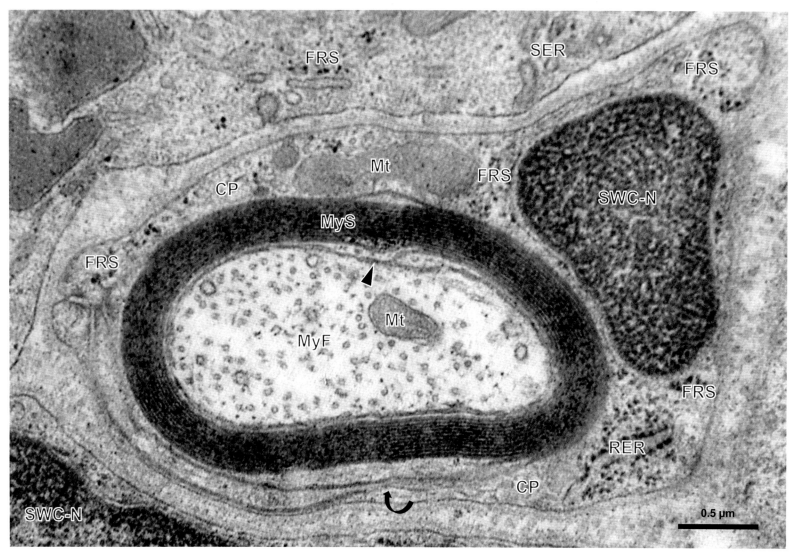

图 8-1-1　有髓神经纤维

施万细胞（Schwann cell，SWC）发出突起形成的髓鞘（myelin sheath，MyS）包裹在轴突周围构成有髓神经纤维（myelinated nerve fiber，MyF）。黑弯箭头示施万细胞包裹轴突的外轴突系膜（outer mesaxon，OMA）；黑三角示施万细胞包裹轴突的内轴突系膜（inner mesaxon，IMA）。CP：细胞质；Mt：线粒体；RER：粗面内质网；FRS：游离核糖体；SER：滑面内质网；SWC-N：施万细胞细胞核。大鼠，坐骨神经，包埋前染色法，透射电镜法

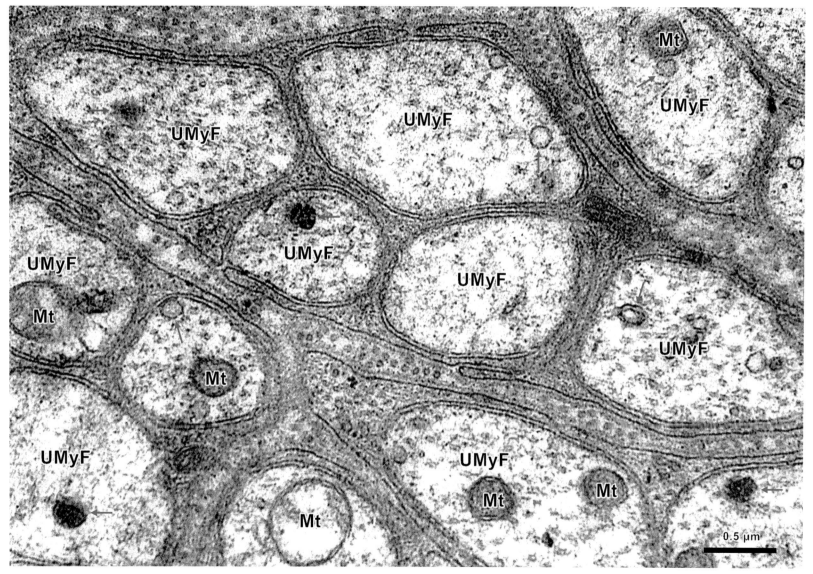

图 8-1-2 无髓神经纤维

大鼠坐骨神经的横断面可见无髓神经纤维（unmyelinated nerve fiber，UMyF），其内含有线粒体（mitochondrion，Mt）和双层被膜的大致密颗粒囊泡（large dense granular vesicle，LDGV；红直箭头）。大鼠，坐骨神经，包埋前染色法，透射电镜法

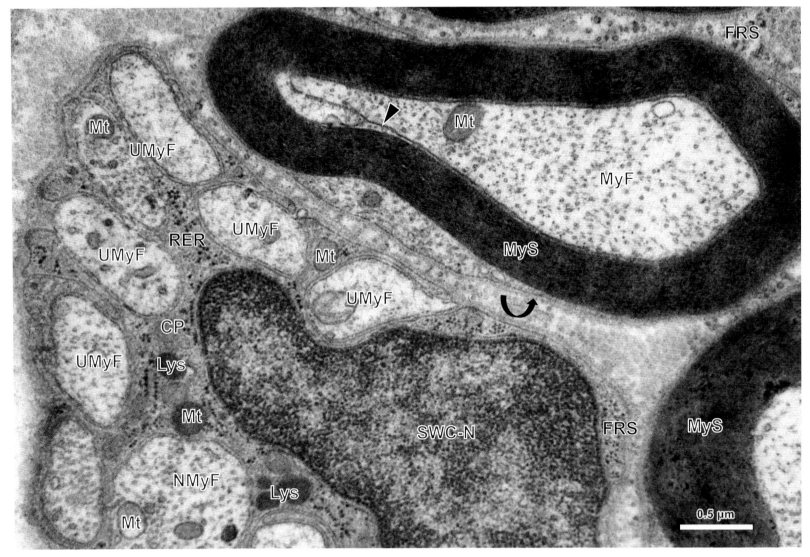

图 8-1-3 有髓神经纤维和无髓神经纤维（1）

施万细胞（SWC）发出突起形成的髓鞘（MyS）包裹在轴突周围构成有髓神经纤维（MyF）。左下方的另一个施万细胞的细胞质（cytoplasm，CP）内还含有无髓神经纤维（UMyF）。黑弯箭头示施万细胞包裹轴突的外轴突系膜（OMA）；黑三角示施万细胞包裹轴突的内轴突系膜（IMA）。Lys：溶酶体；Mt：线粒体；FRS：游离核糖体；RER：粗面内质网；SWC-N：施万细胞细胞核。大鼠，坐骨神经，包埋前染色法，透射电镜法

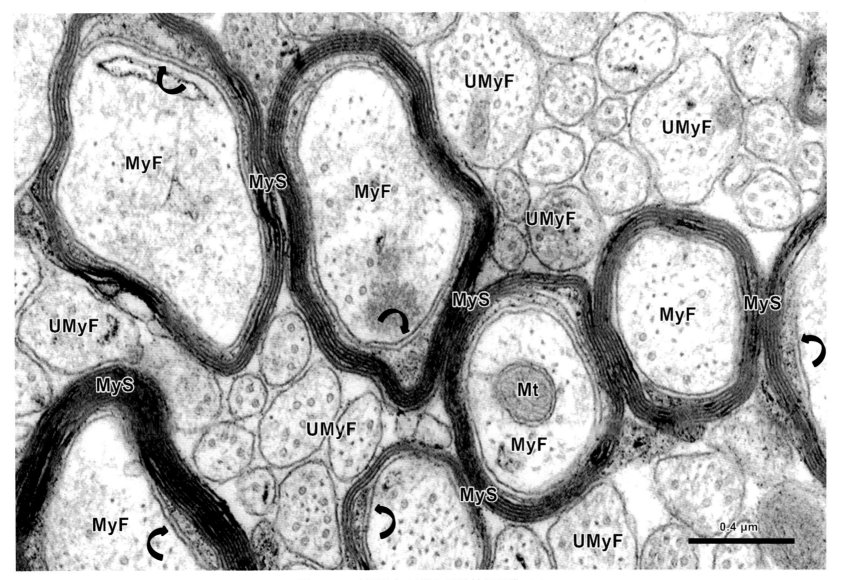

图 8-1-4 有髓神经纤维和无髓神经纤维（2）

视神经（optic nerve）横切面内可见被数层髓鞘（MyS）包裹的有髓神经纤维（MyF）和无髓鞘包裹的无髓神经纤维（UMyF）的横切面。此外，还可见参与形成髓鞘的少突胶质细胞（oligodendrocyte，ODC）的突起（黑弯箭头）。Mt：线粒体。大鼠，视神经，包埋前染色法，透射电镜法

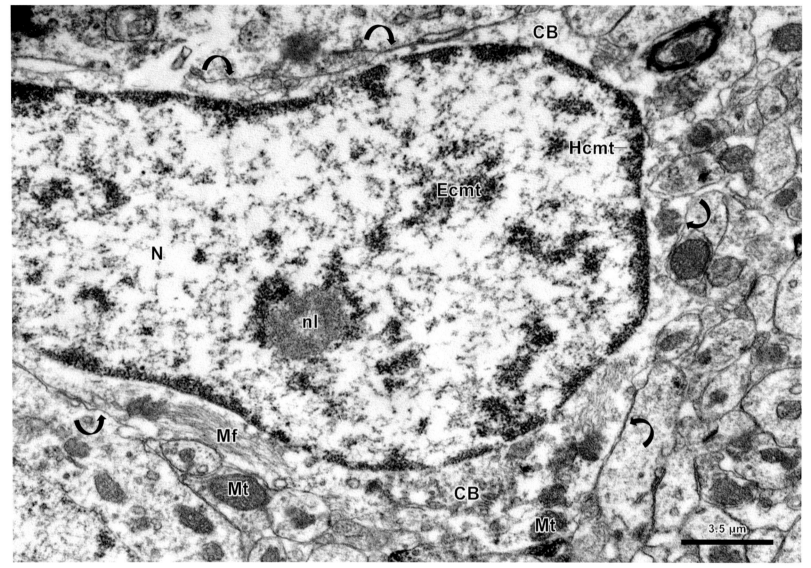

图 8-1-5 神经元的结构（1）

一个神经元的细胞体（cell body，CB），其中央为细胞核（nucleus，N），核内可见核仁（nucleolus，nl），染色质（chromatin）向核的边缘聚集形成异染色质（heterochromatin，Hcmt）和散在分布于细胞核内形成常染色质（euchromatin，Ecmt）；细胞质中可见线粒体（Mt）、微丝（microfilament，Mf）等多种细胞器（cellular organelle，CO）。黑弯箭头示神经元的边界。大鼠，中脑，包埋前染色法，透射电镜法

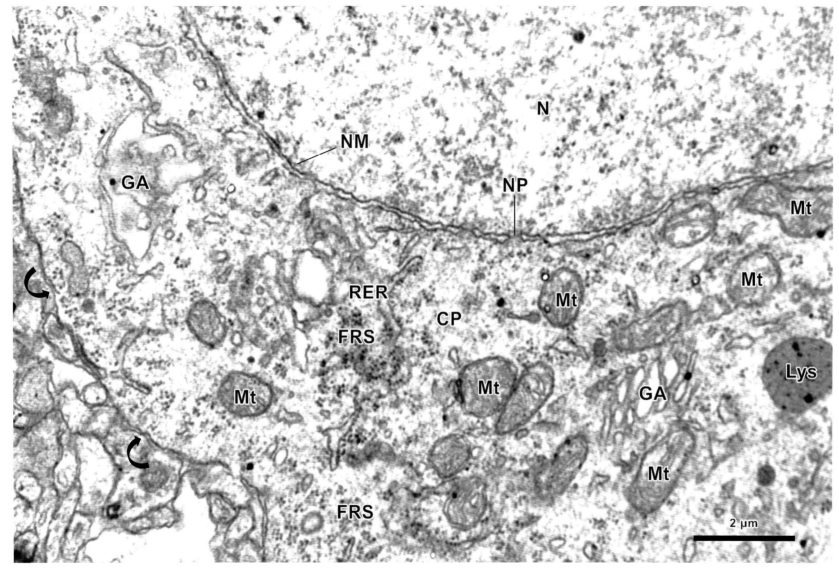

图 8-1-6 神经元的结构（2）

该神经元的细胞核（N）位于细胞体的中央；双层的核膜（nuclear membrane，NM）上有核孔（nuclear pore，NP）；细胞质（CP）中可见高尔基器（Golgi apparatus，GA）、溶酶体（lysosome，Lys）、线粒体（Mt）、粗面内质网（rough endoplasmic reticulum，RER）、游离核糖体（free ribosome，FRS）等细胞器。黑弯箭头示神经元的边界。大鼠，中脑，包埋前染色法，透射电镜法

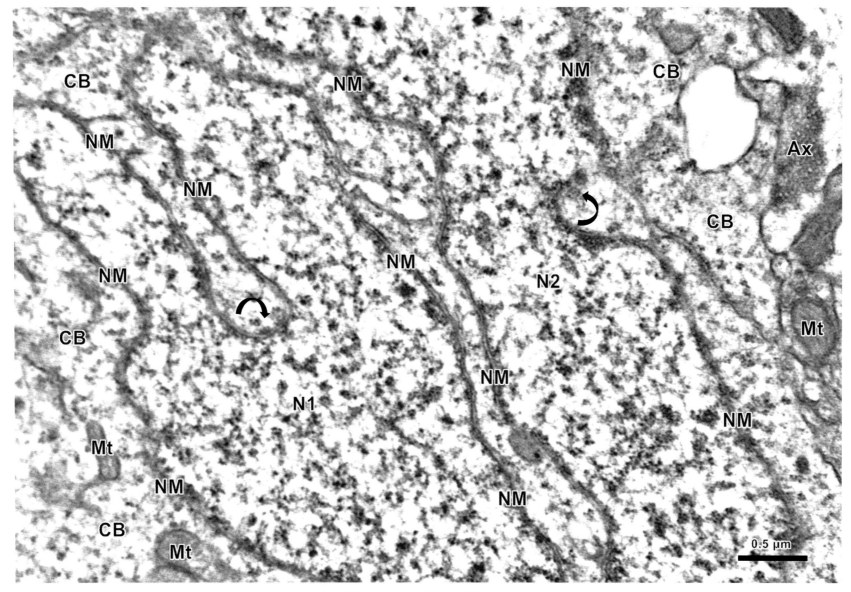

图 8-1-7　神经元的结构（3）

神经元的细胞核（N）被切成两个部分（N1 和 N2），可见较深的核膜内陷（nuclear membrane invagination；黑弯箭头）。Ax：轴突终末；CB：细胞体；Mt：线粒体；NM：核膜。大鼠，中脑，包埋前染色法，透射电镜法

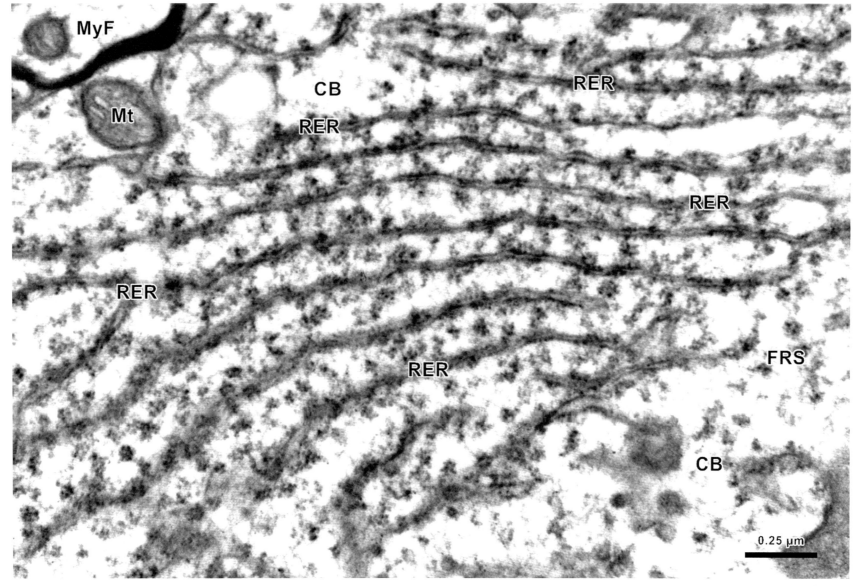

图 8-1-8　神经元的结构（4）

神经元的细胞体（CB）内可见大量近乎平行排列的粗面内质网（RER），其上附有大量核糖体（ribosome，RS）；细胞质内有散在的游离核糖体（FRS）。Mt：线粒体；
MyF：有髓神经纤维。大鼠，中脑，包埋前染色法，透射电镜法

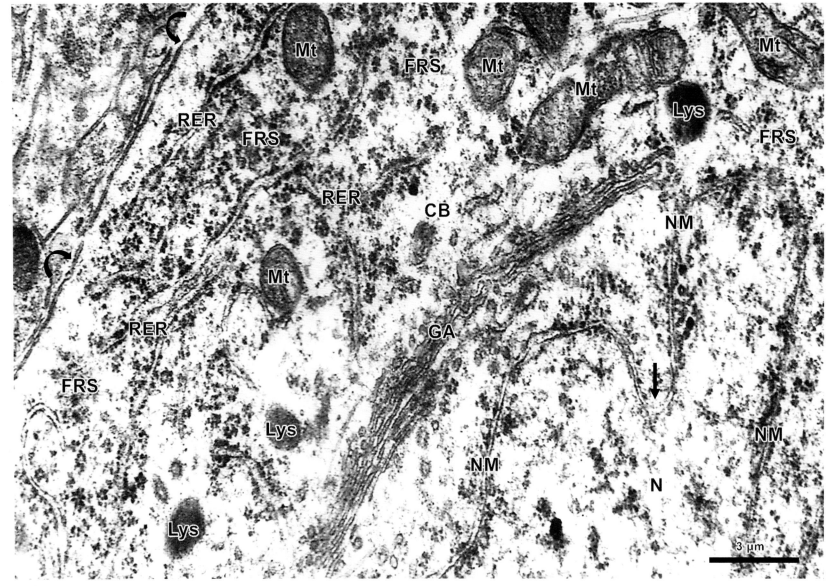

图 8-1-9　神经元的结构（5）

细胞核（N）位于神经元细胞体（CB）的一侧，核膜（NM）内陷（黑直箭头）；细胞质中可见高尔基器（GA）、溶酶体（Lys）、线粒体（Mt）、粗面内质网（RER）、游离核糖体（FRS）等细胞器。黑弯箭头示神经元的边界。大鼠，中脑，包埋前染色法，透射电镜法

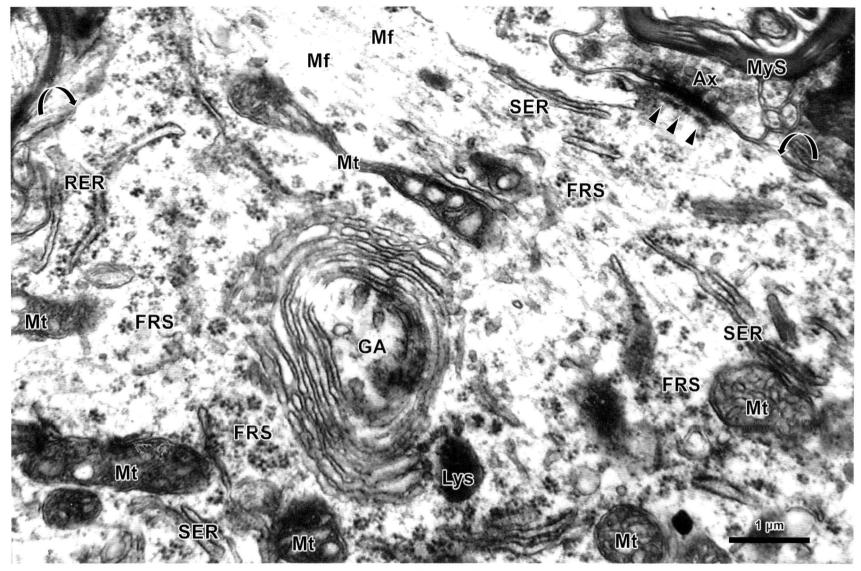

图 8-1-10 神经元的结构（6）

神经元的细胞质中可见环状高尔基器（GA）、溶酶体（Lys）、线粒体（Mt）、微丝（microfilament，Mf）、粗面内质网（RER）、滑面内质网（SER）、大量散在的游离核糖体（FRS）等细胞器。还可见轴突终末（Ax）与该神经元的细胞体形成非对称性轴 - 体突触（axo-somatic synapse，A-S；黑三角）。黑弯箭头示神经元的边界。
MyS：髓鞘。大鼠，中脑，包埋前染色法，透射电镜法

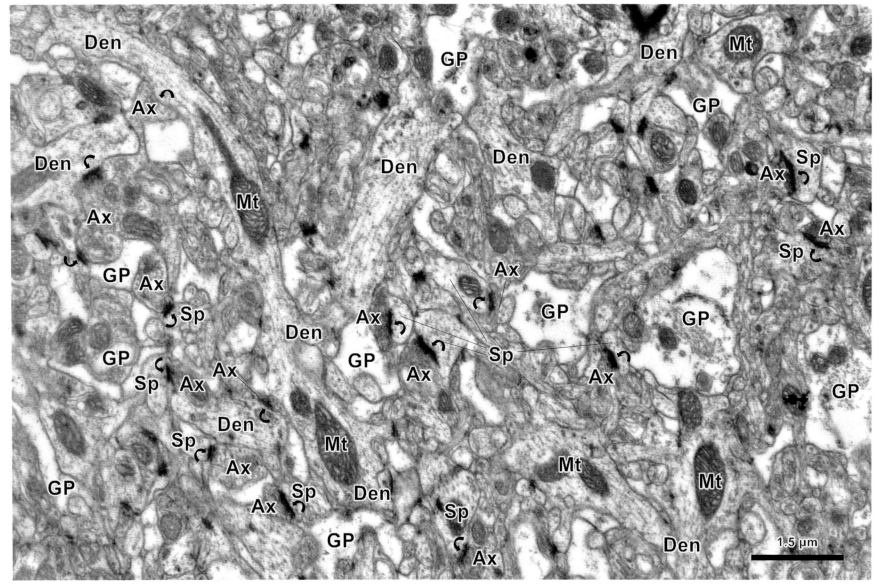

图 8-1-11　神经毡的结构（1）

在由纵横交错排列的各类突起组成的神经毡（neuropil，Npl；或称神经毯）内可见轴突终末（Ax）与树突棘（spine，Sp）形成非对称性轴 - 棘突触（黑弯箭头），在其周围常有胶质细胞突起（glia cell process，GP）构成的隔离膜。Den：树突；Mt：线粒体。大鼠，中脑，包埋前染色法，透射电镜法

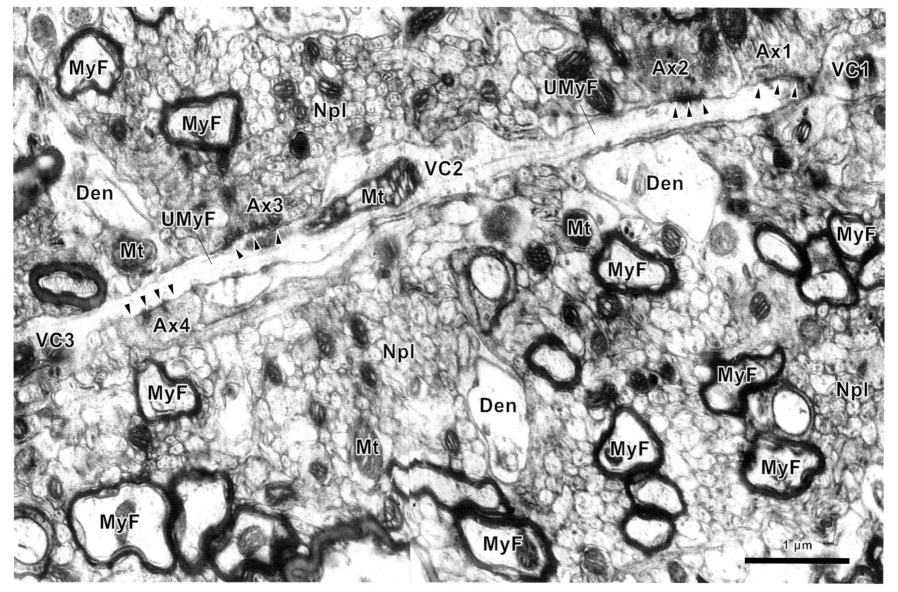

图 8-1-12　神经毡的结构（2）

神经毡（Npl，或称神经毯）内可见大量有髓神经纤维（MyF）和无髓神经纤维（UMyF）的横断面，其中可见 4 个轴突终末（Ax1~Ax4）分别与一根纵切并有 3 个内含突触囊泡（synaptic vesicle，vc）的膨体（VC1~VC3）的无髓神经纤维形成轴 - 轴突触（黑三角）。Den：树突；Mt：线粒体。大鼠，中脑，包埋前染色法，透射电镜法

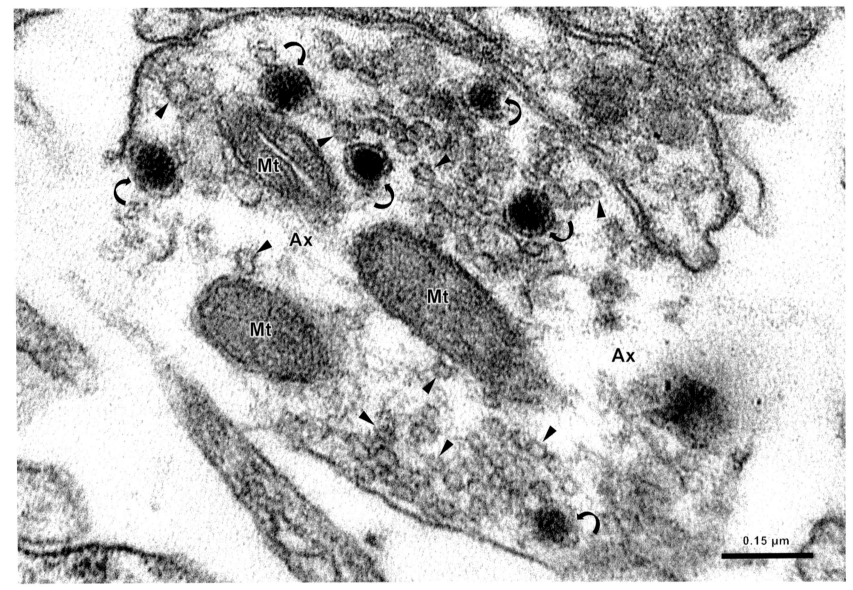

图 8-1-13　轴突终末

轴突终末（Ax）内含双层被膜的大致密颗粒囊泡（LDGV：黑弯箭头）和透明圆形囊泡（clear round vesicle，CRV：黑三角）。Mt：线粒体。大鼠，中脑，包埋前染色法，透射电镜法

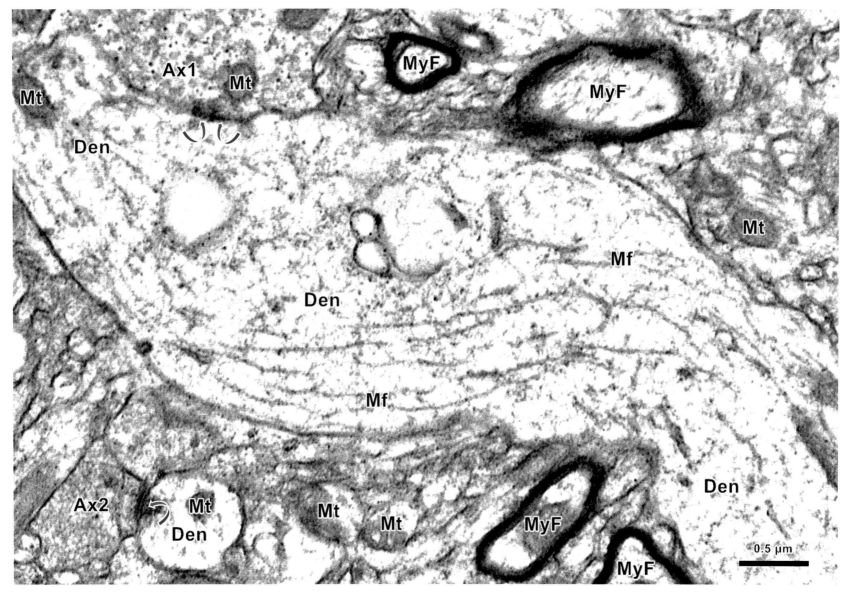

图 8-1-14 树突

一根走形弯曲、粗细不均的树突（dendrite，Den）内可见沿其纵轴排列和行走的微丝（Mf），轴突终末（Ax1）与该树突形成轴 - 树突触（红弯箭头）。在左下方尚可见另一根树突的横断面及其与轴突终末（Ax2）形成轴 - 树突触（红弯箭头）。Mt：线粒体；MyF：有髓神经纤维。大鼠，中脑，包埋前染色法，透射电镜法

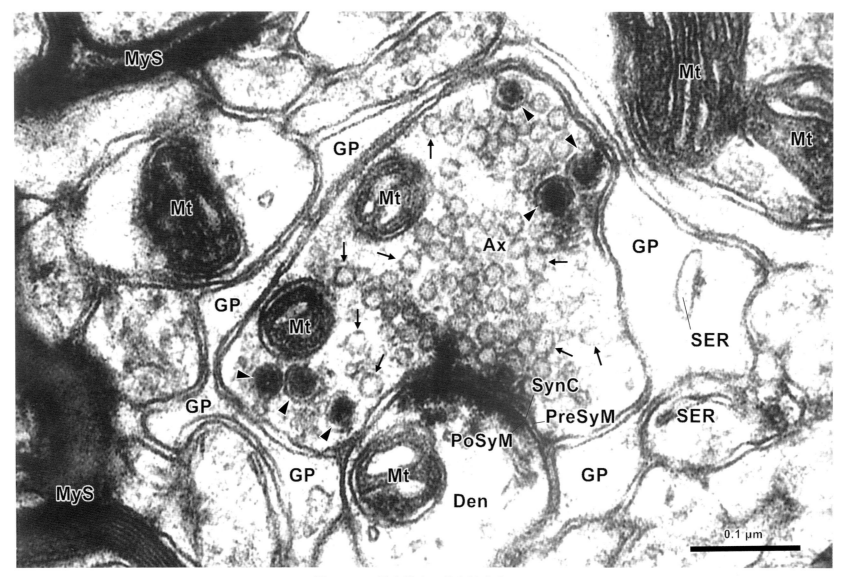

图 8-1-15　轴突终末及其突触联系（1）

含双层被膜的大致密颗粒囊泡（LDGV；黑三角）和透明圆形囊泡（CRV；黑直箭头）的轴突终末（Ax）与树突（Den）形成非对称性轴 - 树突触。在突触的周围有胶质细胞突起（GP）构成的隔离膜。Mt：线粒体；MyS：髓鞘；PoSyM：突触后膜；PreSyM：突触前膜；SER：滑面内质网；SynC：突触间隙。大鼠，中脑，包埋前染色法，透射电镜法

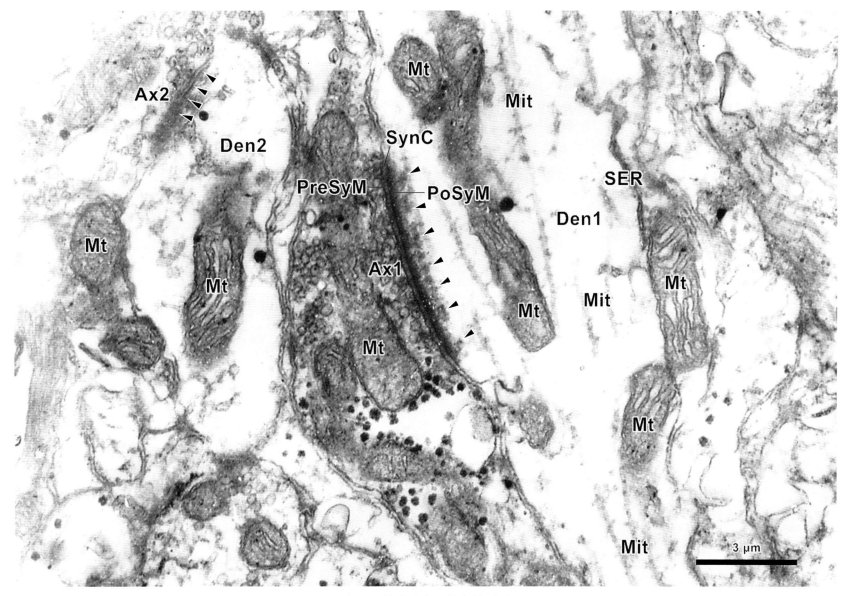

图 8-1-16 轴突终末及其突触联系（2）

2 个轴突终末（Ax1 和 Ax2）分别与 2 根树突（Den1 和 Den2）形成非对称性和对称性轴 - 树突触（黑三角）。Mt：线粒体；Mit：微管；PoSyM：突触后膜；PreSyM：突触前膜；SER：滑面内质网；SynC：突触间隙。大鼠，中脑，包埋前染色法，透射电镜法

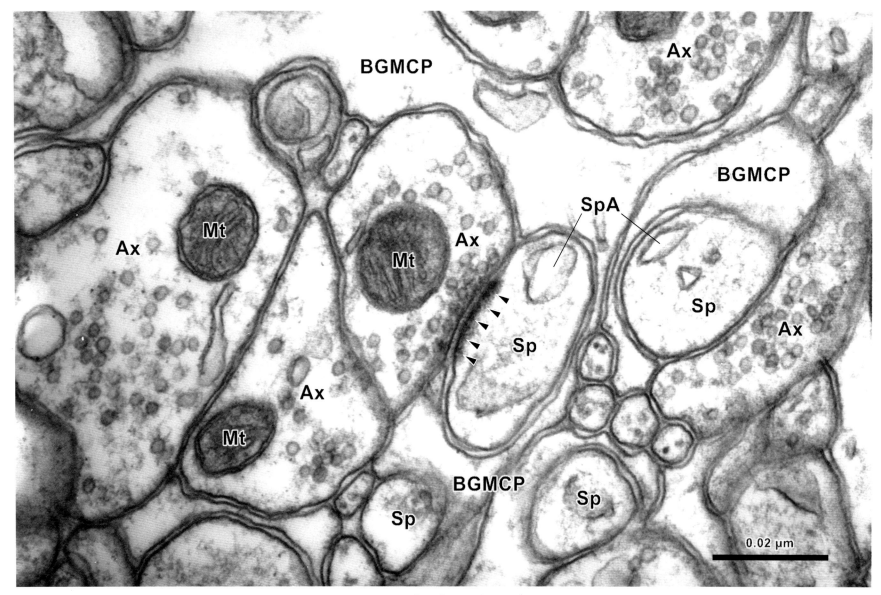

图 8-1-17　轴突终末及其突触联系（3）

小脑贝格曼胶质细胞（Bergmann glial cell，BermGC）的突起（Bergmann glial cell process，BGMCP）包绕在轴突终末（Ax）与树突棘（Sp）之间形成的轴 - 棘突触（黑三角）的周围。轴突终末和树突棘内常分别含线粒体（Mt）和棘器（spine apparatus，SpA）。大鼠，小脑，包埋前染色法，透射电镜法

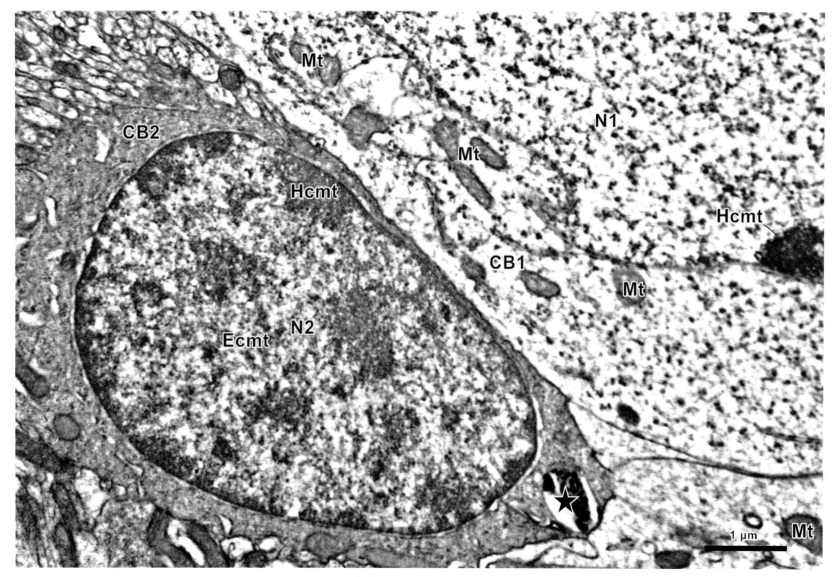

图 8-1-18　神经元和神经胶质细胞

神经元及与之相邻的小胶质细胞（microglial cell，MGC）。神经元的细胞核（N1）内可见偏位的异染色质（Hcmt）。小胶质细胞核（N2）内的染色质呈斑块状散在分布，在核的边缘聚集形成异染色质，异染色质斑块之间可见常染色质（Ecmt）；细胞质中可见含脂褐素颗粒（lipofuscin granule，LFG）的溶酶体（Lys；黑星号）。CB1：神经元的细胞体；CB2：小胶质细胞的细胞体；Mt：线粒体。大鼠，脑干，包埋前染色法，透射电镜法

311

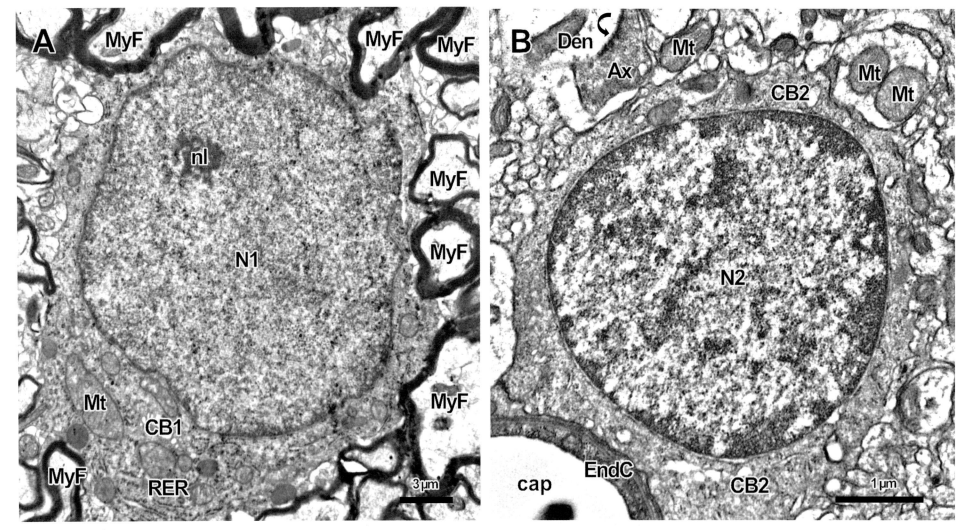

图 8-1-19　神经胶质细胞

少突胶质细胞（ODC，或称寡突胶质细胞；A）和小胶质细胞（MGC；B）的细胞核（N1 和 N2）都位于细胞中央，前者的细胞核内有核仁（nl）；两者的细胞体（CB1 和 CB2）内的细胞质均密集且深染，其中可见线粒体（Mt）、粗面内质网（RER）等多种细胞器。在少突胶质细胞细胞体的周围可见其突起形成的多根有髓神经纤维（MyF；A），尚可见轴突终末（Ax）与树突（Den）形成轴 - 树突触（黑弯箭头；B）。cap：毛细血管；EndC：内皮细胞。大鼠，中脑，包埋前染色法，透射电镜法

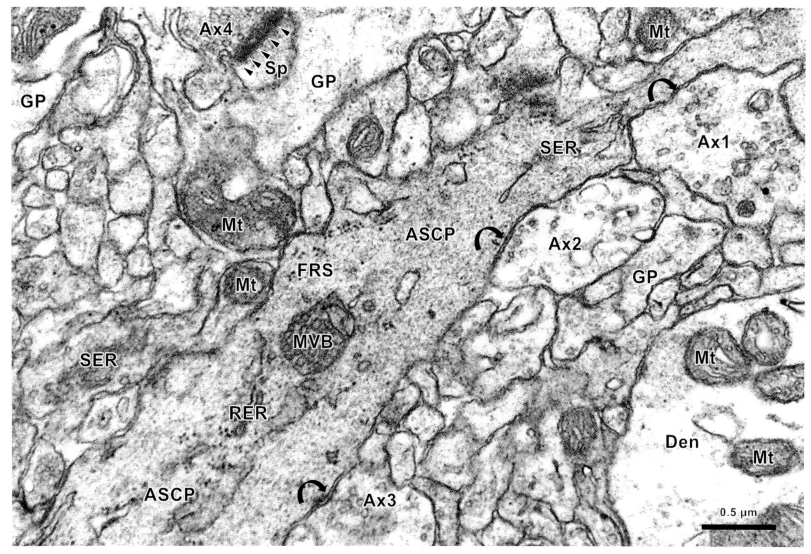

图 8-1-20　轴突终末与神经胶质细胞突起的联系

3 个轴突终末（Ax1 ～ Ax3）与细胞质密集且略深染的星形胶质细胞突起（astrocyte process，ASCP）之间形成疑似突触样的联系（黑弯箭头）。3 个轴突终末内均含多形性突触囊泡（pleomorphic synaptic vesicle，PSV），这些囊泡均有向突触前膜（presynaptic membrane，PreSyM）区集中的趋势。尚可见轴突终末（Ax4）与树突棘（Sp）形成非对称性轴 - 棘突触（黑三角）。在这些神经突起的周围常有胶质细胞突起（GP）构成的隔离膜。Den：树突；FRS：游离核糖体；Mt：线粒体；MVB：多泡体（multivesicular body）；RER：粗面内质网；SER：滑面内质网。大鼠，中脑，包埋前染色法，透射电镜法

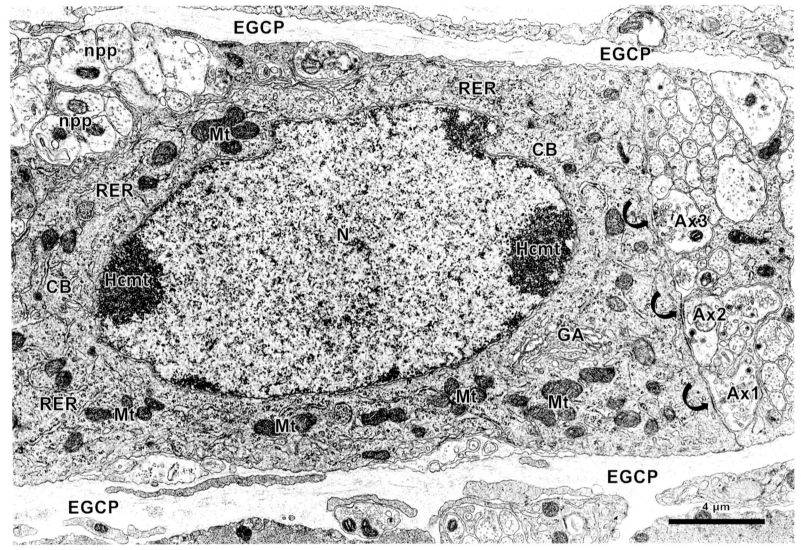

图 8-1-21 肠神经系统的神经元（1）

肌间神经丛 [myenteric plexus，MP；亦称奥尔巴赫神经丛（Auerbach plexus）] 内神经元细胞体（CB）的中央有细胞核（N），核膜的边缘有异染色质（Hcmt）；细胞质内有线粒体（Mt）、高尔基器（GA）、粗面内质网（RER）等细胞器。该神经元的细胞体与多个轴突终末（Ax1~Ax3）形成突触（黑弯箭头），在其细胞体的上下方分别可见肠神经胶质细胞（enteric glial cell，EGC）的突起（enteric glial cell process，EGCP）。npp：神经突起丛。豚鼠，小肠，包埋前染色法，透射电镜法

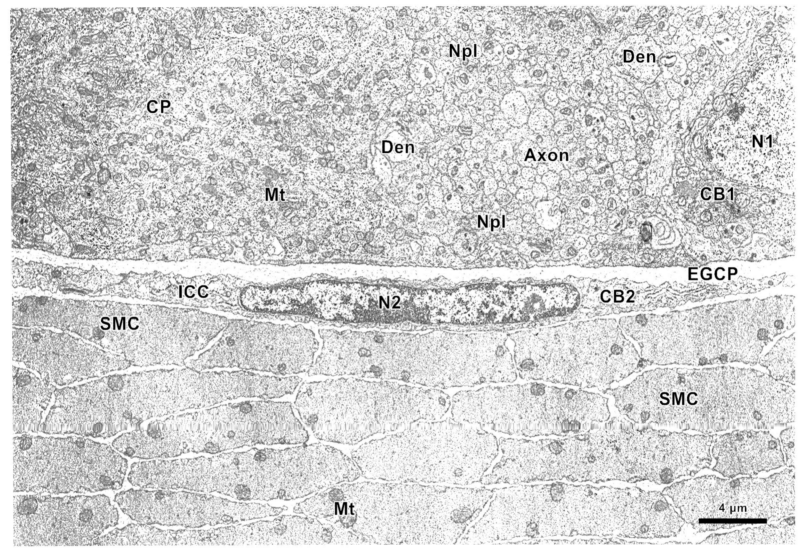

图 8-1-22　肠神经系统的神经元（2）

肌间神经丛（MP）内神经元细胞体（CB1）、细胞核（N1）及其周围由轴突（Axon）和树突（Den）密集排列形成的神经毡（Npl）。中间可见沿长轴纵切的为卡哈间质细胞（interstitial cell of Cajal，ICC）的细胞体（CB2）和细胞核（N2）。肌间神经丛与卡哈间质细胞之间有肠神经胶质细胞突起（EGCP）将其分隔。在下方尚可见环形平滑肌细胞（smooth muscle cell，SMC）的横切面。CP：细胞质；Mt：线粒体。豚鼠，小肠，包埋前染色法，透射电镜法

第二节　神经纤维联系示踪结果的超微结构

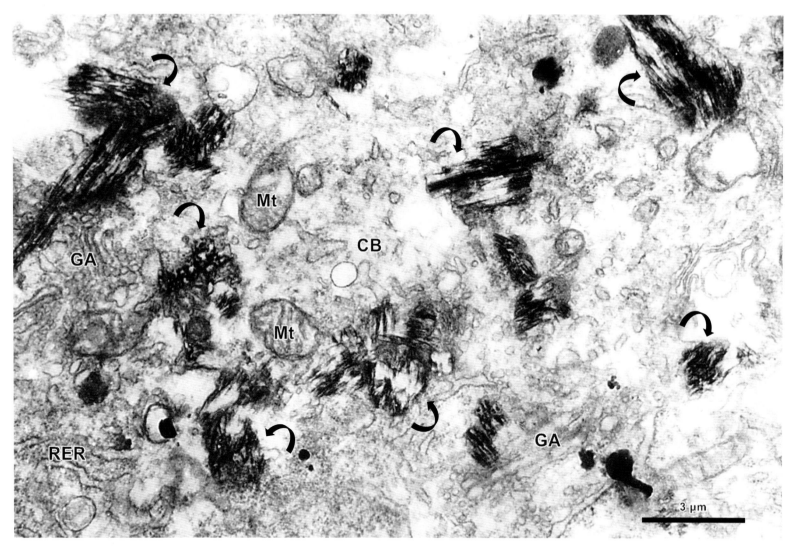

图 8-2-1　辣根过氧化物酶示踪标记反应产物的超微结构

神经元细胞体（CB）内含辣根过氧化物酶（horseradish peroxidase，HRP）标记的反应产物（黑弯箭头）。该产物未经二氨基联苯胺（diaminobenzidine，DAB）和重金属镍［硫酸镍铵（ammonium nickel sulfate，ANS）］增强（稳定），呈现为束状、分层排列的黑色针状结晶（acicular crystal）。GA：高尔基器；Mt：线粒体；RER：粗面内质网。大鼠，延髓，包埋前染色法，透射电镜法

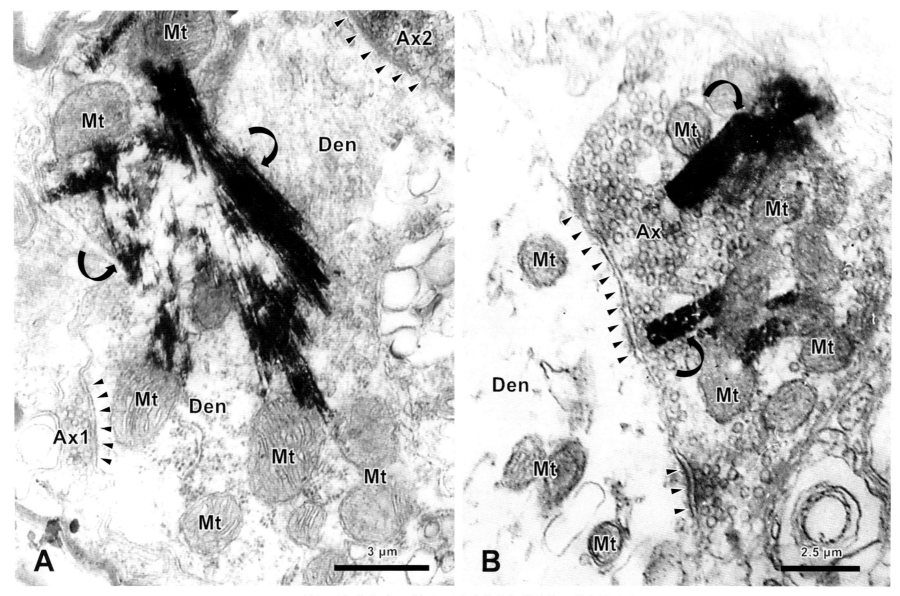

图 8-2-2　辣根过氧化物酶示踪标记反应产物的超微结构及其突触联系（1）

A：2 个轴突终末（Ax1 和 Ax2）分别与 1 根内含针形结晶束状的辣根过氧化物酶（HRP）标记产物（黑弯箭头）的树突（Den）形成对称性轴 - 树突触（黑三角）。B：含 HRP 标记反应产物（黑弯箭头）的轴突终末（Ax）与无标记的树突形成对称性轴 - 树突触（黑三角）。Mt：线粒体。大鼠，延髓，包埋前染色法，透射电镜法

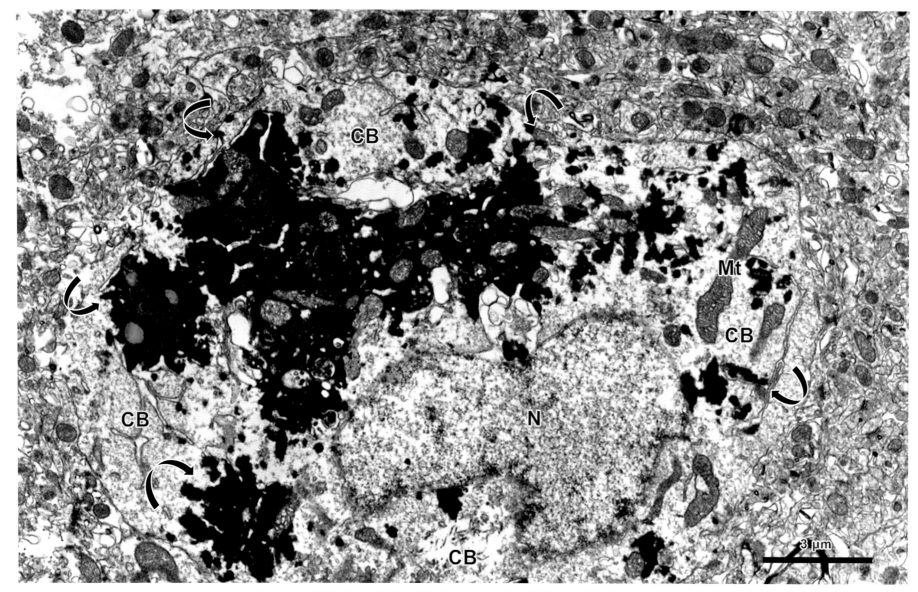

图 8-2-3 辣根过氧化物酶示踪标记反应产物的超微结构及其突触联系（2）

前扣带回皮质（anterior cingulate cortex，ACC）Ⅴ层锥体神经元细胞体（CB）内 HRP 标记的反应产物经过二氨基联苯胺（DAB）和硫酸镍铵增强（稳定）后，黑色反应产物失去针状结晶的外观，产物的边缘变得不清晰（黑弯箭头）。Mt：线粒体；N：细胞核。大鼠，大脑，包埋前染色法，透射电镜法

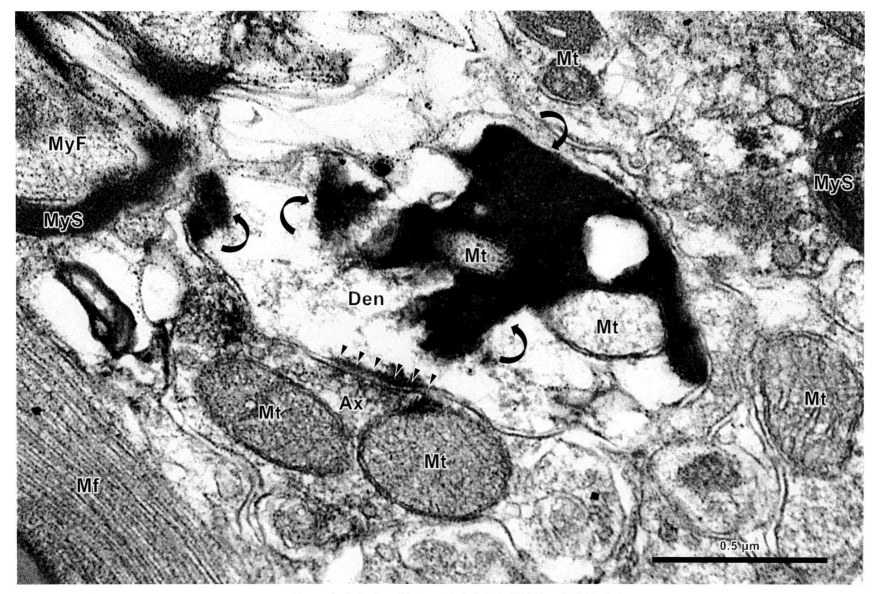

图 8-2-4　辣根过氧化物酶示踪标记反应产物的超微结构及其突触联系（3）

无标记轴突终末（Ax）与 HRP 标记的 TMB 反应产物经过二氨基联苯胺和硫酸镍铵稳定后（黑弯箭头）的树突（Den）形成非对称性轴 - 树突触（黑三角）。Mf：微丝；
Mt：线粒体；MyF：有髓神经纤维；MyS：髓鞘。大鼠，延髓，包埋前染色法，透射电镜法

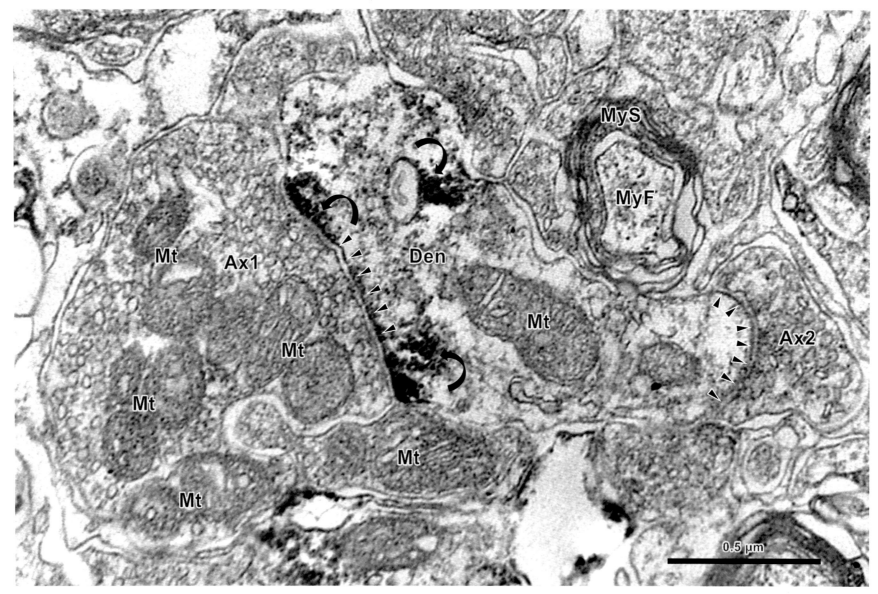

图 8-2-5 辣根过氧化物酶示踪标记反应产物的超微结构及其突触联系（4）

2 个轴突终末（Ax1 和 Ax2）分别与 1 个直接用二氨基联苯胺和硫酸镍铵增强（黑弯箭头）反应产物显示的 HRP 逆行标记树突（Den）形成非对称性突触（黑三角）。Mt：线粒体；MyF：有髓神经纤维；MyS：髓鞘。大鼠，延髓，包埋前染色法，透射电镜法

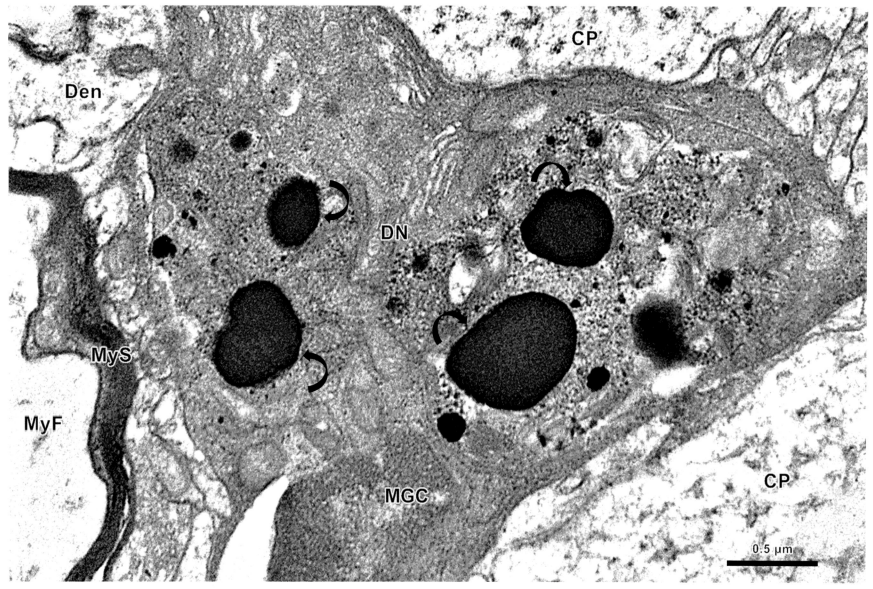

图 8-2-6　神经溃变的超微结构及其突触联系（1）

位于正常神经元细胞质（CP）与小胶质细胞（MGC）之间的溃变神经元（degenerated neuron，DN）内的各种结构变得不清晰，细胞质整体的电子密度增高，其中尚可见大型的脂褐素颗粒（LFG；黑弯箭头）。Den：树突；MyF：有髓神经纤维；MyS：髓鞘。大鼠，延髓，包埋前染色法，透射电镜法

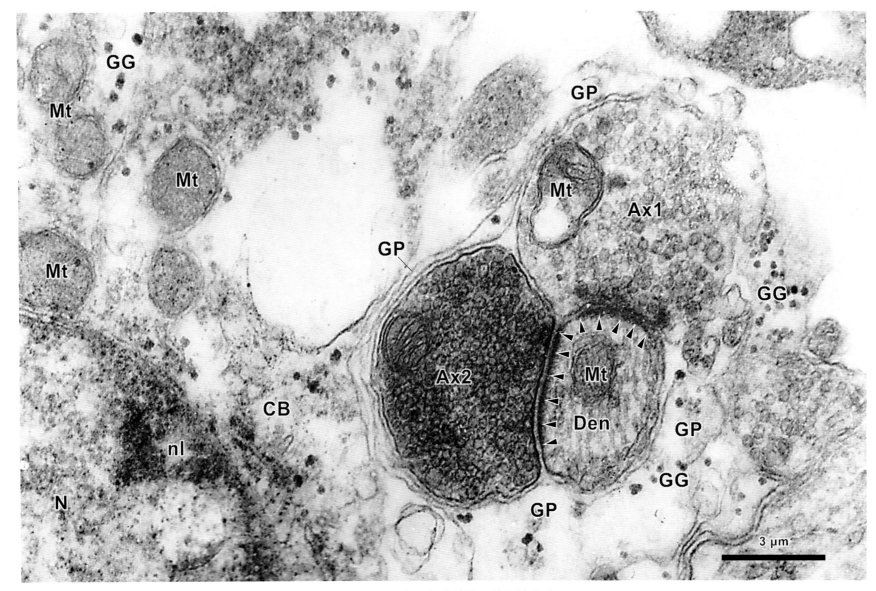

图 8-2-7　神经溃变的超微结构及其突触联系（2）

含松散透明圆形囊泡（CRV）的正常轴突终末（Ax1）和含密集突触囊泡（vc）的溃变轴突终末（Ax2）与树突（Den）形成非对称性轴 - 树突触（黑三角）。CB：细胞体；
GP：胶质细胞突起；GG：糖原颗粒；Mt：线粒体；N：细胞核；nl：核仁。大鼠，延髓，包埋前染色法，透射电镜法

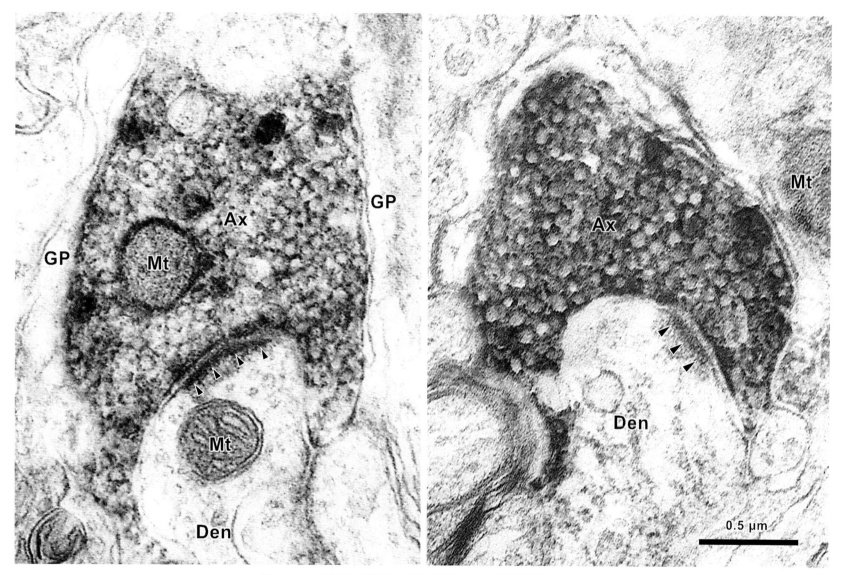

图 8-2-8　顺行示踪标记终末的超微结构及其突触联系（1）

用二氨基联苯胺（DAB）反应产物显示的生物素化葡聚糖胺（biotinylated dextran amine，BDA；A）和菜豆凝集素 L 亚单位（*Phaseolus vulgaris*-leucoagglutinin，PHA-L；B）顺行标记的轴突终末（Ax）与无标记的树突（Den）分别形成非对称性轴 - 树突触（黑三角）。DAB 反应产物为黑色不定形物质，这些黑色物质位于轴突终末内各种突触囊泡外膜和线粒体（Mt）外膜的外表面。GP：胶质细胞突起。大鼠，延髓，包埋前染色法，透射电镜法

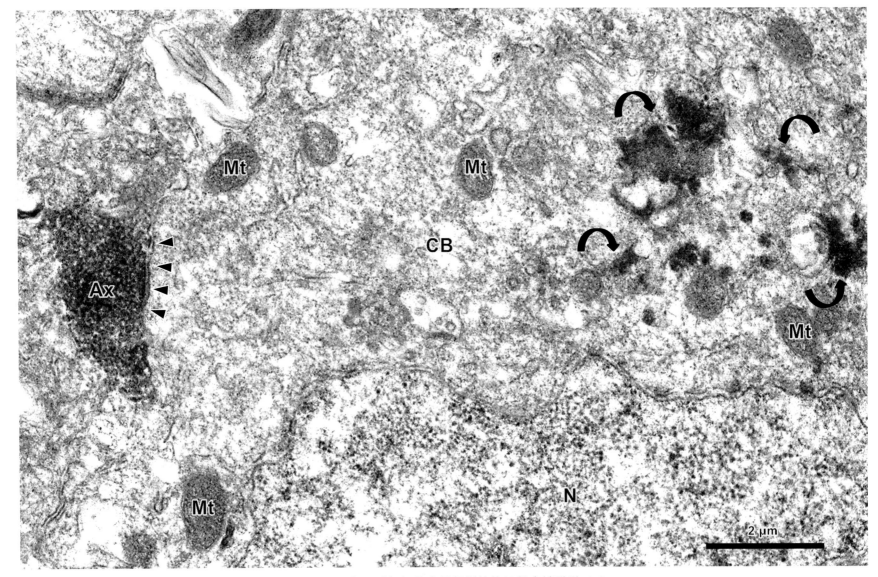

图 8-2-9　顺行示踪标记终末的超微结构及其突触联系（2）

用二氨基联苯胺（DAB）反应产物显示的 PHA-L 顺行标记轴突终末（Ax）与含 DAB 和硫酸镍铵稳定的 HRP 反应产物（黑弯箭头）标记神经元细胞体（CB）形成对称性轴 - 体突触（黑三角）。Mt：线粒体；N：细胞核。大鼠，延髓，包埋前染色法，透射电镜法

第三节　免疫组织化学反应阳性染色结果的超微结构

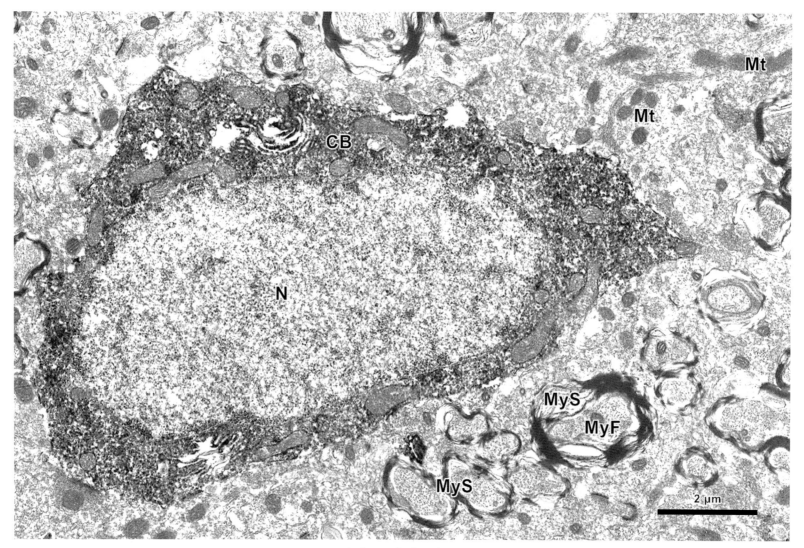

图 8-3-1　免疫组织化学反应阳性的神经元

γ- 氨基丁酸（γ-aminobutyric acid，GABA）阳性神经元的细胞体（CB）内含黑色二氨基联苯胺（DAB）反应产物，而细胞核（N）未着色。DAB 的反应产物为不定形黑色物质，位于线粒体（Mt）等细胞器的外膜和各类突触囊泡的内侧。Mt：线粒体；MyF：有髓神经纤维；MyS：髓鞘。大鼠，大脑，包埋前染色法，透射电镜法

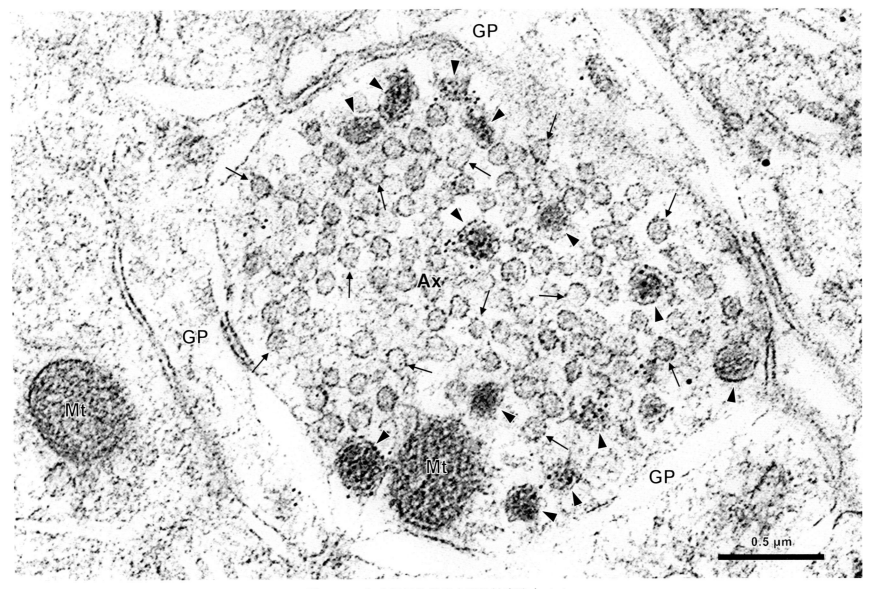

图 8-3-2　免疫组织化学反应阳性轴突终末（1）

具有双层被膜且含 P 物质（SP；纳米金颗粒标记；黑三角）的大致密颗粒囊泡和透明圆形囊泡（CRV；黑直箭头）的轴突（Axon）近终末段。超薄切片在免疫组织化学染色后经过了重金属（铅和铀）的复染。Ax：轴突终末；GP：胶质细胞突起；Mt：线粒体。大鼠，脊髓，包埋后染色法，透射电镜法

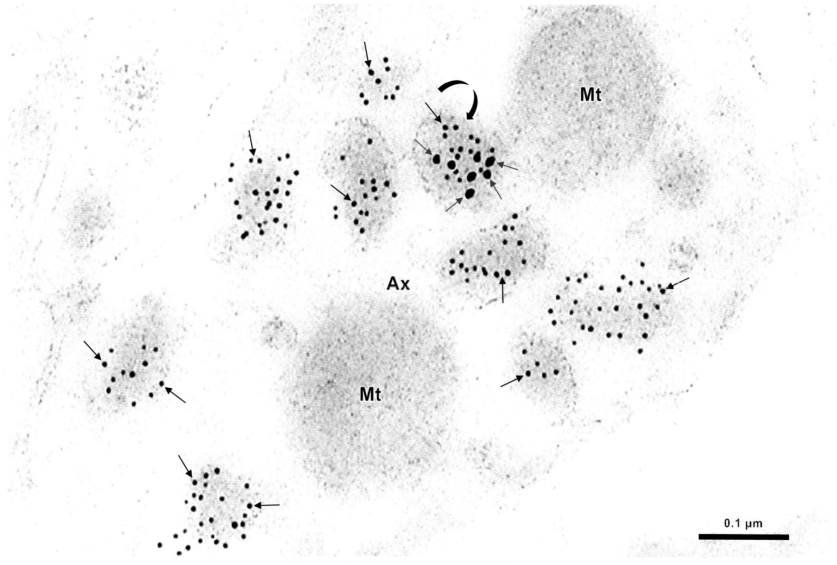

0.1 μm

图 8-3-3　免疫组织化学反应阳性轴突终末（2）

在近终末段的轴突终末（Ax）内，除了可见含 P 物质（SP；5 nm 的纳米金颗粒标记；黑直箭头）和具有双层被膜的大致密颗粒囊泡（LDGV）外，尚可见 P 物质和μ 型阿片受体（μ type opioid receptor，MOR；15 nm 的纳米金颗粒标记；红直箭头）共存的大致密颗粒囊泡（黑弯箭头）。超薄切片在免疫组织化学染色后未经过重金属（铅和铀）的复染。Mt：线粒体。大鼠，脊髓，包埋后染色法，透射电镜法

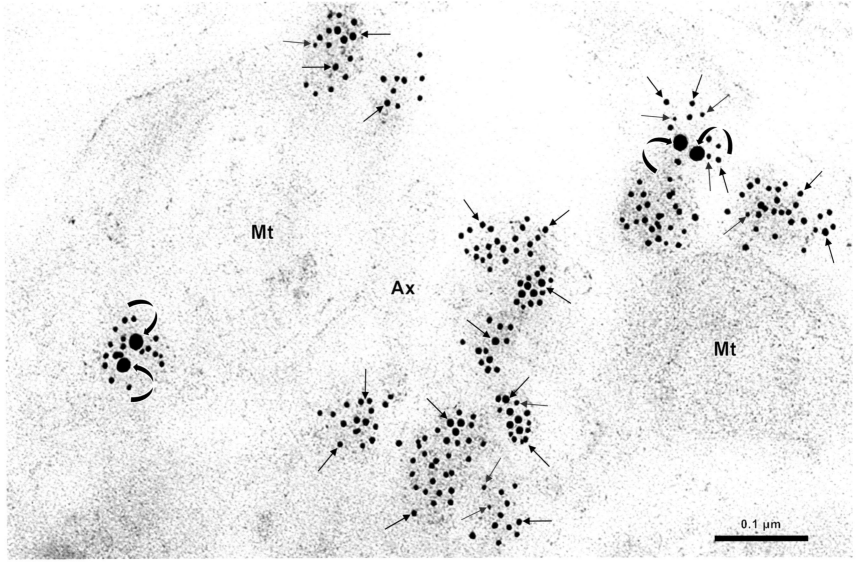

图 8-3-4 免疫组织化学反应阳性轴突终末（3）

在近终末段的轴突终末（Ax）内，可见内吗啡肽 2（endomorphin 2，EM2；5 nm 纳米金颗粒标记；红直箭头）和 P 物质（SP；10 nm 纳米金颗粒标记；黑直箭头）共存的双层被膜的大致密颗粒囊泡。此外，尚可见 EM2、SP 和 µ 型阿片受体（MOR；15 nm 的纳米金颗粒标记；黑弯箭头）三标的双层被膜的大致密颗粒囊泡。超薄切片在免疫组织化学染色后未经过重金属（铅和铀）的复染。Mt：线粒体。大鼠，脊髓，包埋后染色法，透射电镜法

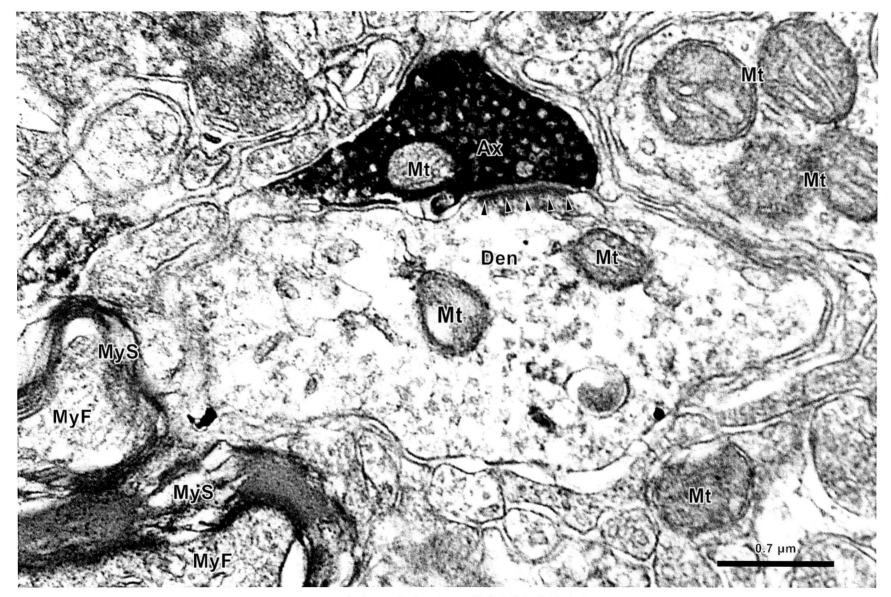

图 8-3-5　免疫组织化学反应阳性轴突终末的突触联系（1）

用二氨基联苯胺反应产物显示的 P 物质阳性轴突终末（Ax）与阴性树突（Den）形成非对称性轴 - 树突触（黑三角）。Mt：线粒体；MyF：有髓神经纤维；MyS：髓鞘。大鼠，延髓，包埋前染色法，透射电镜法

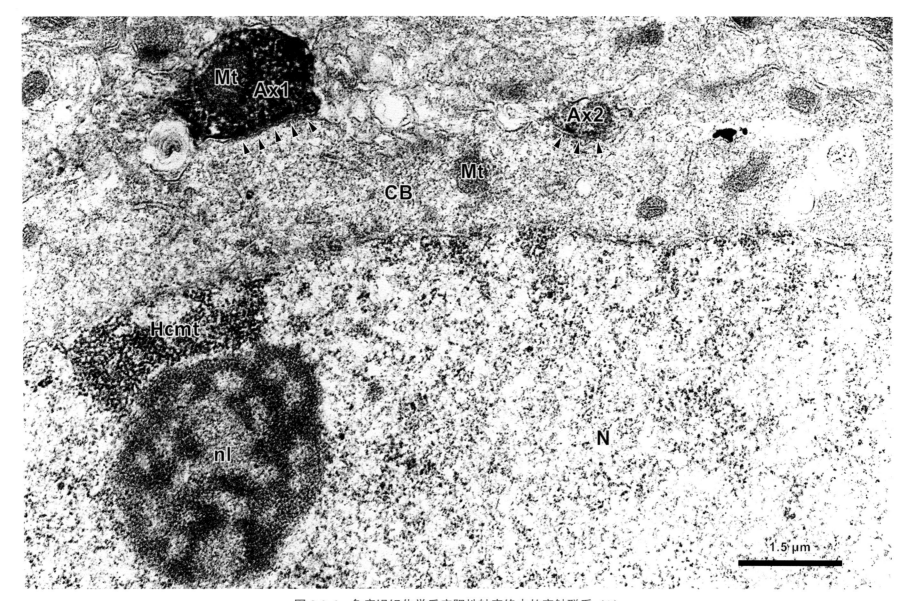

图 8-3-6　免疫组织化学反应阳性轴突终末的突触联系（2）

用二氨基联苯胺反应产物显示的 2 个 γ- 氨基丁酸阳性的轴突终末（Ax1 和 Ax2）分别与 1 个阴性神经元的细胞体（CB）形成对称性轴 - 体突触（黑三角）。Hcmt：异染色质；Mt：线粒体；N：细胞核；nl：核仁。大鼠，延髓，包埋前染色法，透射电镜法

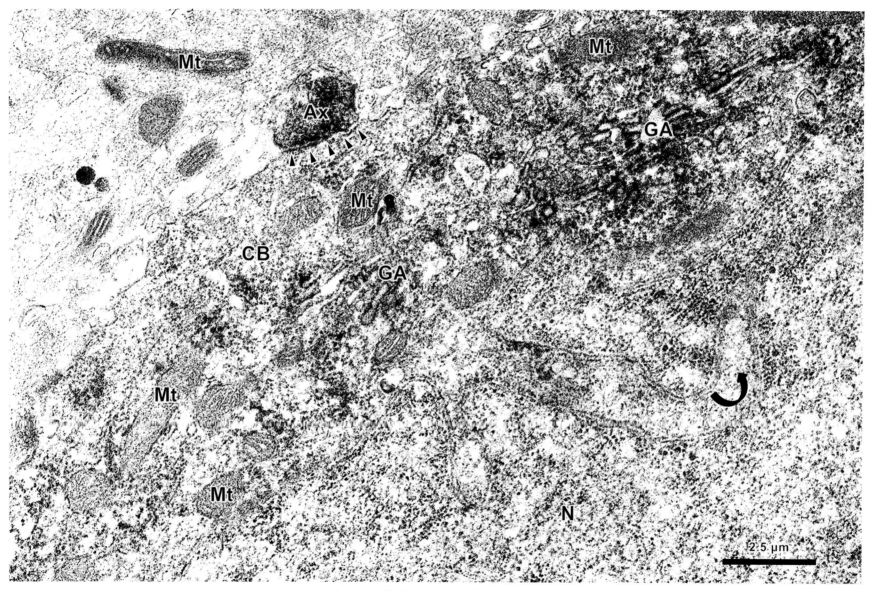

图 8-3-7　免疫组织化学反应阳性轴突终末的突触联系（3）

用二氨基联苯胺反应产物显示的 γ- 氨基丁酸（GABA）阳性轴突终末（Ax）与 GABA 阳性神经元细胞体（CB）形成对称性轴 - 体突触（黑三角），尚可见核膜内陷（黑弯箭头）。GA：高尔基器；Mt：线粒体；N：细胞核。大鼠，延髓，包埋前染色法，透射电镜法

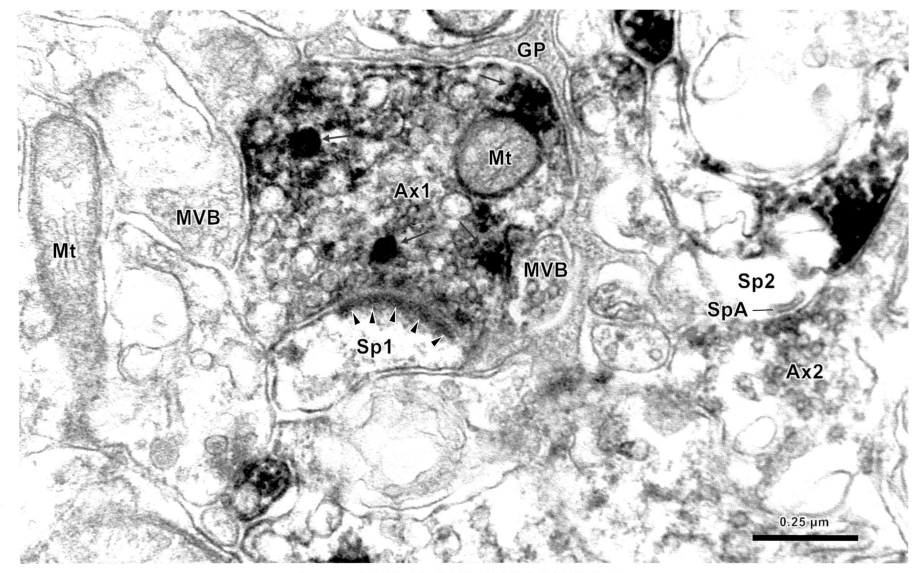

图 8-3-8　免疫组织化学反应阳性轴突终末的突触联系（4）

用二氨基联苯胺反应产物显示的脊髓后角（posterior horn，PostH）Ⅱ层含双层包膜的大致密颗粒囊泡（LDGV；红直箭头）的内吗啡肽 2（EM2）阳性轴突终末（Ax1）与阴性树突棘（Sp1）形成非对称性轴 - 棘突触（黑三角）。此外，还可见阴性轴突终末（Ax2）与阴性树突棘（Sp2）相邻。GP：胶质细胞突起；Mt：线粒体；MVB：多泡体（multivesicular body）；SpA：棘器。大鼠，脊髓，包埋前染色法，透射电镜法

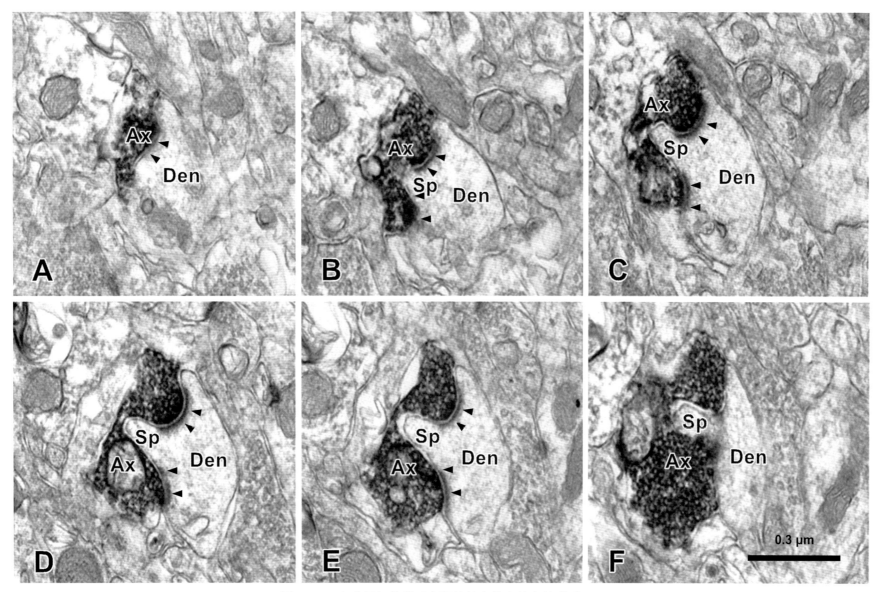

图 8-3-9 免疫组织化学反应阳性轴突终末的突触联系（5）

用二氨基联苯胺反应产物显示的连续切片上的降钙素基因相关肽（CGRP）阳性轴突终末（Ax）与阴性树突（Den）及其发出的树突棘（Sp）形成非对称性轴 - 树突触和轴 - 棘突触（黑三角）。大鼠，杏仁中央核，包埋前染色法，透射电镜法

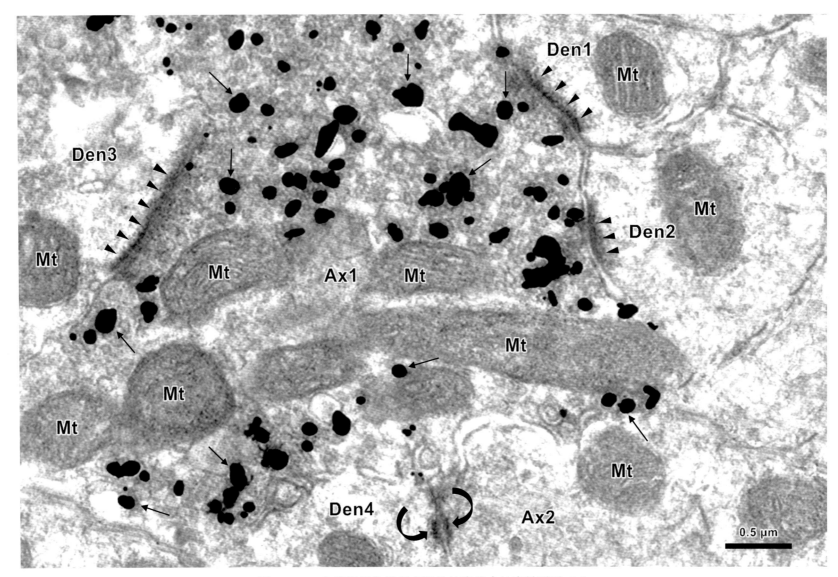

图 8-3-10　免疫组织化学反应阳性轴突终末的突触联系（6）

银增强纳米金颗粒（silver enhanced nanogold particle；黑直箭头）标记的囊泡膜谷氨酸转运体 2（vesicular glutamate transporter 2，VGLUT2）阳性轴突终末（Ax1）同时与 3 个树突（Den1、Den2 和 Den3）形成非对称性轴 - 树突触（黑三角），这些突触联系构成汇聚性的突触小球（synaptic glomerulus，SynG）结构。此外，在轴突终末（Ax2）与树突（Den4）之间可见桥粒（desmosome，DMS；黑弯箭头）。Mt：线粒体。大鼠，小脑，包埋前染色法，透射电镜法

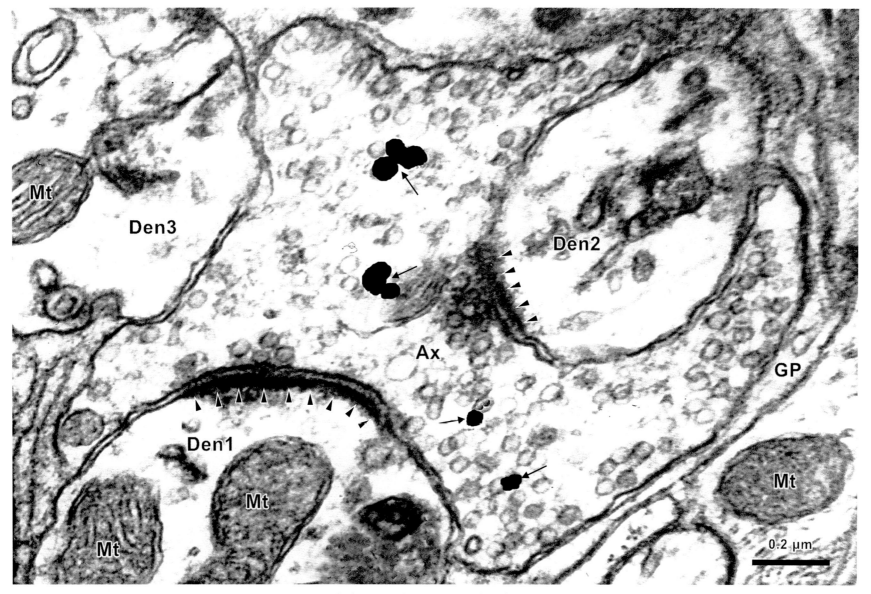

图 8-3-11　免疫组织化学反应阳性轴突终末的突触联系（7）

纳米金颗粒（nanogold particle；黑直箭头）标记的 CGRP 阳性轴突终末（Ax）分别与 2 个未标记树突（Den1 和 Den2）形成非对称性轴 - 树突触（黑三角）。Den3：树突 3；
GP：胶质细胞突起；Mt：线粒体。大鼠，脊髓，包埋前染色法，透射电镜法

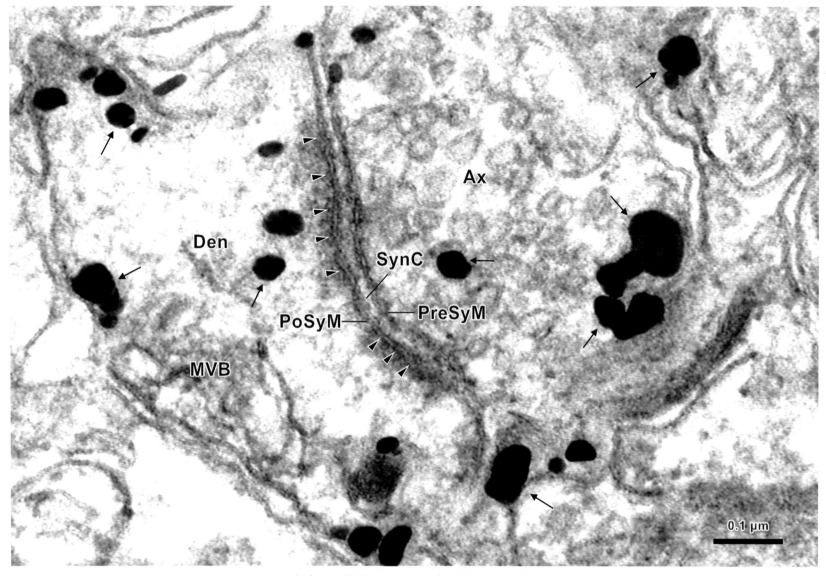

图 8-3-12　免疫组织化学反应阳性轴突终末与阳性树突的突触联系

纳米金颗粒（黑直箭头）标记的 GABA$_B$ 受体（GABA$_B$R）同时分布于突触前的轴突终末（Ax）和突触后的树突（Den），且两者之间形成对称性轴 - 树突触（黑三角）。轴突终末内含透明扁平囊泡（clear flat vesicle，CFV）和透明圆形囊泡。MVB：多泡体；PoSyM：突触后膜；PreSyM：突触前膜；SynC：突触间隙。大鼠，杏仁基底外侧核，包埋前染色法，透射电镜法

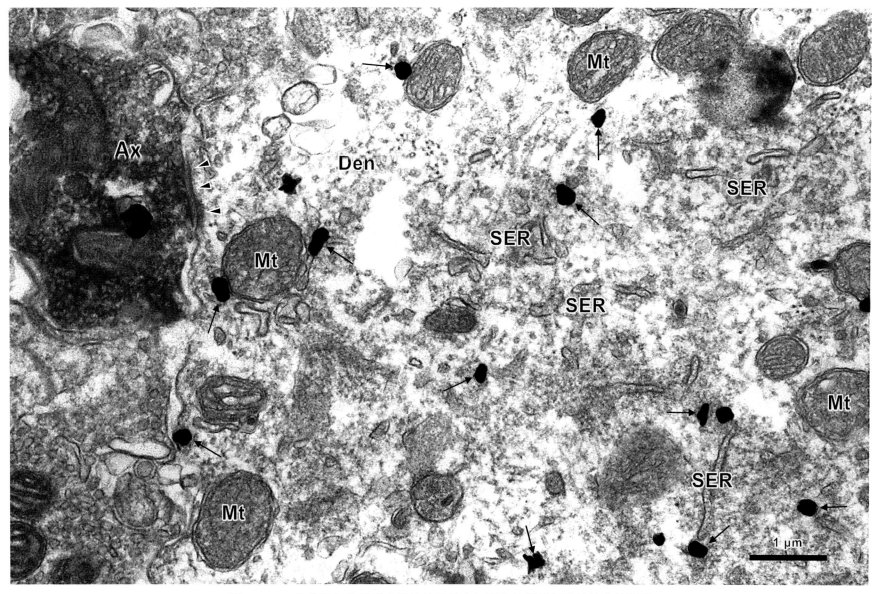

图 8-3-13　免疫组织化学反应阳性轴突终末与阳性神经元细胞体的突触联系

二氨基联苯胺反应产物标记的 P 物质阳性轴突终末（Ax）与纳米金颗粒（黑直箭头）标记的 GABA 阳性树突（Den）之间形成非对称性轴 - 树突触（黑三角）。Mt：线粒体；
SER：滑面内质网。大鼠，脊髓，包埋前染色法，透射电镜法

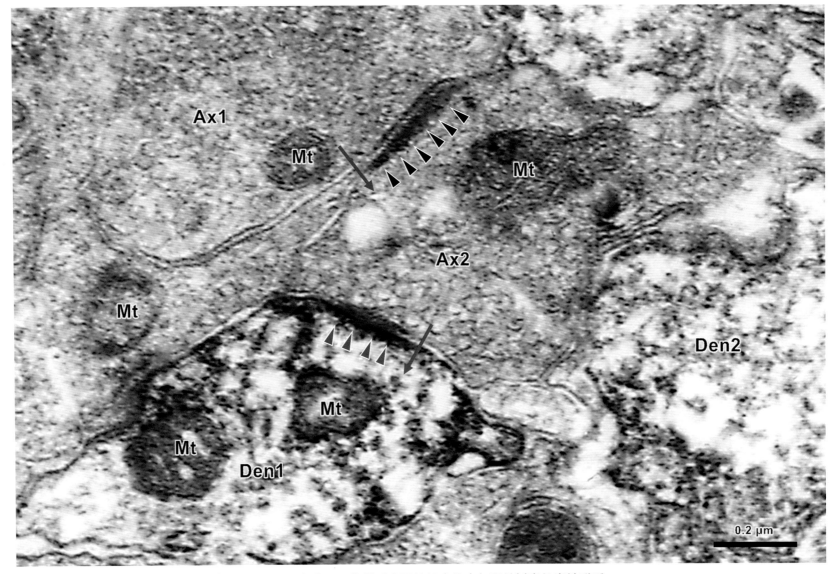

图 8-3-14　免疫组织化学反应阴性轴突终末与阳性树突的突触联系

阴性轴突终末（Ax1）先与另一个阴性轴突终末（Ax2）形成非对称性轴-轴突触（黑三角），后者再与一个用二氨基联苯胺反应产物显示的 5-羟色胺（5-hydroxytryptamine，5-HT）阳性树突（Den1）形成非对称性轴-树突触（红三角），三者之间形成轴-轴-树连续突触。红直箭头示突触传递的方向。Den2：树突 2；Mt：线粒体。大鼠，脊髓，包埋前染色法，透射电镜法

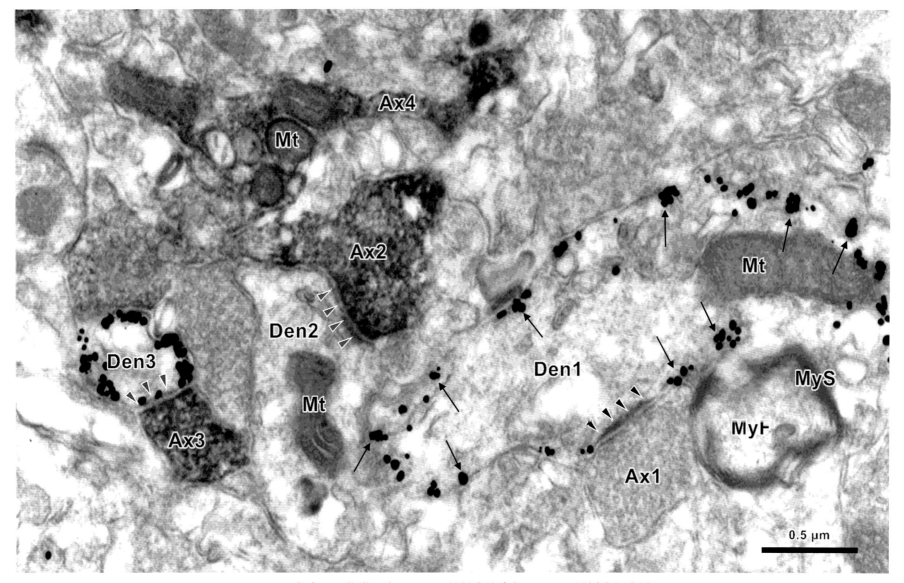

图 8-3-15 免疫组织化学反应阳（阴）性轴突终末与阴（阳）性树突的突触联系

纳米金颗粒（黑直箭头）标记的 P 物质（SP）受体（SPR）阳性树突（Den1）与阴性轴突终末（Ax1）之间的非对称性轴 - 树突触（黑三角）。此外，尚可见二氨基联苯胺反应产物标记的 SP 阳性轴突终末（Ax2 和 Ax3）与 SPR 阴性树突（Den2）和阳性树突（Den3）分别形成对称性轴 - 树突触（红三角，蓝三角）。Ax4：未形成典型突触联系的轴突终末；Mt：线粒体；MyF：有髓神经纤维；MyS：髓鞘。大鼠，脊髓，包埋前染色法，透射电镜法

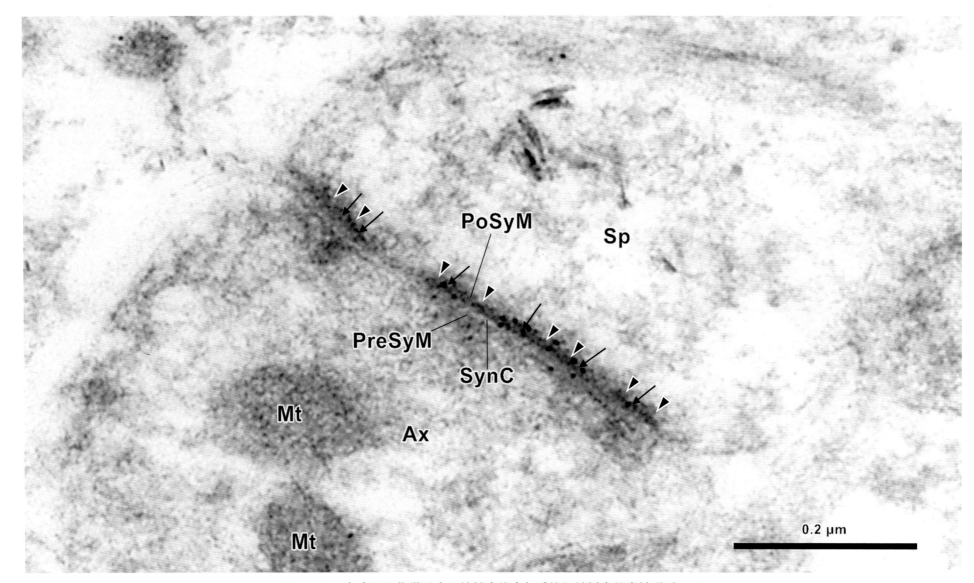

图 8-3-16 免疫组织化学反应阴性轴突终末与受体阳性树突的突触联系（1）

阴性轴突终末（Ax）与 α- 氨基 -3- 羟基 -5- 甲基 -4- 异噁唑丙酸受体（α-amino-3-hydroxy-5-methyl-4-isoxazole propionic acid receptor，AMPAR）阳性树突棘（Sp；5 nm 纳米金颗粒标记，黑直箭头）形成非对称性轴 - 棘突触（黑三角）。Mt：线粒体；PoSyM：突触后膜；PreSyM：突触前膜；SynC：突触间隙。大鼠，杏仁中央核，包埋后染色法，透射电镜法

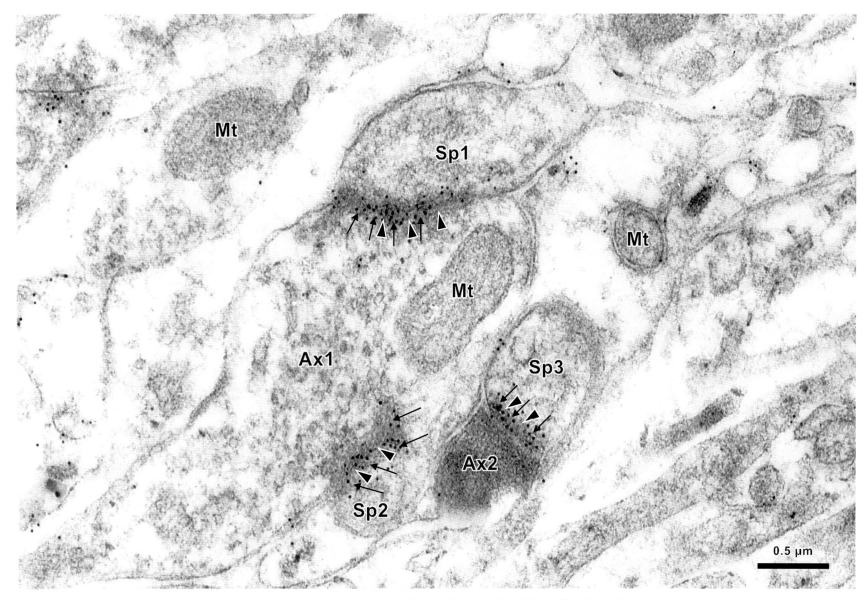

图 8-3-17 免疫组织化学反应阴性轴突终末与受体阳性树突的突触联系（2）

无标记的阴性轴突终末（Ax1 和 Ax2）与 5 nm 纳米金颗粒（黑直箭头）标记并主要分布在突触后致密带（postsynaptic density，PSD）上的谷氨酸受体 δ2 亚单位（glutamate receptor δ2 subunit，GluRδ2）阳性树突棘（Sp1、Sp2 和 Sp3）形成轴 - 棘突触（黑三角）。Mt：线粒体。大鼠，小脑，包埋后染色法，透射电镜法

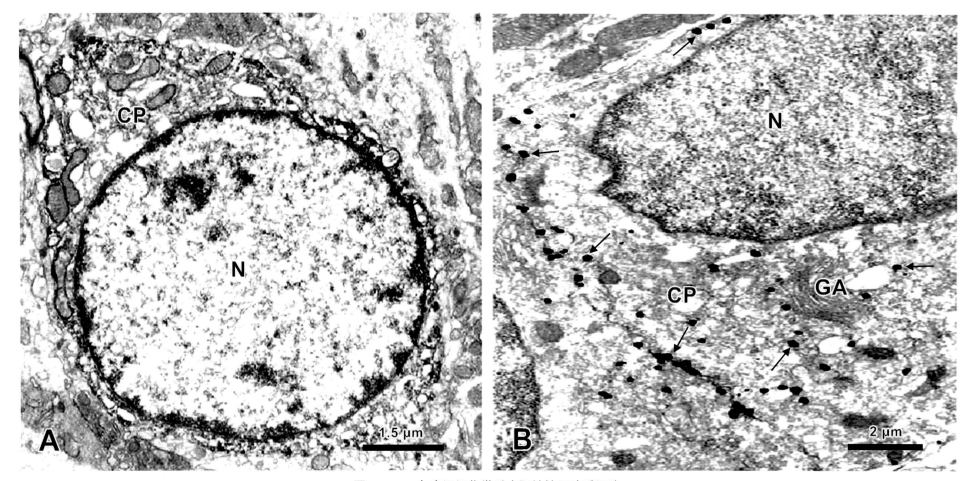

图 8-3-18　免疫组织化学反应阳性神经胶质细胞

超极化激活环核苷酸门控阳离子通道 2（hyperpolarization-activated cyclic nucleotide-gated cation channel 2，HCN2）是少突胶质细胞的特异性标记分子。分别用二氨基联苯胺反应产物标记（A）和银增强纳米金颗粒（黑直箭头）标记（B）的 HCN2 阳性少突胶质细胞。CP：细胞质；GA：高尔基器；N：细胞核。大鼠，小脑，包埋前染色法，透射电镜法

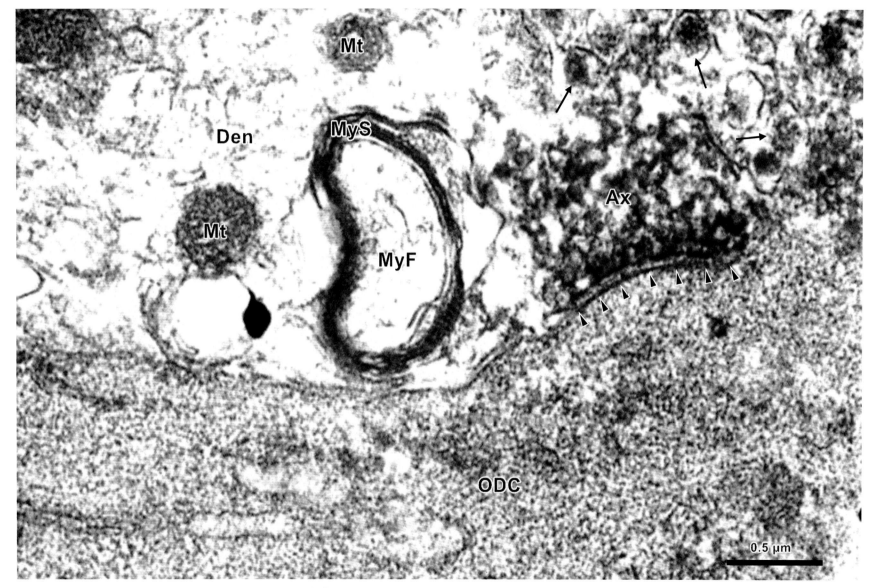

图 8-3-19　免疫组织化学反应阳性轴突终末与阴性神经胶质细胞的联系

二氨基联苯胺反应产物标记的 P 物质（SP）阳性并含少许双层膜包裹的大致密颗粒囊泡（LDGV；黑直箭头）的轴突终末（Ax）与阴性少突胶质细胞（ODC）的细胞体形成疑似对称性突触样的结构（黑三角）。Den：树突；Mt：线粒体；MyF：有髓神经纤维；MyS：髓鞘。大鼠，延髓，包埋前染色法，透射电镜法

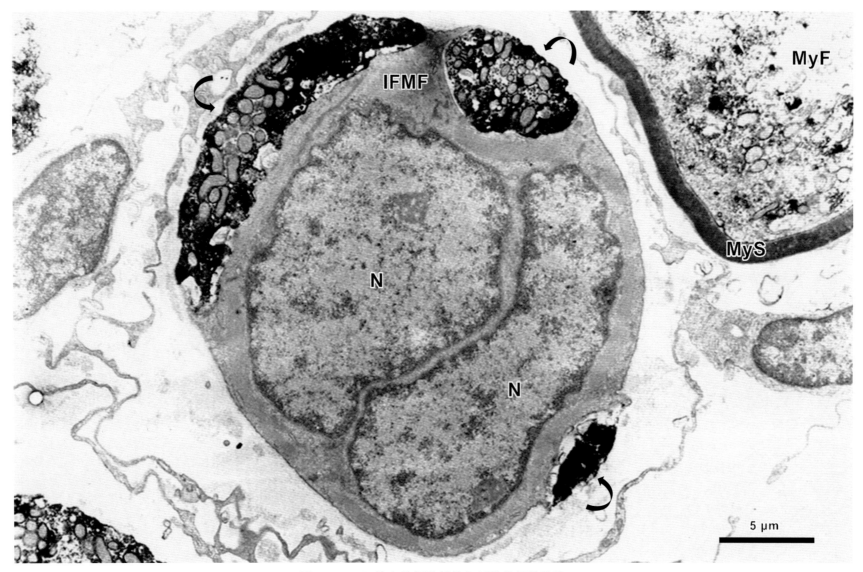

图 8-3-20 肌梭内谷氨酸能传入纤维的超微结构

横纹肌（striated muscle，StM）的肌梭（muscle spindle，MuSp）内可见梭内肌纤维（intrafusal muscle fiber，IFMF）的周围包裹着 3 个二氨基联苯胺反应产物标记的囊泡膜谷氨酸转运体 1（vesicular glutamate transporter 1，VGLUT1）阳性感觉性传入纤维（黑弯箭头），尚可见髓鞘（MyS）包裹的 VGLUT1 阳性的有髓神经纤维（MyF）。N：细胞核。大鼠，小腿肌，包埋前染色法，透射电镜法

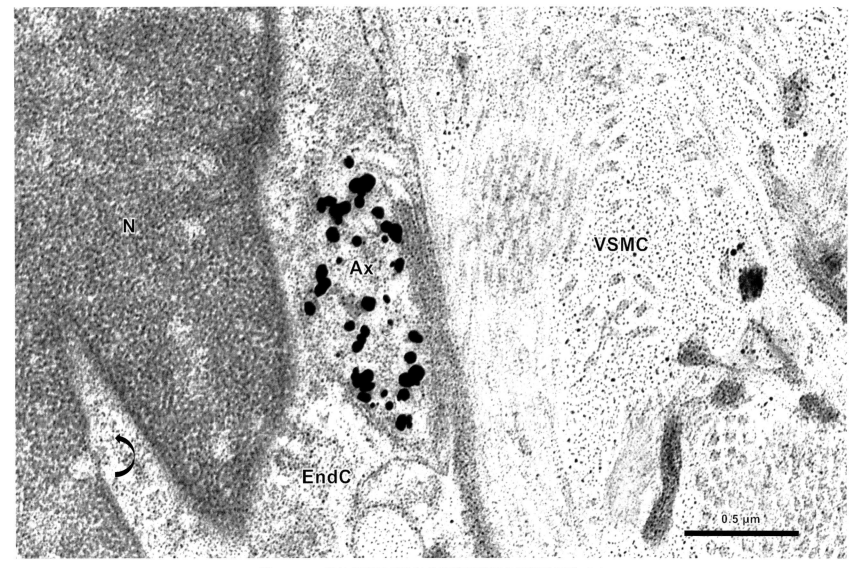

图 8-3-21 肠神经系统超微结构示酪氨酸羟化酶阳性纤维（1）

肠黏膜下层内的血管内皮细胞（endothelial cell，EndC）和血管平滑肌细胞（vascular smooth muscle cell，VSMC）之间的银增强纳米金颗粒标记的酪氨酸羟化酶（tyrosine hydroxylase，TH）阳性轴突终末（Ax），该终末与两种细胞之间未见典型的突触联系。血管内皮细胞的核膜内陷（黑弯箭头）。N：细胞核。大鼠，结肠，包埋前染色法，透射电镜法

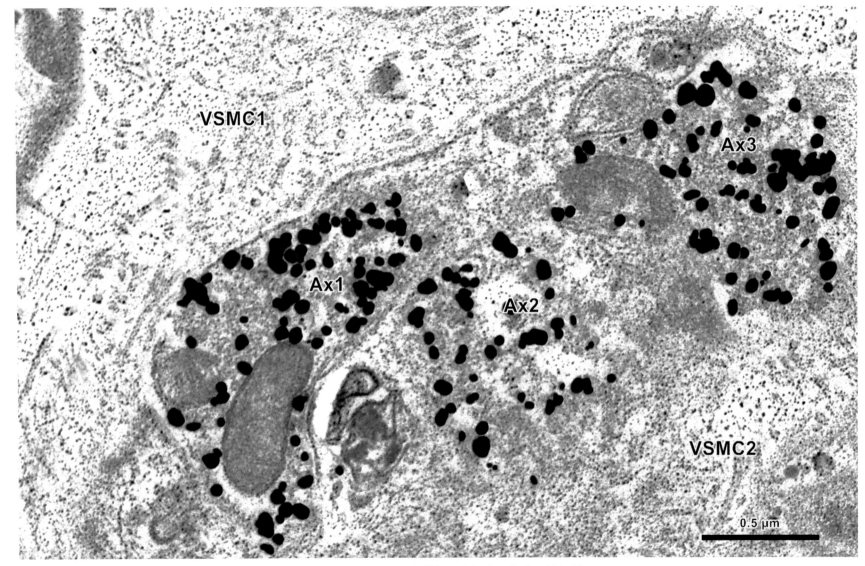

图 8-3-22 肠神经系统超微结构示酪氨酸羟化酶阳性纤维（2）

位于肠肌间神经丛（MP，亦称奥尔巴赫神经丛）内的 2 个血管平滑肌细胞（VSMC 1 和 VSMC 2）之间的 3 个银增强纳米金颗粒标记的酪氨酸羟化酶（TH）阳性轴突终末（Ax1、Ax2 和 Ax3）。这 3 个阳性终末之间，以及它们与 2 个平滑肌细胞之间均未见典型的突触联系。结果提示 MP 内的神经纤维可能通过非突触容积传输的方式对周围的结构发挥生理效应。大鼠，结肠，包埋前染色法，透射电镜法

第四节　综合方法显示神经纤维联系及其化学性质结果的超微结构

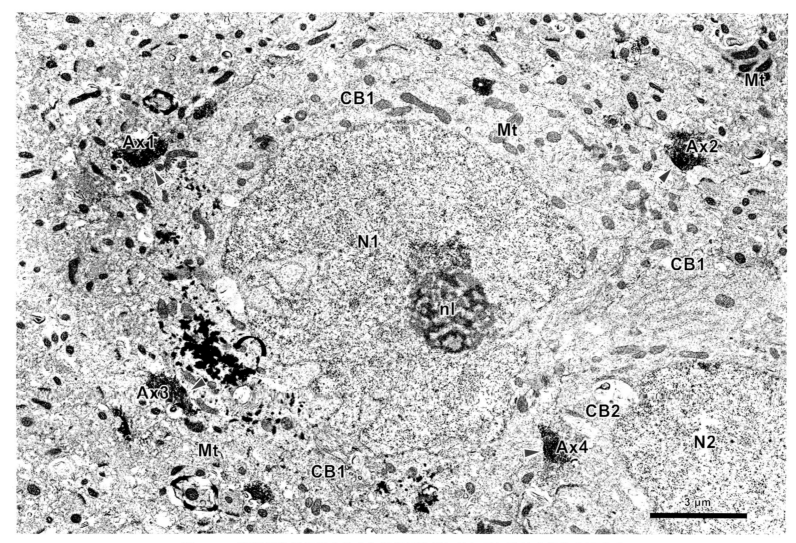

图 8-4-1　顺行示踪标记轴突终末与逆行示踪标记神经元细胞体之间的突触联系

辣根过氧化物酶（HRP）反应产物（黑弯箭头）逆行标记的神经元细胞体（CB1）与 4 个菜豆凝集素 L 亚单位（PHA-L）顺行标记的轴突终末（Ax1~Ax4）形成轴 - 体突触（红三角）。右下角尚可见 1 个无标记的神经元细胞体（CB2）。Mt：线粒体；N1, N2：细胞核；nl：核仁。大鼠，脊髓，包埋前染色法，透射电镜法

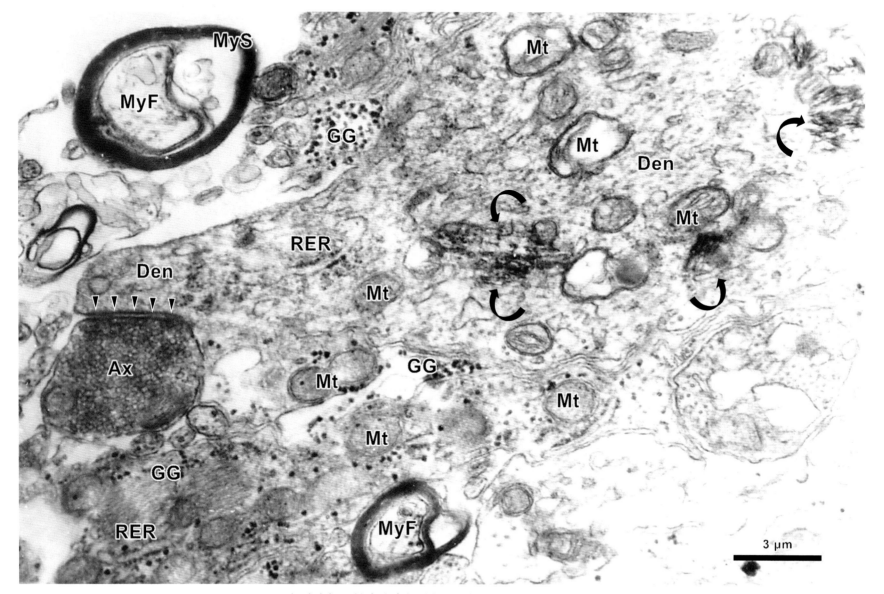

图 8-4-2　顺行溃变标记轴突终末与逆行示踪标记神经元细胞体之间的突触联系

电子密度明显增高、突触囊泡密集的溃变轴突终末（Ax）与 HRP 反应产物（黑弯箭头）逆行标记的树突（Den）形成对称性轴 - 体突触（黑三角）。GG：糖原颗粒；Mt：线粒体；MyF：有髓神经纤维；MyS：髓鞘；RER：粗面内质网。大鼠，延髓，包埋前染色法，透射电镜法

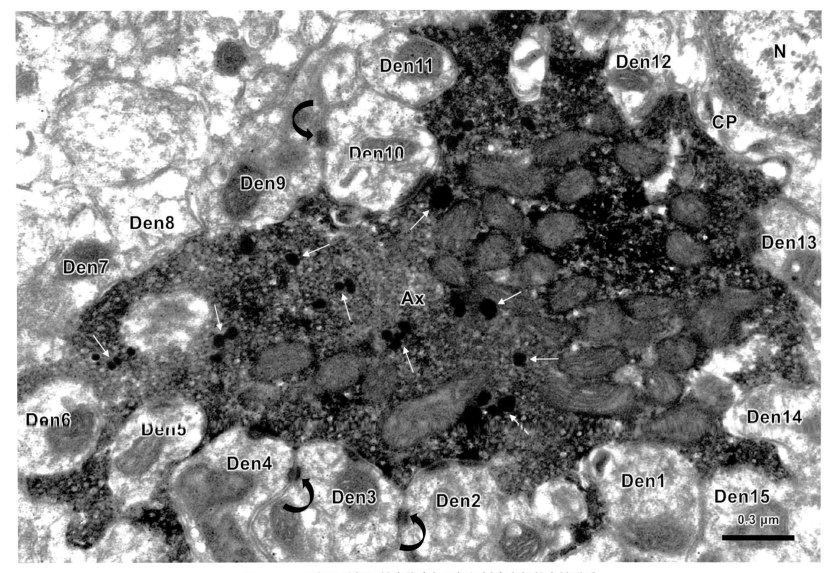

图 8-4-3　顺行示踪标记轴突终末与无标记树突之间的突触联系

小脑内用二氨基联苯胺呈色产物显示的生物素化葡聚糖胺顺行标记、来自脑干并被银增强纳米金颗粒（白直箭头）标记的囊泡膜谷氨酸转运体 1（VGLUT1）阳性轴突终末与多个未标记的树突（Den1~Den15）形成轴 - 树突触或密切接触，这些突触联系还构成突触小球。黑弯箭头示桥粒（desmosome，DMS）。Ax：轴突终末；CP：细胞质；N：细胞核。大鼠，小脑，包埋前染色法，透射电镜法

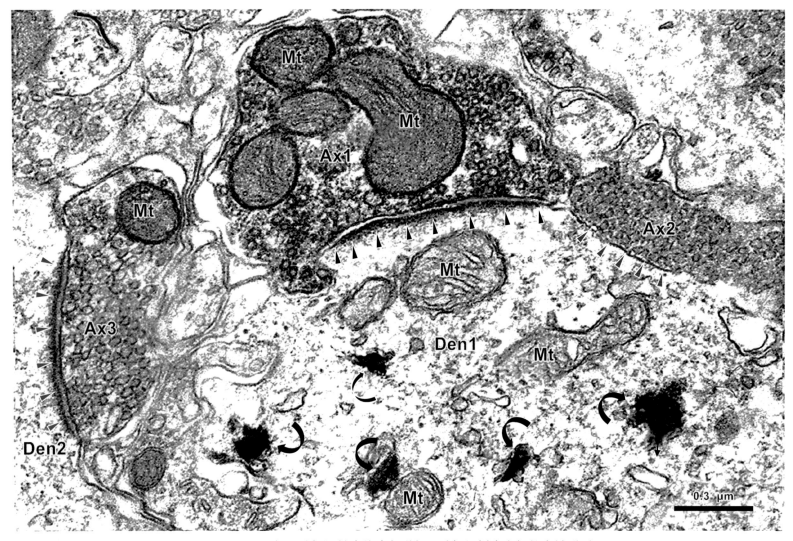

图 8-4-4　顺行示踪标记轴突终末与逆行示踪标记树突之间的突触联系

用二氨基联苯胺（DAB）反应产物显示的生物素化葡聚糖胺（BDA）顺行标记轴突终末（Ax1）和变性前期轴突终末（Ax2）与四甲基联苯胺（TMB）反应产物（黑弯箭头）显示的麦芽凝集素-辣根过氧化物酶（wheat germ agglutinin-horseradish peroxidase，WGA-HRP）逆行标记树突（Den1）形成非对称性轴-树突触（黑三角）或密切接触（蓝三角）。DAB 的反应产物呈不定形黑色，位于线粒体（Mt）和突触囊泡（vc）的外膜上；TMB 的黑色反应产物经过 DAB 和重金属钴［氯化钴（cobalt chloride）］增强（稳定）后即失去针状结晶的外观，产物的边缘境界变得不清晰。尚可见一个阴性轴突终末（Ax3）与未标记的树突（Den2）形成非对称性轴-树突触（红三角）。大鼠，脊髓，包埋前染色法，透射电镜法

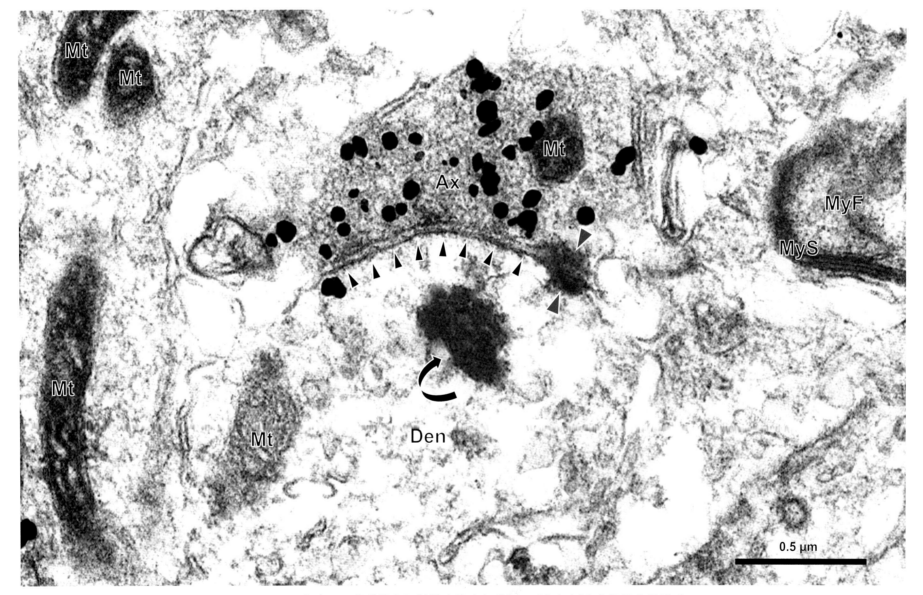

图 8-4-5 免疫组织化学染色阳性轴突终末与逆行示踪标记树突之间的突触联系

银增强纳米金颗粒标记的 5-HT 阳性轴突终末（Ax）与辣根过氧化物酶（HRP）标记（黑弯箭头）的树突（Den）形成对称性轴 - 树突触（黑三角），尚可见两者之间形成的桥粒（DMS；红三角）。Mt：线粒体；MyF：有髓神经纤维；Mys：髓鞘。大鼠，延髓，包埋前染色法，透射电镜法

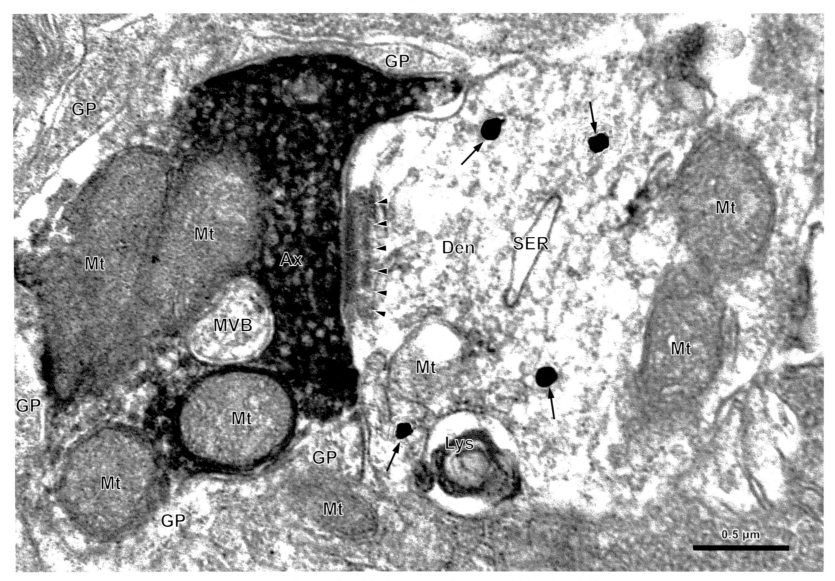

图 8-4-6 顺行示踪标记轴突终末与免疫组织化学染色阳性树突之间的突触联系（1）

生物素化葡聚糖胺（BDA）顺行标记轴突终末（Ax）与银增强纳米金颗粒标记（黑直箭头）的胆碱乙酰转移酶（choline acetyltransferase，ChAT）阳性树突（Den）形成非对称性轴 - 树突触联系（黑三角）。GP：胶质细胞突起；Lys：溶酶体；Mt：线粒体；MVB：多泡体（multivesicular body）；SER：滑面内质网。大鼠，延髓，包埋前染色法，透射电镜法

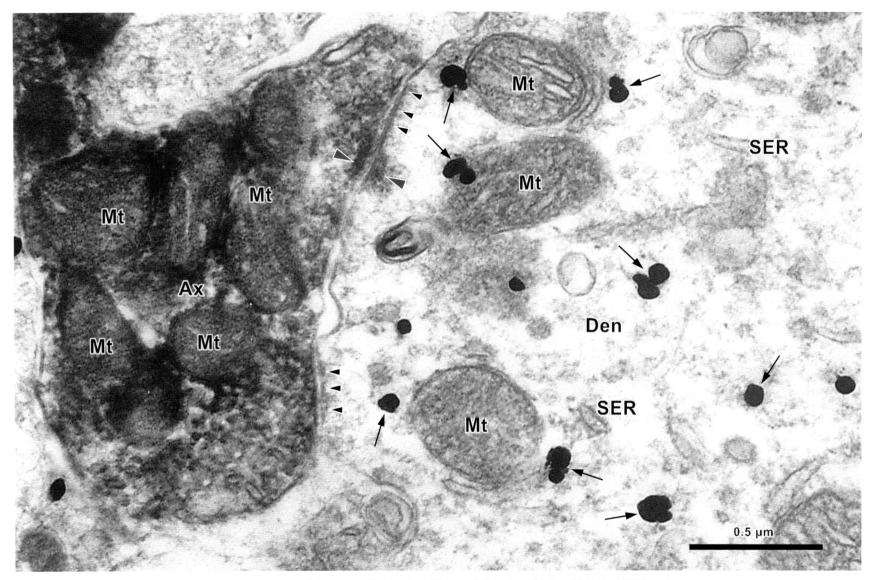

图 8-4-7 顺行示踪标记轴突终末与免疫组织化学染色阳性树突之间的突触联系（2）

菜豆凝集素 L 亚单位（PHA-L）顺行标记轴突终末（Ax）与银增强纳米金颗粒标记（黑直箭头）的 5-HT 阳性树突（Den）形成对称性轴 - 树突触（黑三角）。此外，尚可见该轴突终末与树突之间形成的桥粒（DMS；红三角）。Mt：线粒体；SER：滑面内质网。大鼠，延髓，包埋前染色法，透射电镜法

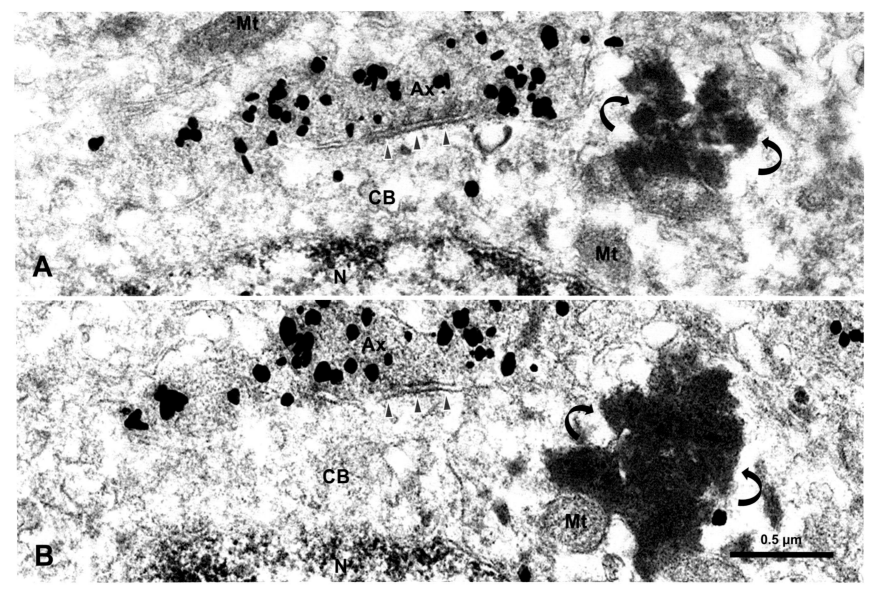

图 8-4-8　免疫组织化学染色阳性轴突终末与逆行示踪标记神经元细胞体之间的突触联系

两张连续相邻切片（A 和 B）上银增强纳米金颗粒标记的 5-HT 阳性轴突终末（Ax）与辣根过氧化物酶（HRP）反应产物（黑弯箭头）逆行标记的神经元细胞体（CB）形成对称性轴 - 体突触（红三角）。Mt：线粒体；N：细胞核。大鼠，脊髓，包埋前染色法，透射电镜法

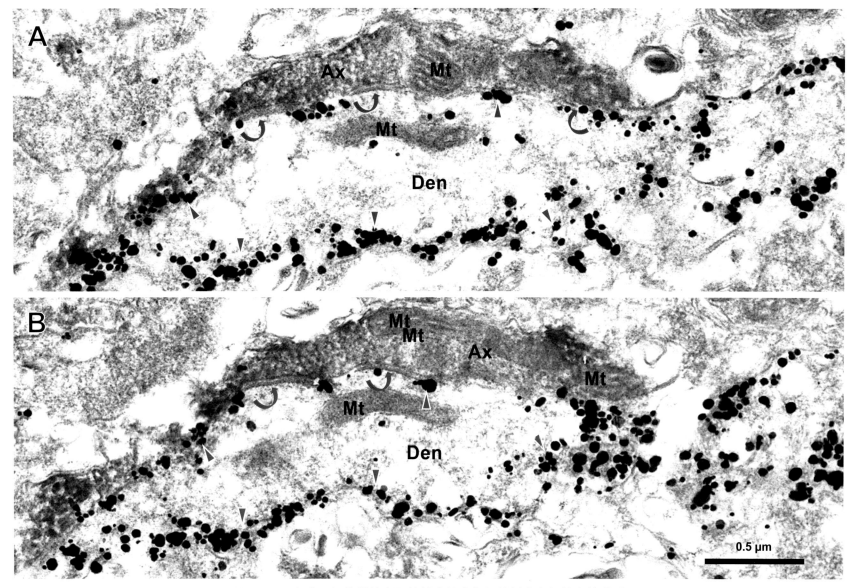

图 8-4-9　免疫组织化学染色阳性轴突终末与阳性树突之间的突触联系

两张连续相邻切片（A 和 B）上的 5-HT 阳性轴突终末（Ax）与银增强纳米金颗粒（红三角）标记的 P 物质受体［SPR；或称神经激肽 1 受体（neurokinin 1 receptor，NK1R）］阳性树突（Den）形成对称性轴 - 树突触（红弯箭头）。Mt：线粒体。大鼠，脊髓，包埋前染色法，透射电镜法

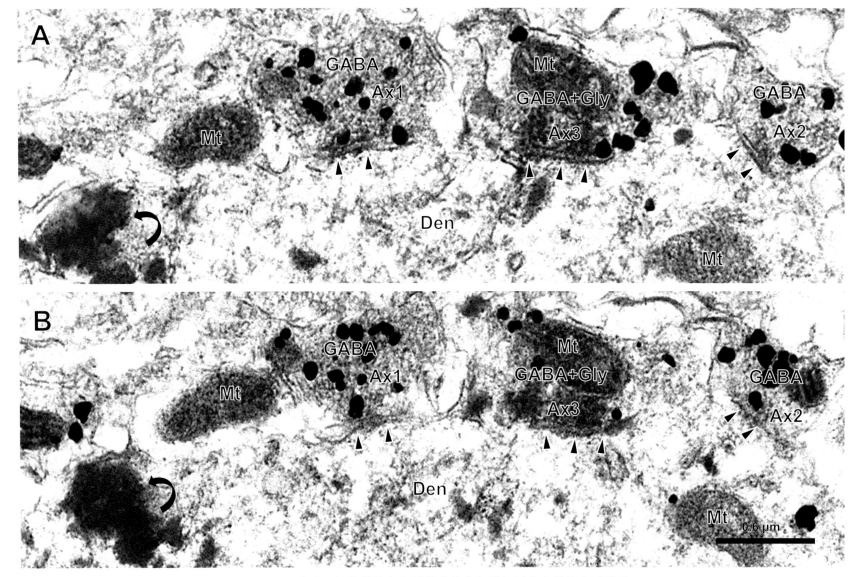

图 8-4-10　免疫组织化学染色阳性轴突终末与逆标树突之间的突触联系

两张相邻切片（A 和 B）上的银增强纳米金颗粒标记的 GABA 阳性轴突终末（Ax1 和 Ax2）和 GABA 与甘氨酸（glycine，Gly；DAB 反应呈色）共存阳性轴突终末（Ax3）分别与含辣根过氧化物酶（HRP）反应产物（黑弯箭头）逆行标记的树突（Den）形成对称性轴 - 树突触（黑三角）。Mt：线粒体。大鼠，脊髓，包埋前染色法，透射电镜法

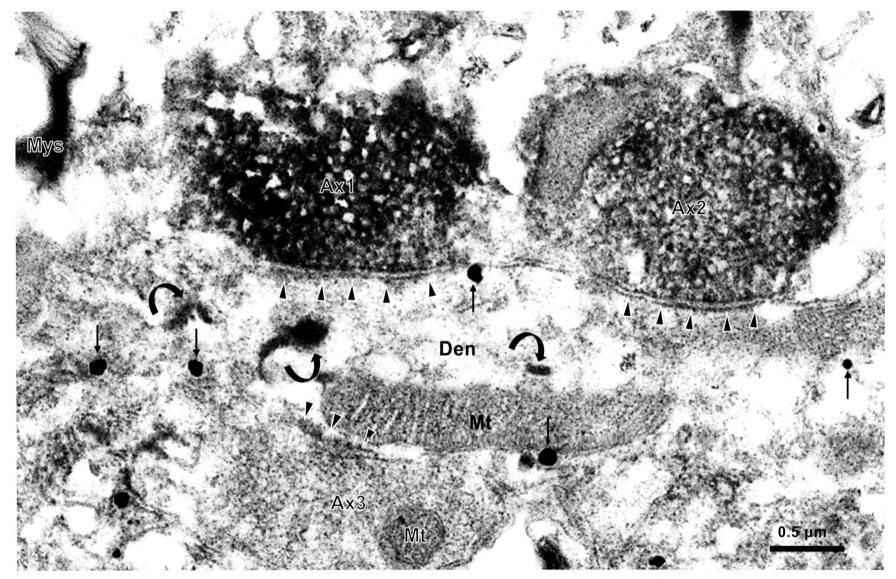

图 8-4-11 免疫组织化学染色阳性轴突终末与免疫组织化学染色和逆标阳性双标树突之间的突触联系

2 个甘氨酸阳性轴突终末（Ax1 和 Ax2）和 1 个阴性轴突终末（Ax3）分别与含辣根过氧化物酶（HRP）反应产物（黑弯箭头）逆行标记并呈银增强纳米金颗粒标记的 P 物质受体（SPR，或称 NK1 受体）阳性（黑直箭头）双重标记树突（Den）形成对称性轴 - 树突触（黑三角）。Mt：线粒体；MyS：髓鞘。大鼠，脊髓，包埋前染色法，透射电镜法

第五节 其他电镜观察技术显示的神经组织超微结构

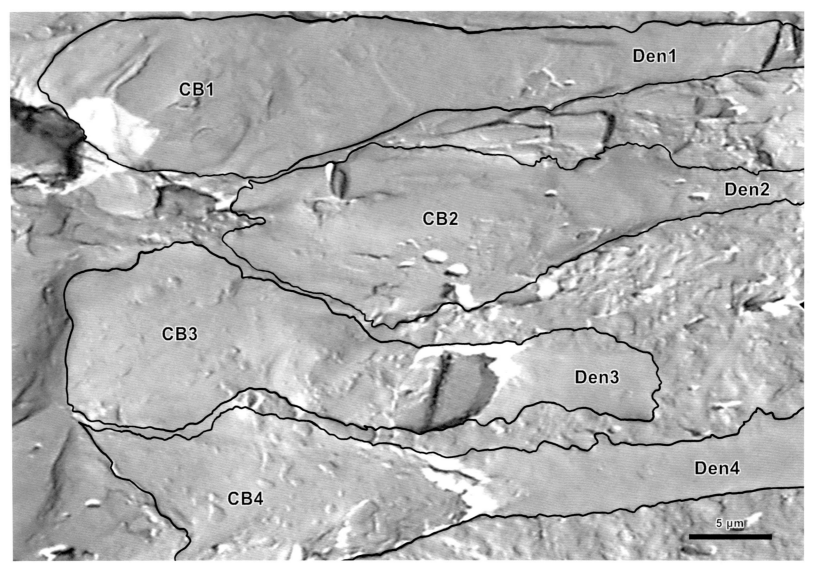

图 8-5-1 冰冻蚀刻法（1）

神经元细胞体（CB1～CB4）及其树突（Den1～Den4）轮廓（黑实线）的染色结果。大鼠，杏仁中央核，包埋后染色法，透射电镜法

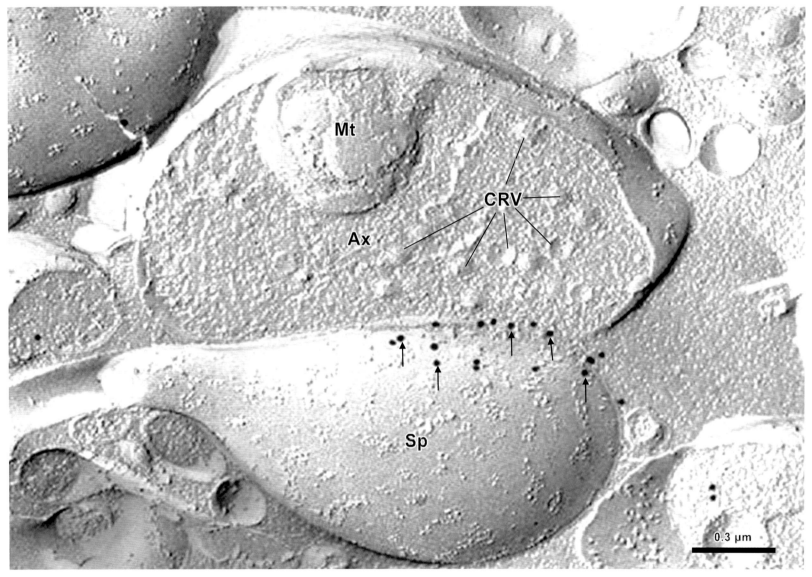

图 8-5-2　冰冻蚀刻法（2）

含透明圆形囊泡（CRV）的轴突终末（Ax）与突触后膜（postsynaptic membrane，PoSyM）（树突棘膜）上有纳米金颗粒（黑直箭头）标记的 AMPA 受体阳性的树突棘（Sp）形成轴 - 棘突触。Mt：线粒体。大鼠，杏仁中央核，包埋后染色法，透射电镜法

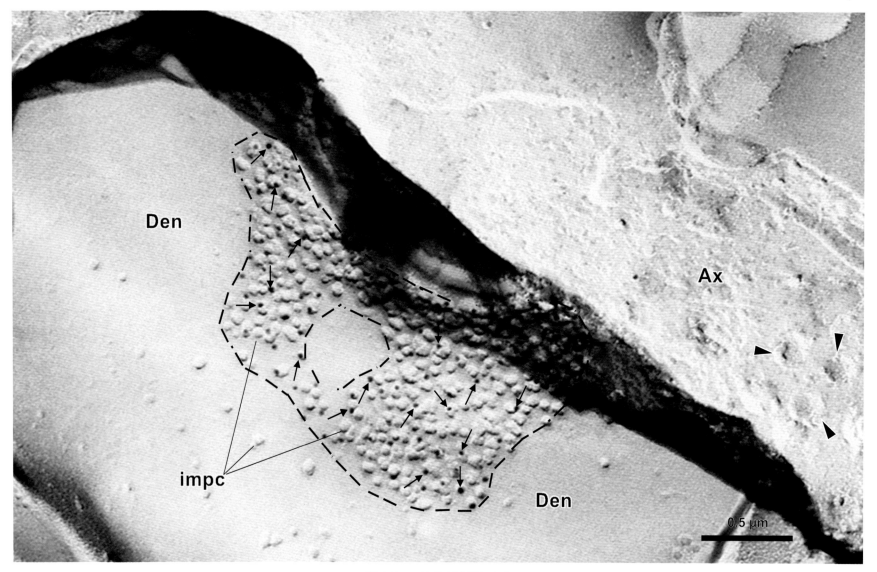

图 8-5-3 冰冻蚀刻法（3）

含透明圆形囊泡（CRV；黑三角）的轴突终末（Ax）与树突（Den）形成轴 - 树突触。黑色虚线所围的区域是膜内蛋白颗粒簇（intramemberane protein particle cluster，impc）密集分布的突触活性区（active zone of synapse, AZ），其中的部分膜内蛋白颗粒被谷氨酸受体（glutamate receptor, GluR）抗体连接的纳米金颗粒标记（黑直箭头）。

大鼠，脊髓，包埋后染色法，透射电镜法

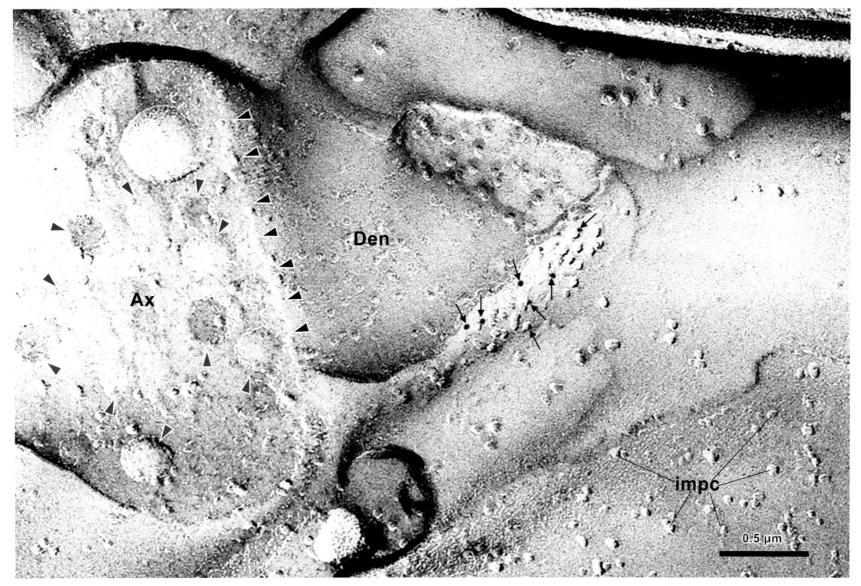

图 8-5-4　冰冻蚀刻法（4）

含多形性突触囊泡（PSV；红三角）的轴突终末（Ax）与树突（Den）形成轴 - 树突触（黑三角），树突膜上残存的突触活性区内可见纳米金颗粒标记的 AMPA 受体（黑直箭头）。impc：膜内蛋白颗粒簇。大鼠，脊髓，包埋后染色法，透射电镜法

361

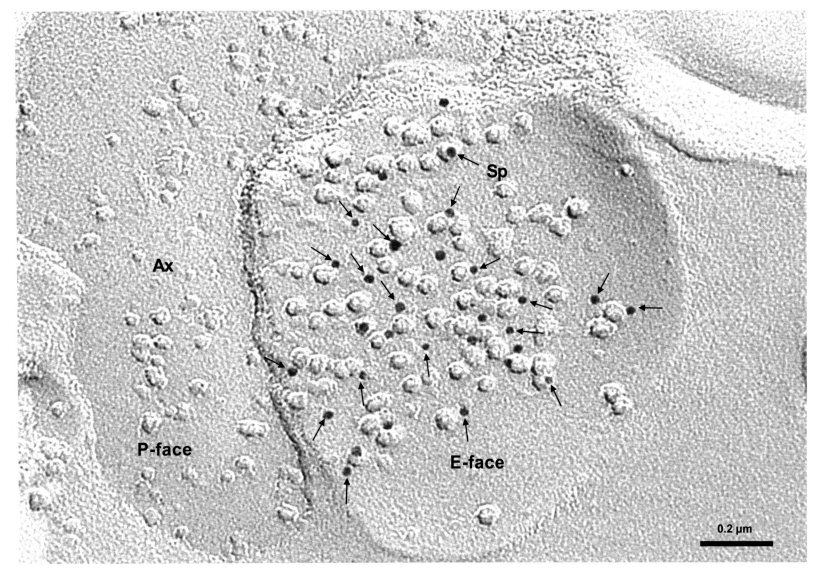

图 8-5-5 冰冻蚀刻法（5）

细胞质膜外面（external-face of the plasma membrane，E-face）的树突棘（Sp）膜（突触后膜）上可见纳米金颗粒（黑直箭头）标记的 AMPA 受体，而细胞质膜内面（plasmatic-face of the plasma membrane，P-face）上的轴突终末（Ax）膜上未见纳米金颗粒的标记。该轴突终末与 AMPA 受体阳性树突棘形成轴 - 棘突触。大鼠，杏仁中央核，包埋后染色法，透射电镜法

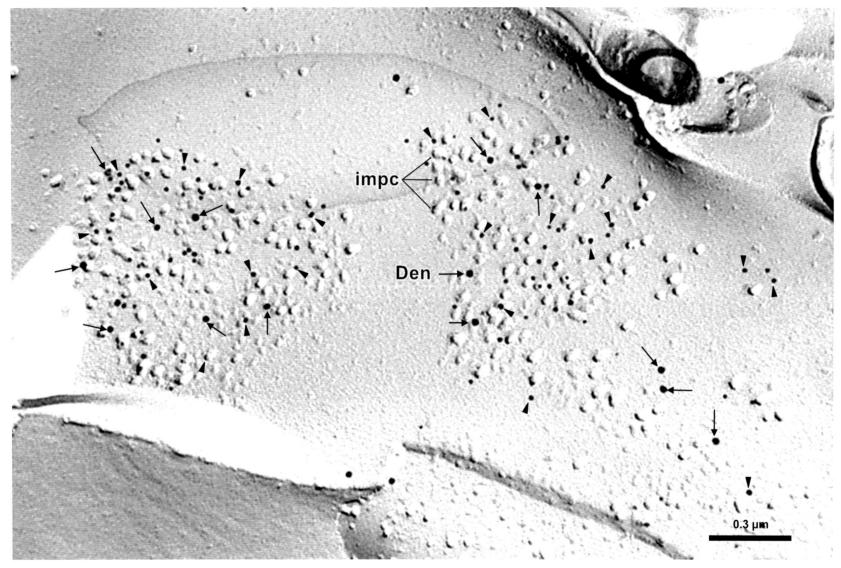

图 8-5-6 冰冻蚀刻法（6）

树突（Den）膜上有 2 个膜内蛋白颗粒簇（impc）聚集的突触活性区（AZ），两个膜内蛋白颗粒簇还表达不同直径纳米金颗粒标记的 α- 氨基 -3- 羟基 -5- 甲基 -4- 异噁唑丙酸受体（AMPAR；黑直箭头）和 N- 甲基 -D- 天冬氨酸受体（N-methyl-D-aspartate receptor，NMDAR；黑三角）。大鼠，杏仁中央核，包埋后染色法，透射电镜法

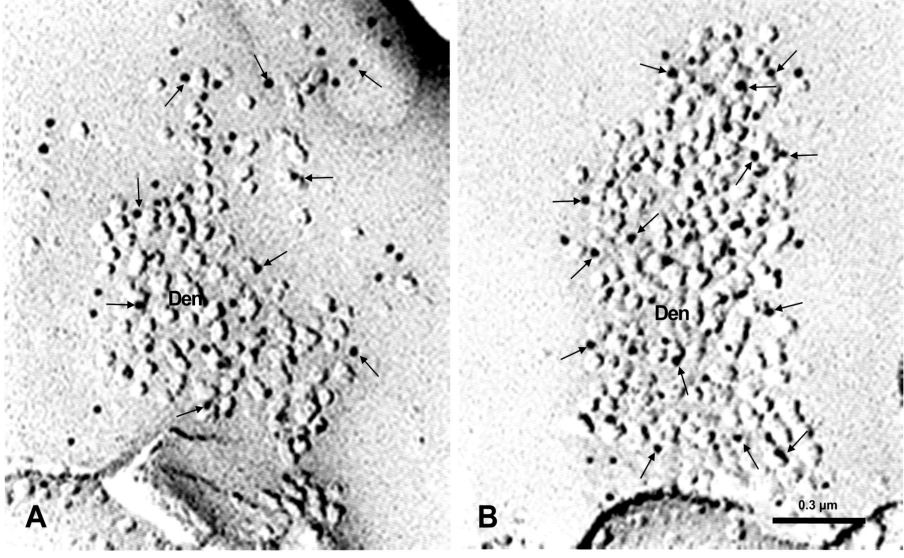

图 8-5-7　冰冻蚀刻法（7）

在正常大鼠（A）和左侧腰髓（lumbar cord）第 5 节段脊神经结扎（spinal nerve ligation，SNL）大鼠（B）的左侧脊髓后角 I 层内神经元的树突（Den）膜上可见 2 个突触活性区的膜内蛋白颗粒簇（impc）同时表达 NMDA 受体 1 亚型（黑直箭头）；与正常状况（A）相比，脊神经结扎损伤引起的神经病理性痛刺激引起突触活性区的面积，以及活性区内 NMDA1R 的表达数量和密度均明显增加（B）。大鼠，脊髓，包埋后染色法，透射电镜法

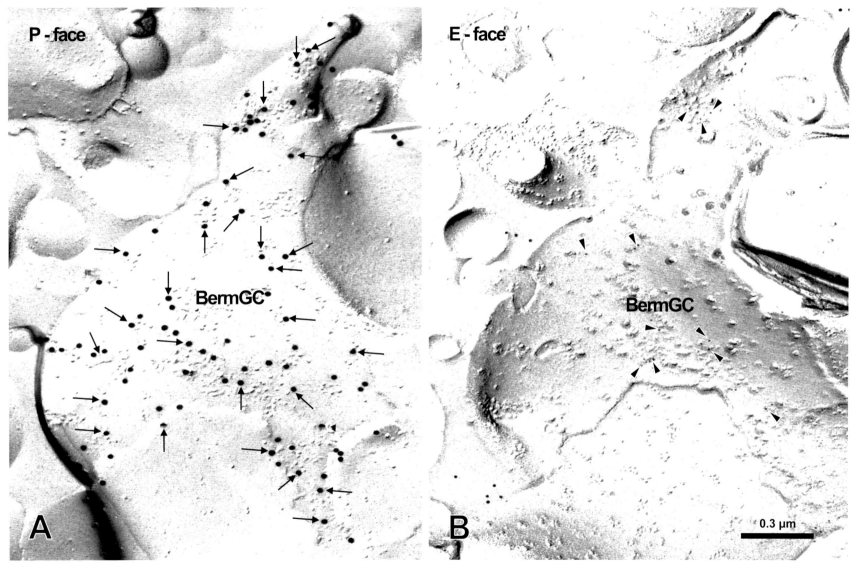

图 8-5-8　冰冻蚀刻法（8）

谷氨酸 - 天冬氨酸转运体（glutamate-aspartate transporter，GLAST）和 AMPA 受体阳性的贝格曼胶质细胞（BermGC）。细胞质膜内面（P-face）上用 10 nm 纳米金颗粒（黑直箭头）标记的 GLAST（A），细胞质膜外面（E-face）上用 5 nm 纳米金颗粒（黑三角）标记的 AMPA 受体（B）。小鼠，小脑，包埋后染色法，透射电镜法

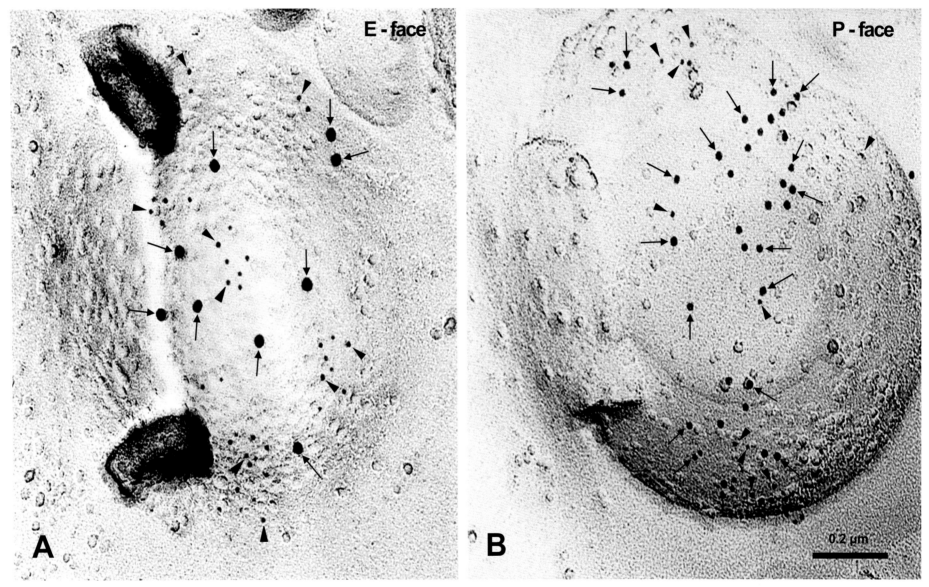

图 8-5-9　冰冻蚀刻法（9）

小脑皮质（cerebellar cortex，CereC）的平行纤维（parallel fiber，plf）膜上（A）与浦肯野细胞（Purkinje cell，PkC）的树突膜上（B）的突触活性区内表达不同直径纳米金颗粒标记的 AMPA 受体（黑直箭头）和 NMDA 受体（黑三角）。E-face：细胞质膜外面；P-face：细胞质膜内面。小鼠，小脑，包埋后染色法，透射电镜法

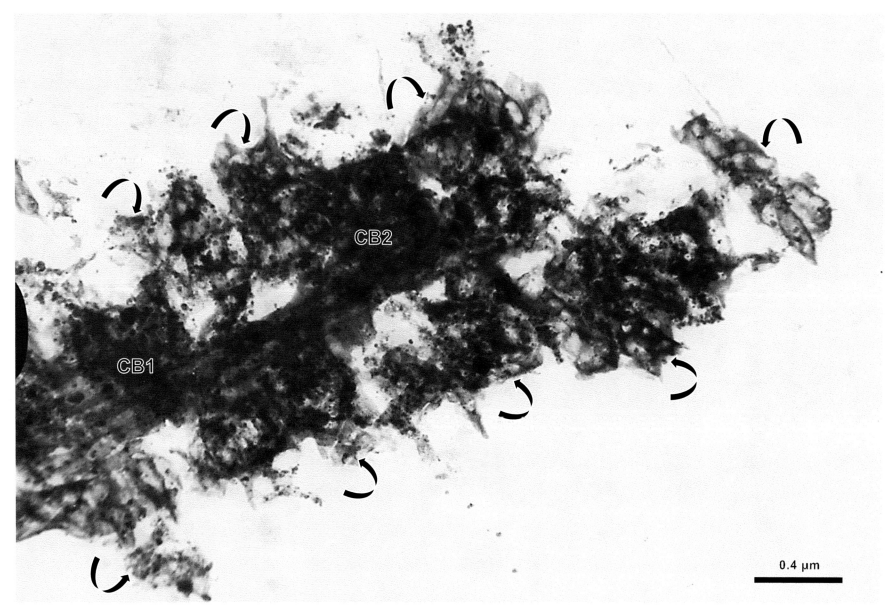

图 8-5-10　高压超分辨电镜法

小脑的贝格曼胶质细胞（BermGC）的细胞体（CB1 和 CB2）及其突起（黑弯箭头）。小鼠，小脑，高尔基染色法，高压超分辨电镜法

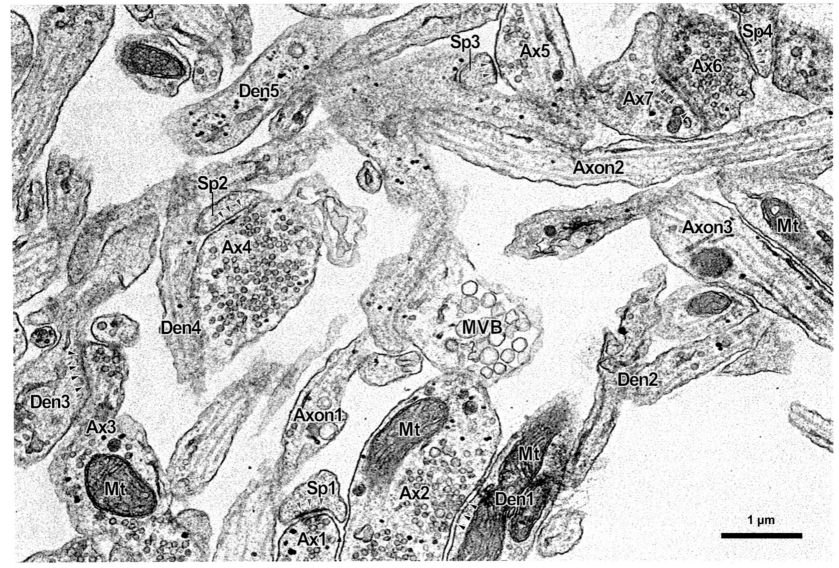

图 8-5-11　化学固定原位包埋法

原代培养小鼠海马神经元的超微结构，可见轴突（Axon1 ～ Axon3）、轴突终末（Ax1 ～ Ax7）、树突（Den1 ～ Den5）、树突棘（Sp1 ～ Sp4）等结构，以及轴突终末与树突或树突棘分别形成轴 - 树突触（黑三角）和轴 - 棘突触（红三角）。此外，尚可见轴 - 轴突触（蓝三角）。Mt：线粒体；MVB：多泡体。小鼠，海马，化学固定原位包埋后染色法，透射电镜法

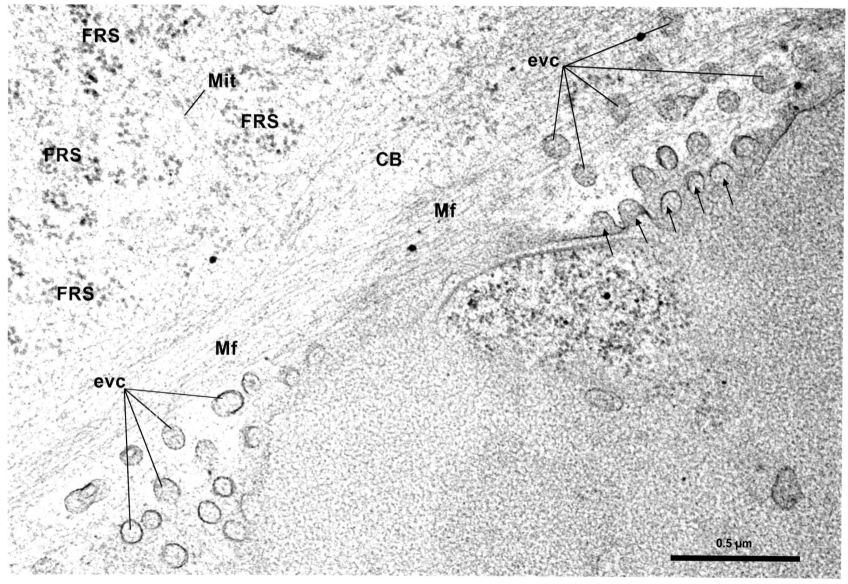

图 8-5-12 高压冷冻制样电镜法（1）

贴壁培养的 L929 细胞（小鼠成纤维细胞），在细胞体（CB）右上方的边缘处可见正在内吞和已经进入细胞体的胞吞泡（endocytic vesicle，evc；黑直箭头）。Mf：微丝；
Mit：微管；FRS：游离核糖体。小鼠，成纤维细胞，包埋后染色法，高压冷冻制样电镜法

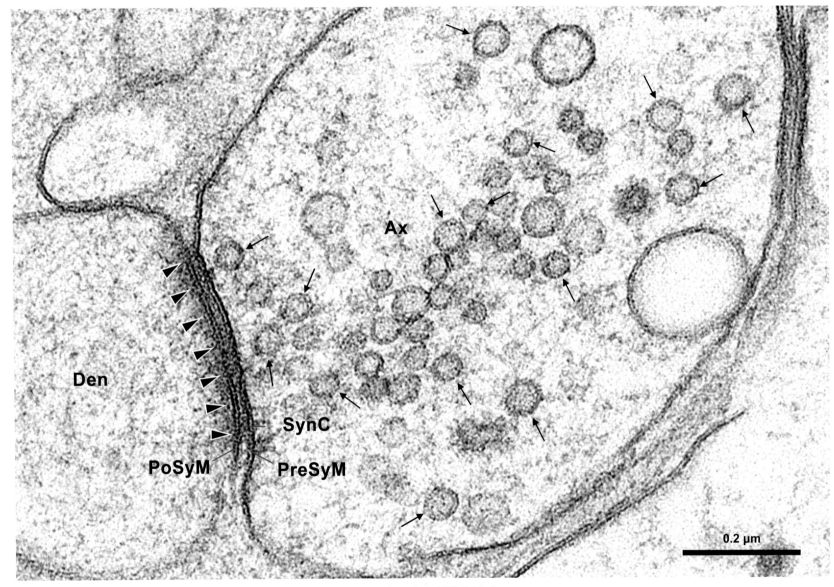

图 8-5-13　高压冷冻制样电镜法（2）

海马（hippocampus，Hip）内含圆形双层膜的突触囊泡（vc；黑直箭头）的轴突终末（Ax）与树突（Den）形成非对称性轴 - 树突触（黑三角）。PoSyM：突触后膜；
PreSyM：突触前膜；SynC：突触间隙。小鼠，海马，包埋后染色法，高压冷冻制样电镜法

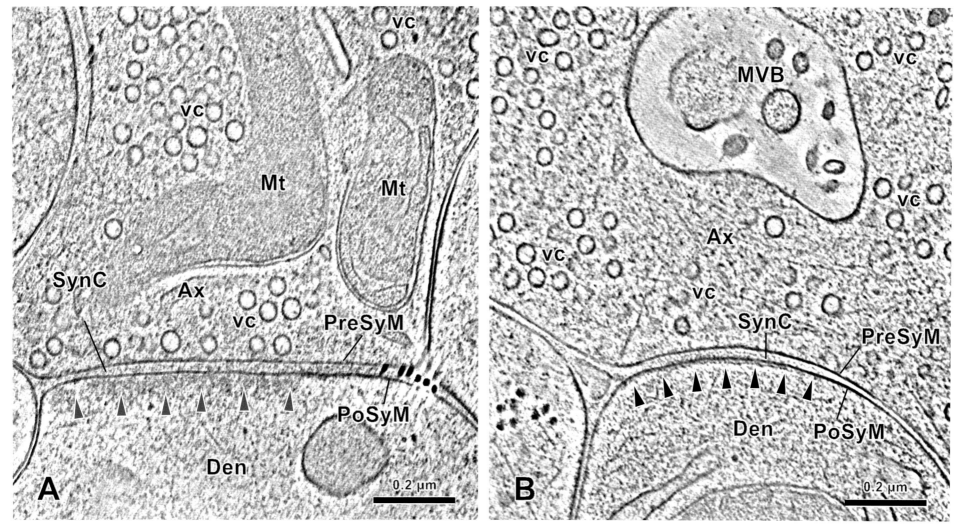

图 8-5-14　冷冻电子断层重构显微法

利用冷冻电子断层重构技术（cryo-electron tomography，CryoET）获取的由轴突终末（Ax）与树突（Den）分别构成的兴奋性轴-树突触（A）和抑制性轴-树突触（B）的三维超微结构的二维虚拟截面。兴奋性突触（A）有明显增厚的突触后致密带（PSD；红三角），抑制性突触（B）的突触后致密带则呈薄片状（黑三角）。两类突触的突触前成分（presynaptic element）中的绝大部分突触囊泡（vc）均为直径 40 nm 左右、规则的透明圆形囊泡。Mt：线粒体；MVB：多泡体；PoSyM：突触后膜；PreSyM：突触前膜；SynC：突触间隙。大鼠，海马，培养神经元，投入式快速冷冻法固定，透射电镜法

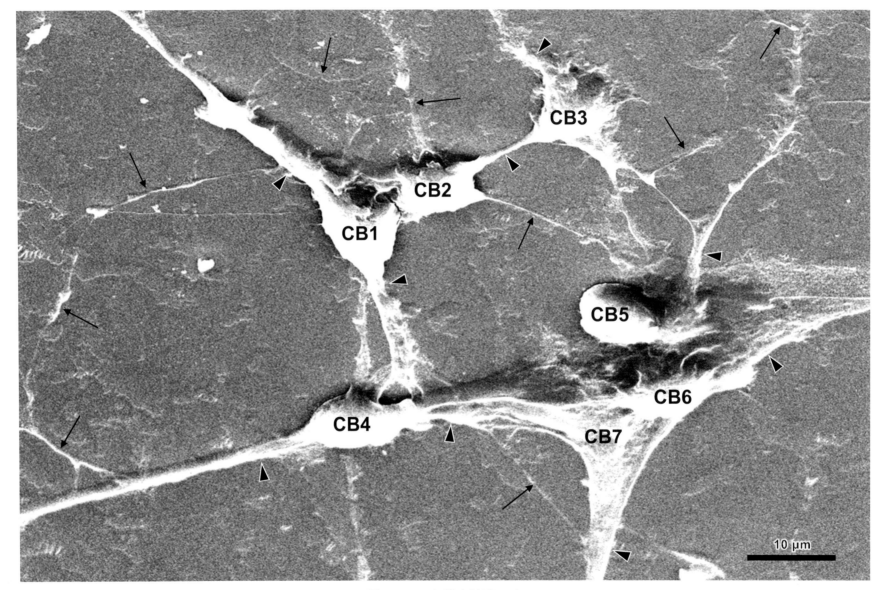

图 8-5-15　扫描电镜法（1）

原代培养神经元的细胞体（CB1~CB7）及与其细胞体相连的粗大神经突起（neurite process，proc；黑三角）和远离细胞体分布的细小神经突起（黑直箭头）。大鼠，海马，扫描电镜法

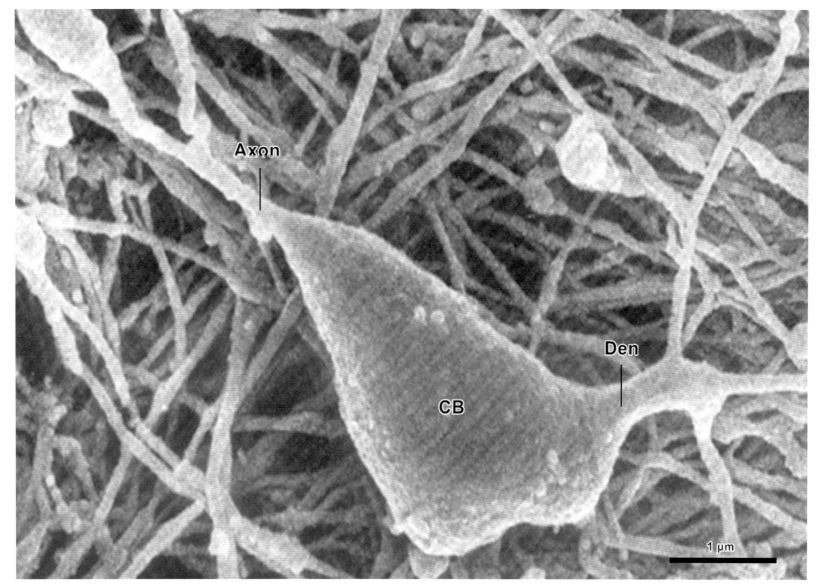

图 8-5-16　扫描电镜法（2）

新鲜标本分离得到的肌间神经丛（MP），亦称奥尔巴赫神经丛神经元。Axon：轴突；CB：细胞体；Den：树突。豚鼠，小肠，扫描电镜法

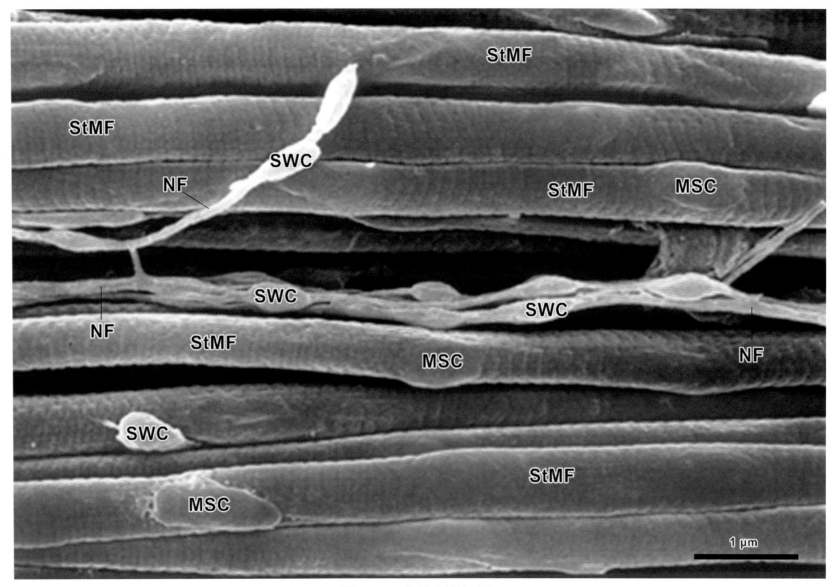

图 8-5-17　扫描电镜法（3）

豚鼠食管壁内的横纹肌纤维（striated muscle fiber，StMF）、施万细胞（SWC）、神经纤维（nerve fiber，NF）和肌卫星细胞（muscle satellite cell，MSC）。豚鼠，食管横纹肌，扫描电镜法

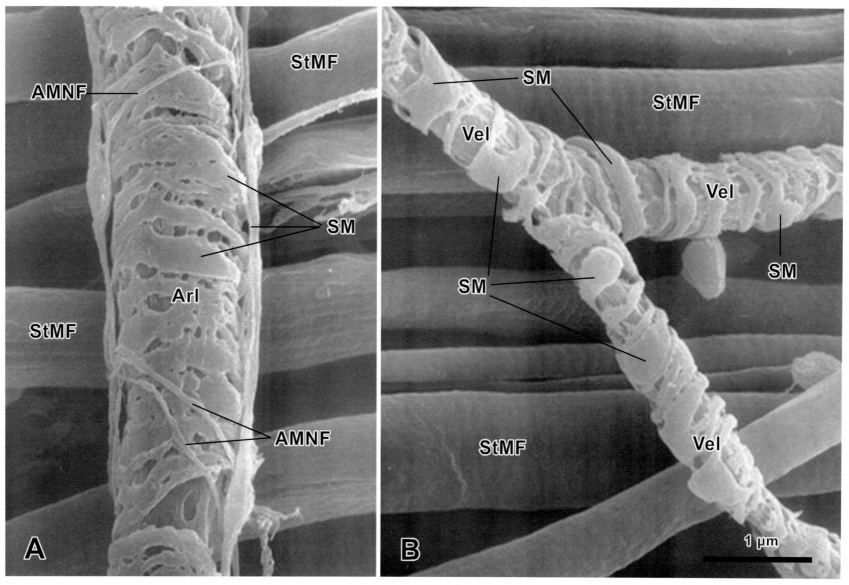

图 8-5-18 扫描电镜法（4）

食管横纹肌内的小动脉（arteriole，ArI）（A）和小静脉（venula，Vel）（B）管壁上环形缠绕的平滑肌（smooth muscle，SM）（A，B）与自主神经纤维（autonomic nerve fiber，AMNF）（A）形成的丛状结构。两图背景上横行排列的长柱状结构均为食管横纹肌纤维（StMF）。豚鼠，食管壁，扫描电镜法

主要参考文献

阿兰·R. 克罗斯曼, 大卫·尼瑞. 2018. 神经解剖学彩色图解教程. 第5版. 李云庆, 王亚云主译. 天津: 天津科技翻译出版有限公司.

蔡文琴, 王泊云. 1994. 实用免疫细胞化学与核酸分子杂交技术. 成都: 四川科学技术出版社.

哈尔·布鲁门菲尔德. 2021. 临床神经解剖学. 病例解析. 第2版. 李云庆, 赵钢, 汪昕, 隋鸿锦主译. 2020. 天津: 天津科技翻译出版有限公司.

鞠躬, 万选才, 董新文. 1985. 神经解剖学方法. 北京: 人民卫生出版社.

李云庆. 2002. GFP基因重组病毒在神经解剖研究中的应用. 解剖学报, 33: 307-311.

李云庆. 2012. 神经科学基础实验指南. 西安: 第四军医大学出版社.

李云庆, 吕国蔚. 2017. 简明神经生物学实验技术手册. 北京: 人民卫生出版社.

李云庆, 徐富强. 2022. 形态学方法//韩济生. 神经科学 第四版. 北京: 北京大学医学出版社: 3-23.

吕国蔚, 李云庆. 2011. 神经生物学实验原理与技术. 北京: 科学出版社.

乔根·K. 麦, 米兰·马塔尼克, 乔治·派克西诺思. 2020. 人脑立体定位图谱. 第4版. 李云庆主译. 郑州: 河南科学技术出版社.

滕孝宇, 李云庆. 2017. 光遗传学技术——控制神经元活动的"开关". 医学争鸣, 8(5): 48-51.

Bjorklund A, Hokfelt T. 1983. Handbook of chemical neuroanatomy. I. Methods in Chemical Neuroanatomy. Amsterdam: Elsevier.

Boyden ES, Zhang F, Bamberg E, et al. 2005. Millisecond-timescale, genetically targeted optical control of neural activity. Nat Neurosci, 8(9): 1263-1268.

Coons AH, Kaplan MH. 1950. Localization of antigen in tissue cell. II. Improvements in a method for the detection of antigen by means of fluorescent antibody. J Exp Med, 91(1): 1-13.

Deisseroth K. 2011. Optogenetics. Nat Methods, 8(1): 26-29.

Deisseroth K. 2015. Optogenetics: 10 years of microbial opsins in neuroscience. Nat Neurosci, 18(9): 1213-1225.

Ericson H, Blomqvist A. 1988. Tracing of neuronal connections with cholera toxin subunit B: light and electron microscopic immunohistochemistry using monoclonal antibodies. J Neurosci Methods, 24(3): 225-235.

Fay RA, Norgren R. 1997. Identification of rat brainstem multisynaptic connections to the oral motor nuclei using pseudorabies virus. I. Masticatory muscle motor systems. Brain Res Rev, 25(3): 255-275.

Gerfen CR, Sawchenko PE. 1984. An anterograde neuroanatomical tracing method that shows the detailed morphology of neurons, their axons and terminals: Immunohistochemical localization of an axonally transported plant lectin, *Phaseolus vulgaris*-leucoagglutinin (PHA-L). Brain Res, 290: 219-238.

Heimer L, Robards MJ. 1990. Neuroanatomical Tract-Tracing Methods. 2nd ed. New York: Plenum Press.

Hsu SM, Raine L, Fanger H. 1981. Use of avidin-biotin-peroxidase complex (ABC) in immunoperoxidase techniques: a comparison between ABC and unlabeled antibody (PAP) procedures. J Histochem Cytochem, 29(4): 577-580.

Kaneko T, Saeki K, Lee T, et al. 1996. Improved retrograde axonal transport and subsequent visualization of tetramethylrhodamine (TMR)-dextran amine by means of an acidic injection vehicle and antibodies against TMR. J Neurosci Methods, 65(2): 157-165.

Katz LC, Iarovici DM. 1990. Green fluorescent latex microspheres: a new retrograde tracer. Neuroscience, 34(2): 511-520.

La Vail JH, La Vail MM. 1972. Retrograde axonal transport in the central nervous system. Science, 176(4042): 1416-1417.

Mesulam MM. 1978. Tetramethyl benzidine for horseradish peroxidase neurohistochemistry: a non-carcinogenic blue reaction product with superior sensitivity for visualizing neural afferents and efferents. J Histochem Cytochem, 26(2): 106-117.

Mesulam MM. 1982. Tracing Neural Connections with Horseradish Peroxidase. New York:

John Wiley and Sons.

Nance DM, Burns J. 1990. Fluorescent dextrans as sensitive anterograde neuroanatomical tracer: applications and pitfalls. Brain Res Bull, 25(1): 139-145.

Paxinos G, Franklin KBJ. 2001. The Mouse Brain in Stereotaxic Coordinates. 5th ed. New York: Elsevier Academic Press.

Paxinos G, Watson C. 2007. The Rat Brain in Stereotaxic Coordinates. 6th ed. San Diego: Elsevier Academic Press.

Peters A, Palay SL, Webster HF. 1991. The Fine Structure of the Nervous System: Neurons and Their Supporting Cells. 3rd ed. New York: Oxford University Press.

Polak JM, Van Noorden S. 1986. Immunocytochemistry: Modern Methods and Applications. Bristol: John Wright.

SchmuedLC, Fallon JH. 1986. Fluoro-Gold: a new fluorescent retrograde axonal tracer with numerous unique properties. Brain Res, 377(1): 147-154.

Su P, Wang H, Xia J, et al. 2019. Evaluation of retrograde labeling profiles of HSV1 H129 anterograde tracer. J Chem Neuroanat, 100: 101662.

Su P, Ying M, Han Z, et al. 2020. High-brightness anterograde transneuronal HSV1 H129 tracer modified using a Trojan horse-like strategy. Mol Brain, 13(1): 5.

Zeng W, Jiang H, Gang Y, et al. 2017. Anterograde monosynaptic transneuronal tracers derived from herpes simplex virus 1 strain H129. Mol Neurodegener, 12(1): 38.

Zingg B, Chou X, Zhang Z, et al. 2017. AAV-mediated anterograde transsynaptic tagging: mapping corticocollicular input-defined neural pathways for defense behaviors. Neuron, 93(1): 33-47.

缩写词及中英文对照表

1Cx	发育期大脑皮质第 1 层	layer 1 of cerebral cortex during developmental period
3v	第三脑室	the third ventricle
4v	第四脑室	the fourth ventricle
5-HT	5- 羟色胺，亦称血清素	5-hydroxytryptamine, serotonin
8n	前庭蜗神经根	vestibulocochlear nerve root
10n	迷走神经根	vagus nerve root
12n	舌下神经根	hypoglossal nerve root
17	布罗德曼大脑皮质 17 区	area 17 of Brodmann's cerebral cortex
18	布罗德曼大脑皮质 18 区	area 18 of Brodmann's cerebral cortex
I	I 层	lamina I
II	II 层	lamina II
IIi	II 层内侧部	inner part of lamina II
IIo	II 层外侧部	outer part of lamina II
III	III 层	lamina III
IV	IV 层	lamina IV
V	V 层	lamina V
Vme	三叉神经中脑核	trigeminal mesencephalic nucleus
Vmo	三叉神经运动核	trigeminal motor nucleus
Vps	三叉神经感觉主核	trigeminal principal sensory nucleus
VI	VI 层	lamina VI
VII	VII 层	lamina VII
VIIN	面神经核	facial nucleus
VIII	VIII 层	lamina VIII
IX	IX 层	lamina IX

X	X 层	lamina X
XN	迷走神经背侧运动核	dorsal motor nucleus of vagus nerve
XII	舌下神经核	hypoglossal nucleus
AC	无长突细胞	amacrine cell
aca	前连合前肢	anterior part of anterior commissure
ACB	轴突侧枝	axonal collateral branch
ACC	前扣带回皮质	anterior cingulate cortex
ACC1	前扣带回皮质 1 亚区	anterior cingulate cortex subregion 1
ACC2	前扣带回皮质 2 亚区	anterior cingulate cortex subregion 2
AD	前背侧丘脑核	anterodorsal thalamic nucleus
A-D	轴 - 树突触	axo-dendritic synapse
AH	轴丘	axon hillock
AID	岛叶皮质背侧无颗粒区	agranular insular cortex, dorsal part
AIV	岛叶皮质腹侧无颗粒区	agranular insular cortex, ventral part
alv	海马槽	alveus of hippocampus
Amb	疑核	ambiguous nucleus
AMNF	自主神经纤维	autonomic nerve fiber
AMPAR	α- 氨基 -3- 羟基 -5- 甲基 -4- 异恶唑丙酸受体	α-amino-3-hydroxy-5-methyl-4-isoxazole propionic acid receptor
AmyN	杏仁核	amygdaloid nucleus
anb	前纤维束	anterior bundle
ANS	硫酸镍铵	ammonium nickel sulfate
antc	前连合	anterior commissure
antf	前索	anterior funiculus
AntH	前角	anterior horn

antmf	前正中裂	anterior median fissure
antr	前根	anterior root
AOP	前嗅核后部	posterior part of anterior olfactory nucleus
AP	最后区	area postrema
aq	导水管	aqueduct
Arl	小动脉	arteriole
A-S	轴 - 体突触	axo-somatic synapse
ASC	星形胶质细胞	astrocyte
ASCP	星形胶质细胞突起	astrocyte process
A-Sp	轴 - 棘突触	axo-spinous synapse
Ax	轴突终末	axonal terminal
Axon	轴突	axon
AZ	突触活性区	active zone of synapse
BBB	血脑屏障	blood brain barrier
BDA	生物素化葡聚糖胺	biotinylated dextran amine
BermGC	贝格曼胶质细胞	Bergmann glial cell
Betz cell	Betz 细胞，亦称巨型锥体神经元	Betz cell, giant pyramidal neuron
BGMCP	贝格曼胶质细胞突起	Bergmann glial cell process
BkC	篮状细胞	basket cell
BLA	杏仁基底外侧核	basolateral amygdaloid nucleus
BLS	篮状结构	basket-like structure
BrdU	5- 溴脱氧尿嘧啶核苷	5-bromodeoxyuridine
BV	血管	blood vessel
c I	大脑皮质分子层	molecular layer of cerebral cortex

c II	外颗粒层	external granular layer
c III	外锥体细胞层	external pyramidal cell layer
c IV	内颗粒层	inner granular layer
c IVa	内颗粒层 a 亚区	inner granular layer a sublayer
c IVb	内颗粒层 b 亚区	inner granular layer b sublayer
c IVc	内颗粒层 c 亚区	inner granular layer c sublayer
c V	内锥体细胞层	internal pyramidal cell layer
c VI	大脑皮质多形层	pleomorphic layer of cerebral cortex
CA1	CA1 区	CA1 region of hippocampus
CA2	CA2 区	CA2 region of hippocampus
CA3	CA3 区	CA3 region of hippocampus
CA4	CA4 区	CA4 region of hippocampus
CalBd	钙结合蛋白	calbindin
cals	距状沟	calcarine sulcus
cap	毛细血管	capillary
CapC	被囊细胞	capsule cell
CarG	心神经节	cardiac ganglion
Cav1.3	L- 型钙通道蛋白 Cav1.3	L-type calcium channel protein Cav1.3
CB	细胞体	cell body
cc	中央管	central canal
CC	大脑皮质	cerebral cortex
CeA	杏仁中央核	central amygdaloid nucleus
CeG	腹腔神经节	celiac ganglion
cents	中央沟	central sulcus

Cerebellum	小脑	cerebellum
Cerebrum	大脑	cerebrum
CereC	小脑皮质	cerebellar cortex
ceres	小脑沟	cerebellar sulcus
CFV	透明扁平囊泡	clear flat vesicle
CGRP	降钙素基因相关肽	calcitonin gene-related peptide
ChAT	胆碱乙酰转移酶	choline acetyltransferase
ChR2	通道视紫红质 -2	channelrhodopsin-2
CL	角质层	cuticle layer
CLA	屏状核	claustrum
CM	中央内侧核	central medial nucleus
CN	蜗神经核	cochlear nucleus
CO	细胞器	cellular organelle
corpc	胼胝体	corpus callosum
cp	大脑脚	cerebral peduncle
CP	细胞质	cytoplasm
CPu	尾壳核	caudate putamen
CRV	透明圆形囊泡	clear round vesicle
CryoET	冷冻电子断层重构技术	cryo-electron tomography
CSMF	环形平滑肌纤维	circular smooth muscle fiber
cst	皮质脊髓束	corticospinal tract
CTB	霍乱毒素 B 亚单位	cholera toxin B subunit
CtC	结缔组织被膜	connective tissue capsule
CudN	尾状核	caudate nucleus

cuf	楔束	fasciculus cuneatus
CuN	楔束核	cuneate nucleus
Cxea	发育期大脑皮质室管膜区	cortex ependymal area during developmental period
CxP	皮质板	cortex plate
d3v	第三脑室背侧部	dorsal part of the third ventricle
DAB	二氨基联苯胺	diaminobenzidine
DAPI	4′,6- 二脒基 -2- 苯基吲哚	4′,6-diamidino-2-phenylindole
DBH	多巴胺 -β- 羟化酶	dopamine-β-hydroxylase
dch	海马背侧连合	dorsal commissure of hippocapmus
DCN	蜗背侧核	dorsal cochlear nucleus
Den	树突	dendrite
DEn	背侧内梨状核	dorsal entopiriform nucleus
DG	齿状回	dentate gyrus
DGX	地高辛	digoxin
DHS	背侧海马下托	dorsal hippocampal subiculum
DI	岛叶皮质无颗粒区	dysgranular insular cortex
DM	真皮	dermis
DMP	真皮乳头	dermal papilla
DMS	桥粒	desmosome
DMTg	背内侧被盖区	dorsomedial tegmentum
DN	溃变神经元	degenerated neuron
dnf	溃变神经纤维	degenerated nerve fiber
DNFB	2,4- 二硝基氟苯	2,4-dinitrofluorobenzene
DRG	背根节	dorsal root ganglion

DRN	中缝背核	dorsal raphe nucleus
drt	后根	dorsal root
E16	胚胎 16 天	embryonic 16th day
ec	外囊	external capsule
Ecmt	常染色质	euchromatin
E-face	细胞质膜外面	external-face of the plasma membrane
EFMF	梭外肌纤维	extrafusal muscle fiber
EGC	肠神经胶质细胞	enteric glial cell
EGCP	肠神经胶质细胞突起	enteric glial cell process
eGFP	增强型绿色荧光蛋白	enhanced green fluorescence protein
EM2	内吗啡肽 2	endomorphin 2
EndC	内皮细胞	endothelial cell
EndM	神经内膜	endoneurium
ENK	脑啡肽	enkephalin
EpDM	表皮	epidermis
EpiM	神经外膜	epineurium
EpN	大脑脚间核	entopeduncular nucleus
evc	胞吞泡	endocytic vesicle
exc	最外囊	extreme capsule
FABP7	脂肪酸结合蛋白 7	fatty acid-binding protein 7
fb	脊髓表层纤维束	spinal superficial fiber bundle
FB	固蓝	fast blue
fbASC	纤维型星形胶质细胞	fibrous astrocyte
FG	荧光金	fluorogold
fi	海马伞	fimbria of hippocampus
FibBl	成纤维细胞	fibroblast
FISH	荧光素原位杂交组织化学	fluorescein *in situ* hybridization histochemistry
FMB	荧光素微球	fluorescent microbead
fmj	胼胝体大钳	forceps major of the corpus callosum
FNE	游离神经末梢	free nerve ending
FOS	FOS 蛋白	FOS protein
fr	后曲束，亦称缰核脚间束	fasciculus retroflexus
FRS	游离核糖体	free ribosome
fx	穹隆	fornix
GA	高尔基器	Golgi apparatus
GABA	γ- 氨基丁酸	γ-aminobutyric acid
GABA$_A$R	GABA$_A$ 受体	GABA$_A$ receptor
GABA$_B$R	GABA$_B$ 受体	GABA$_B$ receptor
GAD	谷氨酸脱羧酶	glutamic acid decarboxylase
GAD2	谷氨酸脱羧酶 2	glutamic acid decarboxylase 2
GAD-67	谷氨酸脱羧酶 -67	glutamic acid decarboxylase-67
gastm	腓肠肌	gastrocnemius
GC	神经节细胞	ganglion cell
GCL	视网膜节细胞层	retinal ganglion cell layer
GFAP	胶质纤维酸性蛋白	glial fibrillary acidic protein
GFMB	绿色荧光素微球	green fluorescent microbead
GFP	绿色荧光蛋白	green fluorescence protein
GG	糖原颗粒	glycogen granule

GI	岛叶皮质颗粒区	granular area of insular cortex
GiReN	巨细胞网状核	gigantocellular reticular nucleus
GiReNα	巨细胞网状核 α 部	gigantocellular reticular nucleus pars α
GLAST	谷氨酸 - 天冬氨酸转运体	glutamate-aspartate transporter
GluR	谷氨酸受体	glutamate receptor
GluRδ2	谷氨酸受体 δ2 亚单位	glutamate receptor δ2 subunit
Gly	甘氨酸	glycine
GlyR	甘氨酸受体	glycine receptor
GM	灰质	gray matter
GoC	高尔基细胞	Golgi cell
GP	胶质细胞突起	glia cell process
GPa	苍白球	globus pallidus
GPR	桥蛋白	gephyrin
GrC	颗粒细胞	granular cell
GrCL	颗粒细胞层	granular cell layer
grf	薄束	gracile fasciculus
GrN	薄束核	gracile nucleus
Hb	缰核	habenular nucleus
Hcmt	异染色质	heterochromatin
HCN2	超极化激活环核苷酸门控阳离子通道 2	hyperpolarization-activated cyclic nucleotide-gated cation channel 2
Hi	门区	hilus of the dentate gyrus
Hip	海马	hippocampus
HipFm	海马结构	hippocampal formation
HR	嗜盐菌视紫红质	halorhodopsin

HRP	辣根过氧化物酶	horseradish peroxidase
HuC/D	人神经元蛋白 C/D	human neuronal protein C/D
hyph	垂体	hypophysis
Hypothalm	下丘脑	hypothalamus
IB$_4$	植物凝集素 B$_4$ 亚单位	plant lectin B$_4$
IBS-D	腹泻型肠易激综合征	irritable bowel syndrome-diarrhea
IC	岛叶皮质	insular cortex
ic	内囊	internal capsule
ICC	卡哈间质细胞	interstitial cell of Cajal
IFHC	免疫荧光组织化学染色法	immunofluorescence histochemical staining method
IFMF	梭内肌纤维	intrafusal muscle fiber
IHC	免疫组织化学染色法	immunohistochemical staining method
ihf	大脑正中裂	interhemisphere fissure
IMA	内轴突系膜	inner mesaxon
IMLN	中间带外侧核	intermediolateral nucleus
IMMN	中间带内侧核	intermediomedial nucleus
impc	膜内蛋白颗粒簇	intramembrane protein particle cluster
IMZ	中间带	intermedial zone
InCo	下丘	inferior colliculus
infcp	小脑下脚	inferior cerebellar peduncle
INL	内核层	inner nuclear layer
IOC	下橄榄复合体	inferior olive complex
IP	脚间核	interpeduncular nucleus
IPL	内网层	inner plexiform layer

IS	轴突始节	initial segment of axon
ISHH	原位杂交组织化学染色法	*in situ* hybridization histochemical staining method
KF	KF 核	Kölliker-Fuse nucleus
LamC	环层小体，亦称帕奇尼小体	lamellar corpuscle, Pacinian corpuscle
latf	外侧索	lateral funiculus
latfis	大脑外侧裂	cerebral lateral fissure
LC	蓝斑核	locus coeruleus
lcst	皮质脊髓侧束	lateral corticospinal tract
LDGV	大致密颗粒囊泡	large dense granular vesicle
LFG	脂褐素颗粒	lipofuscin granule
LGB	外侧膝状体	lateral geniculate body
LRtN	外侧网状核	lateral reticular nucleus
LRtNPC	外侧网状核小细胞部	lateral reticular nucleus, parvocellular portion
LSMF	纵行平滑肌纤维	longitudinal smooth muscle fiber
LSpN	外侧脊核	lateral spinal nucleus
lv	侧脑室	lateral ventricle
Lys	溶酶体	lysosome
M1	初级躯体运动皮质	primary somatic motor cortex
M2	次级躯体运动皮质	secondary somatic motor cortex
MA	主轴突	main axon
MCC	中扣带回皮质	middle cingulate cortex
mcp	小脑中脚	middle cerebellar peduncle
MD	丘脑内背侧核	mediodorsal nucleus of thalamus

MDH	延髓后角	medullary dorsal horn
MEP	运动终板	motor endplate
Mf	微丝	microfilament
MGC	小胶质细胞	microglial cell
mGluR2/3	代谢型谷氨酸受体 2/3	metabotropic glutamate receptor 2/3
mGluR5	代谢型谷氨酸受体 5	metabotropic glutamate receptor 5
Mit	微管	microtubule
ml	内侧丘系	medial lemniscus
mlf	内侧纵束	medial longitudinal fasciculus
MM	咬肌	masseter muscle
MnC	外套细胞	mantle cell
MNF	运动神经纤维	motor nerve fiber
MnR	中缝正中核	median raphe nucleus
MoF	苔藓纤维	mossy fiber
MoL	小脑皮质分子层	molecular layer of cerebellar cortex
MoL-DG	齿状回分子层	molecular layer of dentate gyrus
MOR	μ 型阿片受体	μ type opioid receptor
mp	乳头体脚	mamillary peduncle
MP	肌间神经丛，亦称奥尔巴赫神经丛	myenteric plexus, Auerbach plexus
mPFC	内侧前额叶	medial prefrontal cortex
MSC	肌卫星细胞	muscle satellite cell
Mt	线粒体	mitochondrion
MtN	运动神经元	motor neuron
MuSp	肌梭	muscle spindle

MVB	多泡体	multivesicular body
MVN	前庭内侧核	medial vestibular nucleus
MyF	有髓神经纤维	myelinated nerve fiber
MyS	髓鞘	myelin sheath
N	细胞核	nucleus
NAc	伏核	nucleus accumbens
NBF	核袋纤维	nuclear bag fiber
NCF	核链纤维	nuclear chain fiber
NE	去甲肾上腺素	norepinephrine
NeuN	神经元特异性核蛋白	neuro-specific nuclear protein
NF	神经纤维	nerve fiber
NFB	神经纤维束	nerve fiber bundle
NFib	神经原纤维	neurofibril
NGC	神经胶质细胞	neuroglia cell
NK1R	神经激肽 1 受体	neurokinin 1 receptor
nl	核仁	nucleolus
NM	核膜	nuclear membrane
NMDAR	N- 甲基 -D- 天冬氨酸受体	N-methyl-D-aspartate receptor
NOS	一氧化氮合酶	nitric oxide synthase
NP	核孔	nuclear pore
Npl	神经毯，或称神经毡	neuropil
npp	神经突起丛	neurite process plexus
NRM	中缝大核	nucleus raphe magnus
NT	神经降压素	neurotensin

NTR2	神经降压素受体 2 型	neurotensin receptor type 2
NTS	孤束核	nucleus tractus solitarii
NTSc	孤束核连合亚核	nucleus tractus solitarii, commissural subnucleus
NTSl	孤束核外侧亚核	nucleus tractus solitarii, lateral subnucleus
NTSm	孤束核内侧亚核	nucleus tractus solitarii, medial subnucleus
OB	嗅球	olfactory bulb
ODC	少突胶质细胞，亦称寡突胶质细胞	oligodendrocyte
OL	枕叶	occipital lobe
OMA	外轴突系膜	outer mesaxon
ONL	外核层	outer nuclear layer
Onuf	Onuf 核	Onuf's nucleus
OPL	外网层	outer plexiform layer
opt	视束	optic tract
OsmA	锇酸	osmium acid
P0	出生日	postbirth day 0
P7	生后第 7 天	postbirth day 7
PAG	导水管周围灰质	periaqueductal gray matter
PANF	初级传入神经纤维	primary afferent nerve fiber
PaStrA	旁纹状皮质区	parastriated cortex area
PBL	臂旁外侧核	lateral parabrachial nucleus
PBM	臂旁内侧核	medial parabrachial nucleus
PBN	臂旁核	parabrachial nucleus
PCC	后扣带回皮质	posterior cingulate cortex

PDTg	后背侧被盖核	posterior dorsal tegmental nucleus
PF	丘脑束旁核	parafascicular thalamic nucleus
P-face	细胞质膜内面	plasmatic-face of the plasma membrane
PGP9.5	蛋白基因产物 9.5	protein gene product 9.5
PHA-L	菜豆凝集素 L 亚单位	*Phaseolus vulgaris*-leucoagglutinin
PirfC	梨状皮质	piriform cortex
PkC	浦肯野细胞	Purkinje cell
PKCα/ PRKCA	蛋白激酶 Cα 亚单位	protein kinase Cα subunit
PKCγ	蛋白激酶 Cγ 亚单位	protein kinase Cγ subunit
PkCL	浦肯野细胞层	Purkinje cell layer
plf	平行纤维	parallel fiber
PnC	脑桥尾侧网状核	caudal pontine reticular nucleus
PoCeG	中央后回	postcentral gyrus
PoL	齿状回多形层	pleomorphic layer of dentate gyrus
polf	后纵束	posterior longitudinal fasciculus
PoMnTN	后正中丘脑核	posterior median thalamic nucleus
Pons	脑桥	pons
postf	后索	posterior funiculus
PostH	后角	posterior horn
postms	后正中沟	posterior median sulcus
PoSyM	突触后膜	postsynaptic membrane
ppASC	原浆型星形胶质细胞	protoplasmic astrocyte
PPE	前原脑啡肽	preproenkephalin
PreCeG	中央前回	precentral gyrus

PreSyM	突触前膜	presynaptic membrane
PrH	舌下前置核	nucleus prepositus hypoglossi
PRL	光感受器层	photoreceptor layer
proc	神经突起	neurite process
procb	神经突起束	neurite process bundle
PSD	突触后致密带	postsynaptic density
PSV	多形性突触囊泡	pleomorphic synaptic vesicle
PUN	假单极神经元	pseudounipolar neuron
puproc	假单极突起	pseudounipolar neurite process
Put	壳核	putamen
PV	小清蛋白	parvalbumin
PVC	初级视皮质	primary visual cortex
PVN	下丘脑室旁核	paraventricular hypothalamic nucleus
PVT	丘脑室旁核	thalamic paraventricular nucleus
py	锥体	pyramid
PyC	锥体细胞	pyramidal cell
pyd	锥体交叉	pyramidal decussation
pyt	锥体束	pyramidal tract
RCVRN	恢复蛋白	recoverin
RedN	红核	red nucleus
RER	粗面内质网	rough endoplasmic reticulum
RetFm	网状结构	reticular formation
RFMB	红色荧光素微球	red fluorescent microbead
RHO	视紫红质	rhodopsin

RLBP1	视黄醛结合蛋白 1	retinaldehyde-binding protein 1
RN	郎飞结	Ranvier's node
ROb	中缝隐核	nucleus raphe obscurus
RoN	罗兰核	Roller nucleus
RPa	中缝苍白核	nucleus raphe pallidus
RS	核糖体	ribosome
RVM	延髓吻端腹内侧区	rostral ventromedial medulla
S1	初级躯体感觉皮质	primary somatic sensory cortex
S2	次级躯体感觉皮质	secondary somatic sensory cortex
ScN	坐骨神经	sciatic nerve
SDCN	骶髓后连合核	sacral dorsal commissural nucleus
SER	滑面内质网	smooth endoplasmic reticulum
SiN	硝酸银	silver nitrate
SLM	腔隙分子层	stratum lacunosum-moleculare
SM	平滑肌	smooth muscle
SMC	平滑肌细胞	smooth muscle cell
SMOC2	SPARC 相关模块化钙结合蛋白 2	SPARC related modular calcium binding protein 2
SMP	黏膜下神经丛，亦称迈斯纳神经丛	submucosal plexus, Meissner plexus
SMu	黏膜下层	submucosa
SN	黑质	substantia nigra
SNc	黑质致密部	substantia nigra compact part
SNL	脊神经结扎	spinal nerve ligation
SNP	硝普钠	sodium nitroprusside

SNr	黑质网状部	substantia nigra reticular part
SO	始层	stratum oriens
solm	比目鱼肌	soleus muscle
solt	孤束	solitary tract
Sp	树突棘	spine
SP	P 物质	substance P
Sp5C	三叉神经脊束核尾侧亚核	spinal trigeminal nucleus, caudal subnucleus
Sp5I	三叉神经脊束核极间亚核	spinal trigeminal nucleus, interpolar subnucleus
Sp5O	三叉神经脊束核吻侧亚核	spinal trigeminal nucleus, oral subnucleus
SpA	棘器	spine apparatus
SPR	P 物质受体	substance P receptor
sptt	三叉脊束	spinal trigeminal tract
SPy	锥体细胞层	stratum pyramidalis
SR	辐射层	stratum radiatum
ST	钨酸钠	sodium tungstate
STC	卫星细胞	satellite cell
StM	横纹肌	striated muscle
StMF	横纹肌纤维	striated muscle fiber
StriaA	纹状皮质区	striated cortex area
Strm	纹状体	striatum
SubVCx	发育期大脑皮质脑室下带	subventricular zone of cerebral cortex during developmental period
SupC	上丘	superior colliculus
supcc	上丘连合	commissur of superior colliculus

supcp	小脑上脚	superior cerebellar peduncle
SWC	施万细胞	Schwann cell
SWC-N	施万细胞的细胞核	nucleus of Schwann cell
SynC	突触间隙	synaptic cleft
SynG	突触小球	synaptic glomerulus
SynG	交感神经节	sympathetic ganglion
t	终末	terminal
TacC	触觉小体，亦称迈斯纳小体	tactile corpuscle, Meissner capsule
TB	终扣	terminal button
TCLN	丘脑中央外侧核	thalamic centrolateral nucleus
Teml	颞叶	temporal lobe
TH	酪氨酸羟化酶	tyrosine hydroxylase
Thalm	丘脑	thalamus
tibn	胫神经	tibial nerve
TMB	四甲基联苯胺	tetramethylbenzidine
TMR	四甲基罗丹明	tetramethyl rhodamine
TRtN	丘脑网状核	thalamic reticular nucleus
UMyF	无髓神经纤维	unmyelinated nerve fiber
unc	钩束	uncinate fasciculus
vc	突触囊泡	synaptic vesicle

VC	膨体	varicosity
VCN	蜗腹侧核	ventral cochlear nucleus
Vel	小静脉	venula
VGLUT1	囊泡膜谷氨酸转运体 1	vesicular glutamate transporter 1
VGLUT2	囊泡膜谷氨酸转运体 2	vesicular glutamate transporter 2
VIAAT	囊泡膜抑制性氨基酸转运体	vesicular inhibitory amino acid transporter
VN	前庭核	vestibular nucleus
VNC	前庭核簇	vestibular nuclear complex
vsc	脊髓小脑腹侧束	ventral spinocerebellar tract
VSMC	血管平滑肌细胞	vascular smooth muscle cell
VTA	腹侧被盖区，亦称蔡氏腹侧被盖区	ventral tegmental area，ventral tegmental area of Tsai
vtgd	腹侧被盖交叉	ventral tegmental decussation
VTT	顶盖腹侧带	ventral tenia tecta
WGA-HRP	麦芽凝集素 - 辣根过氧化物酶	wheat germ agglutinin-horseradish peroxidase
whm	白质	white matter
whmac	白质前连合	white matter anterior commissure
zfp804a	锌指蛋白 804a	zinc finger protein 804a
ZI	未定带	zona incerta